国家卫生和计划生育委员会"十二五"规划教材

全国高等医药教材建设研究会规划教材

全国高等学校医药学成人学历教育（专科起点升本科）规划教材

供护理学专业用

护理管理学

第2版

主　　编　张振香　罗艳华

副主编　袁慧云　孟庆慧

编　　者（以姓氏笔画为序）

王佳琳（成都中医药大学护理学院）

王晓霞（福建医科大学护理学院）

孔繁莹（哈尔滨医科大学护理学院）

张振香（郑州大学护理学院）

陈　静（郑州大学护理学院）

罗艳华（广州医学院护理学院）

孟庆慧（潍坊医学院护理学院）

袁慧云（昆明医科大学第二附属医院）

顾　炜（西安交通大学医学部）

郭小云（广州市第一人民医院）

黄志红（河南大学护理学院）

编写秘书　林蓓蕾（郑州大学护理学院）

人民卫生出版社

图书在版编目(CIP)数据

护理管理学/张振香,罗艳华主编.—2版.—北京:人民卫生
出版社,2013

ISBN 978-7-117-17455-8

Ⅰ.①护… Ⅱ.①张… ②罗… Ⅲ.①护理学-管理学-成
人高等教育-教材 Ⅳ.①R47

中国版本图书馆 CIP 数据核字(2013)第 176969 号

人卫社官网	www.pmph.com	出版物查询,在线购书
人卫医学网	www.ipmph.com	医学考试辅导,医学数据库服务,医学教育资源,大众健康资讯

护理管理学

第 2 版

主   编:张振香   罗艳华

出版发行:人民卫生出版社(中继线 010-59780011)

地   址:北京市朝阳区潘家园南里 19 号

邮   编:100021

E - mail:pmph @ pmph.com

购书热线:010-59787592   010-59787584   010-65264830

印   刷:北京中新伟业印刷有限公司

经   销:新华书店

开   本:787×1092 1/16   印张:19

字   数:474 千字

版   次:2003 年 8 月第 1 版   2013 年 9 月第 2 版
       2016 年 8 月第 2 版第 5 次印刷(总第 18 次印刷)

标准书号:ISBN 978-7-117-17455-8/R·17456

定   价:35.00 元

打击盗版举报电话:010-59787491 E-mail:WQ @ pmph.com

(凡属印装质量问题请与本社市场营销中心联系退换)

全国高等学校医药学成人学历教育规划教材第三轮
修订说明

　　随着我国医疗卫生体制改革和医学教育改革的深入推进，我国高等学校医药学成人学历教育迎来了前所未有的发展和机遇，为了顺应新形势、应对新挑战和满足人才培养新要求，医药学成人学历教育的教学管理、教学内容、教学方法和考核方式等方面都展开了全方位的改革，形成了具有中国特色的教学模式。为了适应高等学校医药学成人学历教育的发展，推进高等学校医药学成人学历教育的专业课程体系及教材体系的改革和创新，探索医药学成人学历教育教材建设新模式，全国高等医药教材建设研究会、人民卫生出版社决定启动全国高等学校医药学成人学历教育规划教材第三轮的修订工作，在长达2年多的全国调研、全面总结前两轮教材建设的经验和不足的基础上，于2012年5月25～26日在北京召开了全国高等学校医药学成人学历教育教学研讨会暨第三届全国高等学校医药学成人学历教育规划教材评审委员会成立大会，就我国医药学成人学历教育的现状、特点、发展趋势以及教材修订的原则要求等重要问题进行了探讨并达成共识。2012年8月22～23日全国高等医药教材建设研究会在北京召开了第三轮全国高等学校医药学成人学历教育规划教材主编人会议，正式启动教材的修订工作。

　　本次修订和编写的特点如下：

　　1. 坚持国家级规划教材顶层设计、全程规划、全程质控和"三基、五性、三特定"的编写原则。

　　2. 教材体现了成人学历教育的专业培养目标和专业特点。坚持了医药学成人学历教育的非零起点性、学历需求性、职业需求性、模式多样性的特点，教材的编写贴近了成人学历教育的教学实际，适应了成人学历教育的社会需要，满足了成人学历教育的岗位胜任力需求，达到了教师好教、学生好学、实践好用的"三好"教材目标。

　　3. 本轮教材的修订从内容和形式上创新了教材的编写，加入"学习目标"、"学习小结"、"复习题"三个模块，提倡各教材根据其内容特点加入"问题与思考"、"理论与实践"、"相关链接"三类文本框，精心编排，突出基础知识、新知识、实用性知识的有效组合，加入案例突出临床技能的培养等。

　　本次修订医药学成人学历教育规划教材护理学专业专科起点升本科教材14种，将于2013年9月陆续出版。

全国高等学校医药学成人学历教育规划教材护理学专业
（专科起点升本科）教材目录

教材名称	主编	教材名称	主编
1. 护理研究	陈代娣	8. 妇产科护理学	蔡文智　王玉琼
2. 护理管理学	张振香　罗艳华	9. 儿科护理学	范　玲
3. 护理心理学	史宝欣	10. 急危重症护理学	成守珍
4. 护理教育学	李小寒	11. 老年护理学	王艳梅
5. 健康评估	张立力	12. 精神科护理学	吕春明
6. 内科护理学	胡　荣　王丽姿	13. 临床营养学	让蔚清
7. 外科护理学	孙田杰　王兴华	14. 护理伦理学	姜小鹰

第三届全国高等学校医药学成人学历教育规划教材
评审委员会名单

前　言

　　海尔首席执行官张瑞敏说："管理无小事。"任何管理都是这样。护理管理由于直接涉及人的健康与生命，更是如此。因而，护理管理者学习一些管理知识和理论，掌握必需的管理方法和技巧，对于更好地履行自己的职业责任极为重要。本版《护理管理学》力求为广大护理管理者提供这种帮助。

　　本教材吸收了护理学专业专升本学历教育《护理管理》（第1版）和其他护理管理学教材的精华，以管理学基本理论和最新理论为基础，以护理管理实践为着眼点，以护理成人教育为立足点，以更新管理理念和提高管理能力为出发点，坚持"三基""五性"原则，紧紧围绕知识、能力、素质综合发展的培养目标，注重整体优化，减少了与专科教材不必要的内容重复，努力反映护理管理领域的最新进展，凸显教材的针对性、实用性和新颖性。与第1版教材相比，本版教材具有如下特点：

　　结构特点：①对教材结构进行了总体融合，在理论知识系统性和逻辑性方面进一步完善，使各章节的篇幅和知识结构更加合理。如将医疗事故管理调整到法律部分等。②每章均提出学习目标，帮助学生消化、吸收本章节内容；正文开篇由案例引入，提出问题，引导学生带着问题学习；在正文中，以相关链接、典型案例等形式对课程内容作必要的补充和拓展，既活跃了教材风格，又扩展了知识面；每章后辅以复习思考题，教材后附有参考文献，以增强学生自主学习能力。

　　内容特点：①强调针对性：结合护理专业和成人教育的特点，增加了护理管理学科的诞生和发展历史、当前护理管理面临的机遇与挑战、预测与决策、风险管理与危机管理、护士条例、护理经济管理、医院评审、质量管理方法等内容。②重视系统性：增加管理理论、基本原理和原则等管理学基础内容的介绍，为学习后面内容的奠定基础。③突出逻辑性：根据继续教育学生的培养目标和要求，对教材内容进行了详略调整，如计划与决策、组织与组织管理、领导与激励等章节，经删减、合并，做到删繁就简、逻辑清楚、重点突出，便于学生理解和运用。④反映先进性：结合我国医疗卫生体制改革以及护理专业的发展趋势，在护理人力资源管理中增加护士职业生涯规划，在护理质量管理中增加了医院评审和护理质量管理常用方法，增加了风险管理与危机管理、护理经济管理两章内容，扩充了质量管理内容，分为理论与实践两章，以体现管理科学发展的前瞻性和护理管理的时代性。⑤体现实用性：在每个管理理论后增加该理论在护理管理中的应用内容，引入护理管理案例，注重通过实际管理情景揭示管理理论的内涵，引导学员提高对管理理论与原则运用的自觉性和能力，强化学生分析问题和解决问题能力的训练，更好地使一般管理理论与护理管理实践相结合，以体现教材的实用性。

　　本教材主要供护理学专业专科起点本科学历教育使用，也可供学校护理专业教学、医疗机构护理管理人员培训以及临床护理管理人员自学使用，并可作为护理管理学教师的参考用书。

　　在教材编写过程中，编委们付出了辛勤劳动，编委所在单位给予了大力支持；郑州大学护理学院魏万宏副教授在教材编写中给予了大力支持和帮助。在此，编写组对所有关心和支持本教材编写的单位、专家和同行们表示衷心的感谢！同时，本教材参考和引用了国内外相关文献与最新研究成果，谨向各位作者致以诚挚的谢意！

　　尽管我们在编写过程中投入了极大的热情和精力，由于编者水平所限，编写时间较短，书中难免存在不妥之处，敬请广大读者谅察并指正，以期日臻完善。

张振香　罗艳华

2013 年 5 月

目　录

第 一 章
绪 论

预习案例

汉高祖刘邦称帝后曾问群臣："吾何以得天下？"群臣回答各有不同，但刘邦认为皆不得
要领，遂说："夫运筹帷幄之中，决胜千里之外，吾不如子房；镇国家，抚百姓，给饷馈，
不绝粮道，吾不如萧何；连百万之众，战必胜，攻必取，吾不如韩信。此三者，皆人杰也，
吾能用之，此吾所以取天下也。"

案例思考

1. 刘邦在战争时期重视哪些岗位？
2. 刘邦在人事安排方面坚持了什么原则？这对他成就霸业有何影响？

自从有了人类分工就有了管理活动，进而产生了管理思想。管理活动随着社会的发展而
发展，管理思想随着社会的进步而日臻完善。不同民族尽管生活习惯、文化传统各不相同，
但是产生了许多相同或相似的管理思想。为了更好地指导管理实践，管理思想逐渐发展为管
理理论，进而形成了管理学科。把管理理论应用于不同的管理实践，便诞生了许多应用性管
理学科，护理管理学便是其中之一。

第一节 管理与管理学

一、管理概述

(一) 管理的概念

管理活动历史悠久，但究竟什么是管理，中外管理学家在不同的时期，从不同的视角出发，对管理给出了不同的定义。"科学管理之父"弗雷德里克·温斯洛·泰勒（Frederick Winslow Taylor）认为，"管理就是确切地了解你希望工人干些什么，然后设法使他们用最好、最节约的方法完成它"；"管理过程之父"亨利·法约尔（Henri Fayol）提出，"管理活动，是指计划、组织、指挥、协调、控制"；被誉为"管理理论之母"的管理理论大师玛丽·帕克·福莱特（Mary Parker Follett）把管理描述为"通过其他人来完成工作的艺术"；赫伯特·亚历山大·西蒙（Herbert Alexander Simon）则认为，"管理就是决策"；我国学者周三多等人认为，"管理是指组织中的活动或过程，通过信息获取、决策、计划、组织、领导、控制和创新等职能的发挥来分配、协调包括人力资源在内的一切可以调用的资源，以实现单独个人无法实现的目标"。

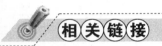 **相关链接**

管理的其他定义

沃伦·普伦基特（Warren Plunkett）和雷蒙德·阿特纳（Raymond Attner）认为，管理者就是"对资源的使用进行分配和监督的人员"，而管理就是"一个或多个管理者单独和集体通过行使相关职能和利用各种资源来制定并达到目标的活动"。

管理学教授斯蒂芬·罗宾斯（Stephen Robbins）等人对管理的定义是，"管理这一术语指的是和其他人一起并且通过其他人来切实有效完成活动的过程"。

现代管理大师哈罗德·孔茨（Harold Koontz）对管理的定义是，"管理就是设计并保持一种良好环境，使人在群体里高效率地完成既定目标的活动"。

"现代管理学之父"彼得·德鲁克（Peter Drucker）认为，"管理就是界定企业的使命，并激励和组织人力资源去实现这个使命。界定使命是企业家的任务，而激励与组织人力资源是领导力的范畴，两者的结合就是管理"。

上述观点对管理的解释实际上都是从不同的角度去认识管理，各自强调了管理的不同侧面，或者是同一意思的不同表达，或者是对管理用不同方式给予解释。综合上述观点，本教材将管理定义为：管理就是通过计划、组织、领导、控制等职能的发挥和对人、财、物等资源的充分利用，努力使组织高效率地实现既定目标的社会性活动。

（二）管理的对象

管理的对象是管理的客体，即管理者实施管理活动的对象。管理的对象主要包括人、财、物、时间、信息、技术等要素，其中人是管理活动中最重要的管理对象。

1. 人力资源 人力资源作为管理对象是指被管理的生产人员、技术人员、以及下属管理人员。对人的管理主要涉及人员任用、工作评价、人力开发等，从长远发展来看，还应包括预备劳动力的培养教育。人是社会系统中最基层的子系统，是社会和任何组织的细胞，高效能的管理应该是人尽其才，才尽其用，用人所长。

2. 财力资源 财力资源包括经济和财务，是一个组织在一定时期内所掌握和支配的货币数量和物质资料的价值表现。对财力应该按经济规律进行有效管理，使用有限资金，确保组织目标顺利完成。

3. 物力资源 物力资源指组织所掌握和支配的设备、仪器、材料、能源、产品及各类物资。高效能的管理应该使物尽其用，提高各类物资的利用率和产出率，提高其在单位时间内创造价值的能力，并尽量降低物资消耗。

4. 时间资源 时间是物质存在的一种客观形式，是不可再生的特殊资源。由于时间具有单向性、不可储存性等特点，因而对时间的有效利用和管理就显得尤为重要。高效能的管理应该努力在尽可能短的时间内做出更多有价值的业绩。

5. 信息资源 信息是具有一定价值的新内容、新知识、新消息。在任何管理过程中，信息是不可缺少的要素，是进行正确决策、提高管理效率的基本前提和重要依据。在知识经济时代，信息资源对于管理活动来说意义更为重大。

6. 技术资源 技术资源指组织占有的新技术和新方法。技术管理包括新技术和新方法的研发、引进、保管和使用，以及各种技术标准、使用方法的制定与执行等。在知识经济高速发展的社会，技术管理在一定程度上决定了一个组织的核心竞争力，对组织的兴衰成败有直接影响。

管理的对象除了上述六个方面以外，一个组织所拥有的空间、社会信用、内部文化、外部社会环境、自然环境等也需要管理，当然也是管理的对象。

（三）管理的职能

按照法约尔的观点，管理的职能包括计划、组织、指挥、协调和控制。经过近百年的发展，这一观点在管理学界仍有重大影响。但不少管理学者认为，指挥和协调都是针对人的，而对人的管理基本可以用"领导"来概括。所以，管理的职能就可以概括为计划、组织、领导和控制四个方面。

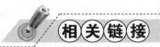 相关链接

管理职能

1. 计划 在管理学中计划有两个方面的含义，一是指基于组织的现状和管理者的理念和期望，为组织的未来发展设置方向、确定目标、选择方案、制订策略的谋划活动；二是指对组织的未来发展所做出的规划和安排，也就是通过上述谋划活动所形成的结果。

2. 组织 在管理学中组织也有两个方面的含义，从静态方面来说，组织是指由相关人员为了完成预定目标而组成的机构；从动态方面来说，组织是指为了实现预定目标对组织所占有的各类资源进行利用、开发、整合的活动和过程。

3. 领导 领导是指管理者利用组织赋予的权力和自身的影响力，指挥、指导、协调下属及相关人员为实现组织目标而进行的管理活动。

4. 控制 控制是指为了确保组织目标的实现，根据原有计划和标准对计划实施状况进行监督、检查和调整的管理活动。

计划是实施控制、实现目标的依据，组织和控制是实施计划、实现目标的保证，领导是实施计划、实现目标的手段。本教材将在后面章节中逐一介绍前三项职能，控制职能不全面展开，在第十一章中重点介绍控制及其在护理质量管理中的应用。另有学者认为，管理除了具有上述诸项职能以外，信息获取、决策、创新等也是管理的职能。

（四）管理的基本特性

1. 管理的自然属性和社会属性 管理具有二重性，即自然属性和社会属性。管理的自然属性是指与生产力、社会化大生产相联系的属性；管理的社会属性是指与生产关系、社会制度相联系的属性。

管理的自然属性和社会属性相互联系、相互制约。一方面，管理的自然属性不可能孤立存在，总是存在于一定的社会制度和生产关系中；同时，管理的社会属性也不可能脱离管理的自然属性而存在，否则，它就成为没有内容的形式。另一方面，管理的自然属性要求具有一定社会属性的组织形式和生产关系与其相适应；同时，管理的社会属性也必然对管理的方法和技术产生不同程度的影响。

2. 管理的普遍性与特殊性 管理的普遍性可以从两个方面理解，其一，自从有人类分工，人类活动的一切领域都普遍存在着管理活动。其二，管理的基本原理和原则在人类活动的任何领域都普遍适用；管理的特殊性是指在各种管理活动中，不存在一种普遍适用的、具体的管理方式和方法，具体的管理方式和方法必然受到组织所处的客观环境的影响。

管理的普遍性寓于管理的特殊性之中，管理的特殊性中包含着管理的普遍性。尽管不同组织、不同时间管理的方式和方法各不相同，但所有的管理活动中都存在着普遍适用的管理原理；尽管所有的管理活动中都蕴含着普遍适用的基本原理和原则，但不同组织、不同时间管理的具体方式和方法则各具特色。

3. 管理的科学性和艺术性 管理的科学性是指管理原理、原则和基本方法，是人们在实践基础上认识，并经过实践验证的理性认识。同时，人们还可以利用这些原理、原则和基本方法来指导下一步的管理实践。管理的艺术性是指管理者能够灵活、富有创造性地运用管理原理、原则和方法来达到管理目的的才能和技巧。

管理的科学性和艺术性相互依赖、相辅相成。管理的科学性揭示了管理活动的规律，反映了管理的共性。管理的艺术性则强调了管理方式和方法的丰富多彩，反映了管理的个性。管理的科学性是管理艺术性的前提与基础，管理的艺术性则是管理的科学性在具体管理实践中的应用和表现。

管理的科学性和艺术性从不同方面体现出管理的要求，如果仅仅强调管理的科学性或艺术性的任何一个方面，都会使管理走向偏颇。最有效的管理应该是将管理的科学性与艺术性有机结合起来。

二、管 理 者

（一）管理者的概念

管理者是管理活动的主体，在管理中起主导作用。他们利用组织制度所赋予的权力做出决策、分配资源、指导被管理者的活动，从而实现工作目标。管理者具有三个基本特征：①拥有制度规定的权力；②拥有必要的管理职能；③既是一定职位的代表，又是本组织权力和利益的化身。

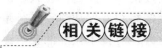

相关链接

管理者角色

经理角色学派的主要代表人、加拿大管理学大师亨利·明茨伯格（Henry Mintzberg），将管理者角色分为三类十种。

1. 人际关系方面的角色　人际关系角色产生于组织的正式权力，是指管理者在处理与组织成员和其他利益相关者的关系时所扮演的角色。该类角色又包括代表人、领导者和联络者三种角色。

2. 信息传递方面的角色　信息传递角色是指为了能够顺利地完成工作，管理者要确保与其一起工作的人具有足够的信息。管理者既是组织的信息传递中心，又是信息传递渠道。该类角色具体又包括监督者、传播者和发言人三种角色。

3. 决策方面的角色　决策角色是指管理者要处理各类信息，并得出结论，形成决策。该类角色具体又包括企业家、协调者、资源分配者和谈判者四种角色。

（二）管理者分类

根据管理者在组织中所处的位置不同，管理者可以分为基层管理者、中层管理者和高层管理者三个层次。基层管理者的主要职责是直接指挥和监督现场作业人员，保证完成上级下达的各项计划和指令，侧重于作业计划的制订与实施；中层管理者承上启下，主要职责是正确领会高层的指示精神，创造性地结合本部门的工作实际，有效指挥各基层管理者开展工作，侧重于中期计划、内部管理性计划的制订与实施，同时指挥、监督基层管理者的管理工作；高层管理者负责确定组织的发展方向和发展战略，侧重于沟通组织与外部的联系，决定组织的大政方针，同时指挥、监督中层管理者的管理工作，考核他们的工作业绩。

（三）管理者技能

美国著名管理学家罗伯特·卡茨（Robert Katz）于1955年在《高效管理者的三大技能》

一文中提出，不同层次的管理者必须具备与之相应的技术技能、人际关系技能和概念技能。

1. 技术技能　技术技能指使用某一专业领域内有关的工作程序、技术和知识来完成组织任务的能力。例如管理工程师、会计师、医师等专业人员的管理者必须掌握相应的技术技能，强调内行领导。技术技能可以通过接受正规教育获得，也可以从工作实践中获得。

2. 人际关系技能　人际关系技能是与人共事、理解他人、激励他人、处理人际关系的能力。任何管理者都必须与人打交道，都必须具备一定的人际关系技能，要善于沟通，并能及时避免或化解冲突。

3. 概念技能　概念技能是指能够洞察组织与环境相互影响的复杂性，对各种信息进行分析、判断、抽象、概括，并迅速做出决断的能力。概念技能具体包括分析综合能力、识别能力、创新能力、抽象思维能力、战略思考及执行能力等。

不同管理层次对三种技能的要求不同，见图1-1。对于需要直接指导、检查作业人员的基层管理者来说，技术技能非常重要。对于需要把握组织方向、制定组织发展战略、进行重大决策的高层管理者来说，概念技能最为重要。随着管理层次的上升，对技术技能的要求逐渐减弱，而对概念技能的要求逐渐增强。无论是哪个层级的管理者都需要一定的人际关系技能，但管理者的层级不同，人际技能的侧重点有所不同。基层管理者主要是取得作业小组成员的合作，中层管理者侧重于部门内外的联系与沟通，高层管理者则侧重于组织内外和组织内部门之间人员的沟通与联络。

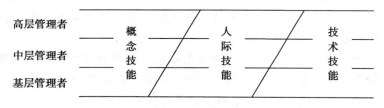

图1-1　各种管理层次所需要的管理技能比较

（四）管理者的管理活动与时间分配

美国管理学家弗雷德·卢桑斯（Fred Luthans）和他的同事经过对数百名管理者的管理活动进行研究，发现管理者的管理活动一般分为四大类：①传统的管理，即从事计划、组织、决策和控制方面的活动；②人际沟通活动，即处理内部人际关系，进行内部信息沟通；③人力资源管理，即对组织内部人员进行激励、训练和安置等；④社交联络活动，即与组织外部相关人员的社会交往，参与包括政治活动在内的社会活动。

同时，卢桑斯把管理者分为三类，即成功的管理者、有效的管理者和一般的管理者。成功的管理者是指在组织中职位晋升较快的管理者；有效的管理者是指工作业绩好，且受下属赞同和支持的管理者；既不是成功的管理者，又不是有效的管理者，则称为一般的管理者。

研究结果发现，三种类型的管理者平均花在传统管理、人际沟通、人力资源管理和社交四项活动中的时间不同，成功的管理者与有效的管理者所关注的工作重点差异也很大，见表1-1。

表1-1 管理者的活动时间分配%

活动	成功的管理者	有效的管理者	一般的管理者
传统管理	13	19	32
人际沟通活动	28	44	29
人力资源管理	11	26	20
社交联络活动	48	11	19

可见，社交联络活动对成功管理者的贡献最大，人力资源管理贡献最小，说明社交技能对于管理者谋求职位晋升起着重要作用；人际沟通对有效的管理者贡献最大，社交联络贡献最小，说明若想在工作中卓有成效，管理者就必须培养自己的人际交往能力，使自己成为一个开放型的管理者。

三、管理学概述

（一）管理学的概念

正如前文所述，自从有人类分工就有了管理活动。随着管理活动的逐步深入，人们产生了越来越丰富的管理思想。当管理思想丰富和发展到一定程度，人们就开始对这些思想进行系统分析和理性思考，于是便产生了管理学科。所以，管理学是为了适应社会化大生产的需要，伴随着管理思想的丰富和发展而诞生的。作为一门学科，管理学形成于20世纪初，20世纪30年代以后逐渐完善，近几十年又进入了快速发展期。

管理学是系统研究管理活动普遍规律、基本原理和一般方法的科学，是自然科学和社会科学相互交叉而产生的边缘性、综合性学科。管理学研究的目的是，如何在现有条件下通过更为合理地组织和配置人、财、物等所能利用的资源，提高劳动效率和生产力水平。

管理学具有综合性和实践性特点。管理学综合运用了哲学、社会学、心理学、经济学、数学、运筹学、系统论、控制论、统计学、计算机科学与技术等多学科的研究成果和方法，以多个领域的管理实践为基础，因而具有综合性特点；管理学的理论来源于对多个领域无数管理实践的总结，并在应用于管理实践的过程中不断得以检验、丰富和发展，从而进一步指导管理实践，因而具有典型的实践性特点。

（二）管理学的诞生与发展

1. 古代管理思想的发展 自古以来，管理活动伴随着人类社会活动的始终。从古巴比伦空中花园、古埃及金字塔、古希腊神庙和雅典卫城、古罗马角斗场，到中国古代的都江堰和万里长城；从古巴比伦、古埃及、古罗马、古希腊的中央集权统治，到中国秦朝的中央集权统治；从巴比伦的《汉谟拉比法典》、亚里士多德的理想城邦思想、柏拉图的劳动分工原理，到古代中国的《论语》、《周礼》、《孙子兵法》等，无不充分体现了古代劳动人民丰富的管理思想。

第一次工业革命以后，机器劳动快速代替了手工劳动，社会生产力得到了空前发展。但这场开始于英国、很快影响到西欧乃至世界的工业变革，绝不仅仅是一场工业领域的技术改革，更是一场深刻而广泛的社会变革。它促使人们不得不重新审视企业内部甚至是整个社会的管理问题，使得管理思想更加丰富，并得以快速发展。具有"现代经济学之父"美誉的亚当·斯密（Adam Smith）于1776年出版的《国富论》，便是这一时期管理思想的标志性论著。

2. 管理学的诞生　19世纪末到20世纪初，美国机械工程师泰勒开始研究如何提高员工的工作效率，并于1911年出版了《科学管理原理》一书，标志着管理学学科的正式诞生。同时，法国工程师法约尔也在研究组织管理活动的普遍性和规律性，并于1916年出版了论著《工业管理和一般管理》，形成了较为系统的管理理论。这一时期的管理理论称为古典管理理论。

3. 管理学的发展　20世纪20年代中期以后，美国哈佛大学教授乔治·艾顿·梅奥（George Elton Mayo）通过霍桑实验提出了著名的人际关系学说，从而奠定了行为科学理论的基础。1954年，美国管理大师德鲁克首次提出了"管理学"概念。随着科学技术的迅猛发展，科技新成果层出不穷，许多学科也得以快速发展，不少学者从不同角度审视古典管理理论，并于20世纪60年代形成了现代管理的众多派别，孔茨将这种现象称为"管理理论丛林"。20世纪80年代以后，随着社会、经济、文化的迅速发展，特别是信息技术的广泛应用与知识经济的出现，世界形势发生了深刻变化。信息化、全球化、经济一体化等新的形势，以及企业之间竞争的日益加剧，都为管理学理论的发展提供了新的契机，形成了诸如战略管理、企业再造、学习型组织、文化管理等管理理论。

至此，管理学经历了古典管理阶段、行为科学管理阶段、现代管理阶段以后，又进入到一个新的发展阶段。本教材将在第二章介绍上述各种管理理论，以及这些理论在护理管理中的应用。

（三）管理学的研究对象和研究内容

1. 管理学的研究对象　管理学的研究对象是管理学研究的客体，包括管理活动、管理过程和管理规律。管理活动是指管理者通过对组织拥有的各种资源的合理利用，带领被管理者共同完成组织目标的活动。管理过程是指管理者通过计划、组织、领导、控制等管理职能，实施管理活动的过程。管理规律是管理活动和管理过程本身所固有的、本质的、必然的联系，是人类在管理过程中获得的真理性认识。

2. 管理学的研究内容　任何管理活动都离不开一定的社会生产方式，而生产方式与生产力、生产关系以及建立在生产关系之上的上层建筑密不可分，所以，管理学的研究内容可以从生产力、生产关系和上层建筑三个方面来概括。

（1）生产力方面：管理学主要研究生产力的合理组织问题，即研究管理者如何根据组织目标和社会需要，合理地使用和协调组织内的人、财、物等各种资源来取得最佳的经济效益和社会效益，达到管理目的。

（2）生产关系方面：管理学主要研究如何正确处理管理系统内部人与人的关系（包括领导和员工的关系、管理者与被管理者的关系、员工之间的关系等），如何建立和完善组织机构和分工协作关系，如何调动各方面的积极性和创造性，达到最大的工作效益等。

（3）上层建筑方面：管理学主要研究组织的管理体制、规章制度的建立和完善、组织的意识形态（价值观、经营哲学、理念等）等内部环境与社会的政治、法律、道德等外部环境相适应，组织文化的塑造和落实，组织的社会责任和伦理道德，以维持组织内正常的生产关系，适应和促进组织生产力的发展。

（四）管理学的基本研究方法

1. 观察总结法 观察总结法也叫归纳法，是指通过观察管理实践，总结管理经验，并进行归纳概括和理性思考，使其上升为管理理论的方法。在人们丰富的管理实践，特别是众多优秀管理者的管理实践中，总是蕴藏着深刻的管理哲理，表现出相同或类似的基本管理原则和方法。人们通过观察、总结、归纳、抽象等方法，形成了系统的管理理论，进而用理论指导管理实践。

2. 比较研究法 世界各国的管理学者从不同的视角对管理学进行了深入研究，形成了各有特色的管理理论。在研究管理学时，要通过比较分辨出哪些是一般性的原理、原则和基本方法，哪些是特殊性的具体方式、方法和手段。各国应从其国情出发，在考虑到社会制度、生产力发展水平、自然条件、民族习惯和传统文化等方面差异的基础上，积极吸收他人先进的研究成果和实践经验，建立具有本国特色的管理科学体系。

3. 历史研究法 历史研究法是指要考察管理活动、管理思想、管理理论的起源和历史演变，寻求具有普遍意义的管理原理、管理原则、管理方式和管理方法，从中发现并揭示管理规律。历史研究法的一个重要内容是通过文化典籍研究重大历史事件中蕴含的管理思想，从管理角度分析其兴衰成败的原因，总结其经验教训。

4. 试验研究法 试验研究法是指通过有目的地设定环境，改变试验条件，反复观察研究对象的行为特征，从而揭示出管理的一般规律、原则和艺术的方法。在管理学发展史上，泰勒的"时间-动作"试验、梅奥的"霍桑实验"就是运用试验研究方法研究管理学的典范。他们通过试验性研究，分别提出了著名的科学管理理论和人际关系学说。

5. 案例分析法 案例分析法是指通过典型案例分析，发现该案例中可借鉴的管理经验、管理方式和方法，或吸取案例中失败教训，从而加强对管理理论的正确理解与管理方法的具体运用。案例分析法是发达国家在管理学教学和研究中广为使用的方法，效果良好。如哈佛商学院因其成功的案例教学，培养出了大批优秀的企业家。

第二节 护理管理与护理管理学

一、护理管理概述

（一）护理管理的概念

护理管理是指在护理工作中以提高护理质量和工作效率为主要目的的管理活动。科学的护理管理是促进护理学科发展，提高护理质量的保证。在护理实践中，护理管理者必须采取科学的管理方法，正确高效地组织护士履行护理职责、完成各项护理任务。

（二）护理管理的职能

1. 计划 护理管理中的计划职能是指在护理工作中为实现组织管理目标而对未来行动方案做出选择和安排的工作过程。例如对患者健康状况进行全面评估，预测患者可能出现的问题，并提出应对措施，制订恰当的护士排班计划，做到人尽其才、才尽其用等。

2. 组织 护理管理中的组织职能是指在护理工作中按照护理计划进行安排、设计、维持，以及优化组织结构及职责范围的过程。该职能具体包括确定护理组织结构，划分不同部门和层次的职能，明确不同岗位护理管理者和护士的职责、奖惩措施等。

3. 领导 护理管理中的领导职能是指管理者带领和指挥护士同心协力实现组织目标的过程。领导工作成功的关键在于创造和保持一个良好的工作环境，激励广大护士努力工作，提高护理单元的工作效率和工作质量。

4. 控制 护理管理中的控制职能是指通过对护理活动的有效监督，及时发现并纠正工作偏差，以确保正确计划的实施与工作目标实现的护理管理活动。护理质量控制是护理控制的核心。良好的质量控制系统和措施可促使护士各司其职，保证各项护理工作持续、高效、顺利完成。此外，成本控制、目标控制、护士行为控制等也是护理控制的重要内容。

（三）护理管理的对象

1. 护理人力资源 护理人力资源是医院人力资源的重要组成部分，是确保护理质量的基础，是构成医院核心竞争力的关键元素之一。护理人力资源包括护士的数量和质量两类因素。

2. 护理财力资源 护理财力资源主要是指在医院内发生的与护理工作有关的经济资源的总称，例如护理管理组织在实际工作中可支配的用于采购的资金、各种护理专项经费、护士奖励资金等。

3. 护理物力资源 护理物资是医疗卫生工作开展必不可少的物质基础，加强护理物资的管理可以有效地避免积压，减少浪费，使有限的资源发挥最大的潜能。护理物力资源主要包括各种与护理工作相关的设施、设备、仪器、消耗品及文件材料等。

4. 护理时间资源 护理时间资源主要是指护理工作所涉及的一种客观存在、抽象形式的各种时间总和。例如护理管理者通过改进排班方式、实施责任组长查房制、明确分工等，可保证时间的有效、高效利用。

5. 护理信息资源 护理信息资源主要包括护理科技、护理业务、护理教育及护理管理等方面的信息。护理管理者一方面要及时捕捉护理信息，促进护理队伍内部信息共享与更新。另一方面要掌握一定的信息管理技术，促进护理信息高效利用。例如加快医院护士移动工作站、护理电子病历等信息化建设步伐以推动护理质量持续改进，提高护士工作效率。

6. 护理技术资源 护理技术资源是指护理工作中的新技术和新方法，具体包括三方面内容：一是新技术和新方法所蕴含的知识性资源，二是新技术和新方法所依托的物质性资源，三是掌握新技术和新方法的人才资源。尽管人才资源属于人力资源范畴，但由于这类人才掌握了核心的技术与方法，因而也属于技术资源的一部分。

（四）护理管理的基本方法

1. 行政方法 行政方法是最基本、最传统的管理方法。护理行政管理是依靠护理组织或领导者的权力与权威，采用命令、指示、规定、规章制度等行政手段对护士发生影响和进行控制的管理方法。护理行政管理机构包括各级卫生行政部门的护理管理机构和医疗机构内部的护理管理机构。行政管理具有强制性、直接性、无偿性和实效性等特点。

2. 思想教育方法 思想教育方法是护理人力资源管理的基本方法。护理是关注人类健康的专业，护理专业思想的基本要求是热爱护理事业、有崇高的护理道德和奉献精神、树立救死扶伤的伦理观等。护理管理人员可通过认知教育和行为规范教育引导护士树立正确的人生观、世界观和价值观。思想教育方法具有隐蔽性、渗透性、层次性、连续性、实践性与社会性等特点。

3. 社会心理方法 社会心理方法是指运用社会学、心理学知识，按照群体和个人的社会心理活动特点及其规律进行管理的方法。例如在护理管理中恰当地运用需要层次理论、授权管理理论、组织承诺理论，健全激励机制，落实激励政策，充分调动护士的工作积极性，提高护理质量，促进护理工作不断创新和持续改进。

4. 法律方法 依照相关法律法规实施护理管理，可以显著提高护士的法律意识和规范化意识。我国护理相关法律法规主要包括《医疗机构管理条例》《护士条例》《医疗事故处理办法》等。例如依据《护士条例》制定护士职业标准和护理行为规范，依据《中华人民共和国母婴保健法》实施围生期保健等护理工作，依据《医疗事故处理办法》界定护理事故，规范护士行为，等等。

5. 经济方法 经济方法是指护理管理者运用经济手段，对护理的经济活动进行计划、组织、实施、指导与监督，合理使用人、财、物等资源，力求以最小的劳动消耗，取得最大的效益。具体包括护理成本、护理效益、护理价格、护理市场、护理供给、护理消费以及护理人力资源的开发和利用等。

6. 数量分析法 数量分析法是指在一定的理论指导下，遵照数学和统计学原理，对有关数据进行数量关系、数量特征和数量界限研究、分析和决策的量化管理方法。该方法主要包括工作效率法、业务分析法、预算控制法、行业比例法及标杆对照法。在临床护理工作中常用于护理资源的需求预测和评估、年度工作质量分析、护理质量评价指标体系的构建等。

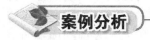 案例分析

如果你是护理管理者，你会怎么办？

某医院为选拔优秀护理骨干人才，特组织了一场选拔比赛。面试专家组成员由院领导、人事科长、护理部主任、科护士长组成。面试问题：某护士怀孕 5 个月，给患者发药后发现出了差错，但在患者服药前采取了补救措施，并未给患者造成不良后果。如果你是护士长，你会如何处理这位护士？

候选人 A：首先向患者解释，取得谅解；其次对该护士进行严厉责罚，在科室内进行不良事件讨论，并扣除部分奖金。

候选人 B：首先向患者解释，取得谅解；其次与该护士单独沟通，照顾到护士怀孕在身，稳定其恐惧心理，查明原因后再做处置。

候选人 C：先与该护士沟通，稳定其情绪。了解原因后，在科室内部进行讨论，共同分析问题发生的原因及要求护士严格执行"三查七对"制度，避免同类事件再次发生。

……

如果你是护士长，你会采用哪种方法处理该问题？

二、护理管理学

（一）护理管理学的概念

护理管理学是将管理学的一般原理和方法应用于护理管理实践，探讨护理管理活动中的普遍规律与一般方法的应用性学科。护理管理学既属于管理学"家族"，也属于护理学领域，其任务是研究如何有效利用各种管理职能和资源，发现并利用护理管理活动的规律，进而实施科学的管理，以提高护理工作效率和质量。

（二）护理管理学的起源与发展

1. 护理管理学理论基础的逐步建立 弗洛伦斯·南丁格尔（Florence Nightingale）被誉为近代护理学的创始人，她在1854—1856年克里米亚战争期间，通过科学护理和科学管理，极大地提高了护理质量，使伤员死亡率从50%下降到2.2%。在她撰写的《医院札记》和《护理札记》中提出了"环境理论"，即护理工作中生物、社会和精神等因素对身体的影响，并提出了人、环境、护理和健康四个要素之间的关系，成为现代护理管理理论的基础。

20世纪60年代，美国护理理论家约瑟芬·帕特森（Josephine Paterson）和洛丽塔·兹拉德（Loretta Zderad）对共同关注的护理问题进行了深入研究，提出并发展了人性化护理理论，并将这些理论应用于护理管理实践中，当护士在工作、生活及心理方面遇到难以解决的问题时，护理管理者帮助她们进行心理调适。人性化护理理论在护理管理中的应用有助于为护士创造良好的职业环境，提供更人性化的管理策略。

随着护理学和管理学的不断发展与融合，各种管理理论在护理管理工作中得到了充分的应用和验证。法约尔和马克斯·韦伯（Max Weber）的古典组织理论使医院护理组织管理得到了迅速发展；在人际关系理论和行为科学理论基础上提出了小组制护理分工方式；现代管理理论中的创新理论、效率理论等为护理绩效管理工作提供了借鉴。因此，管理学理论的发展对护理管理理论的形成和发展产生了深远的影响。

2. 护理管理学科的形成与发展 1946年，美国波士顿大学护理系开设了护理管理课程，培养护士的行政管理能力。此后，许多国家医学院、护理学院相继开设了该课程，专门培养护理管理人才。1969年，美国护理学会规定，护理管理者最低为学士学位，此举进一步促进了护理管理学科的发展。

1946年，国内革命形势促使战地医院成立了护士办公室，标志着我国护理管理工作逐步趋于规范化。1981年，梅祖懿和林菊英主编出版了《医院护理管理》，标志着国内护理管理学理论体系的初步形成。之后，我国护理高等院校逐步开设了护理管理学课程，国内护理管理类专著与教材也随之大量出版。同时，护理管理者针对管理中各项问题进行了大量实证研究，并发表了许多相关论文，充实和完善了护理管理理论和方法。这些都反映了护理管理学作为一门新兴的学科，在逐步发展和完善。

背景资料

宋代医疗慈善机构中的护理工作

安济坊：由政府找地方官绅出资建设病坊，收容穷困无靠的患者给予医疗照顾，初现"医院"雏形。安济坊中设有专门从事护理工作的人员，辅助医生工作。

养济院：由地方官绅创立，容留疾病无依之人，设有专职护理人员。

居养院：收养鳏寡孤独困苦不能自存者，月给口粮，疾病给医药。其中所谈及的"乳母""女使""火头"分别担任儿科护理员、生活护理员和饮食护理员，由政府出资雇佣。尤其是"女使"是中国记载最早的专职医院护理人员。

慈幼局：由政府建立，收养被遗弃的新生儿。其中的乳母是早期专职儿科护理人员。

保寿粹和馆：披庭宫人养病之处。属于皇家内部的养老居所，宫廷医生和宫中侍女承担护理工作，尤其是相互之间的照护为主要的护理工作方式。

（三）护理管理学的研究内容

美国护理专家巴伯拉·史蒂文斯（Barbara Stevens）博士提出的护理管理模型中，护理教育、护理科研、护理理论及护理实践部分都属于护理管理学的研究内容。现代护理管理学研究的内容具体包括护理工作中的人员、资金、设备、物资、技术以及与护理工作有关的法律、法规、政策、方针及环境等相关要素。例如护理人力资源的合理配置、护理管理组织及体制模式的优化、护理质量管理方法与护理质量持续改进、护理质量管理效果评价、护理经济管理、护理信息管理、护理文化管理以及护理管理学科自身的发展史、发展趋势、护患关系、病房陈设与空间管理等，都应该是护理管理学研究的内容和范畴。

（四）护理管理学的研究方法

护理管理学的研究方法主要采用管理学常用的基本研究方法，并根据护理管理的特点，借助流行病学研究方法，运用卫生统计学技术及有关社会科学理论进行研究。

1. 定量研究 定量研究又称为量化研究，是采用数据来研究现象间的因果关系，主要包括观察性研究、实验性研究和理论性研究三种类型。其中观察性研究包括描述性研究和分析性研究，描述性研究中以横断面调查研究为主，多采用问卷调查法，主要为描述某一种现象或研究对象某一方面的资料状况。分析性研究包括探究变量之间关系、影响因素分析及队列研究等。实验性研究是指研究者采用随机分组、设立对照及控制或干预某些因素的研究方法。理论性研究是指采用某种"数学模型方法"描述事物特征和规律。

2. 定性研究 定性研究又称为质性研究或者质的研究，是以研究者本人为工具，资料收集多通过访谈和观察。定性研究法主要包括现象学研究法、扎根理论法、人种学方法、历史研究法和行动研究法等，其共同目的都是为了探索事物的实质和意义。这一过程可帮助护理管理者了解事情本质，有助于构建护理管理知识体系和发展护理管理理论。

3. 定量研究与定性研究相结合 在护理管理领域，许多管理现象和行为需要采用定量和定性相结合的方法进行研究。同一研究中使用不同的研究方法，有助于研究者从不同侧面、不同角度来认识同一问题，促使研究结论更具全面性、精确性。定量研究可用于验证定性研究结果，而定性研究有助于解释定量研究。

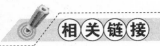

相关链接

护理管理相关研究举例

1. 定量研究 ①描述性研究及分析性研究：《护士组织公平感现状及其与情绪耗竭和心理健康的关系》（孙晶. 中国护理管理杂志，2012）；②实验性研究：《合理情绪疗法对急诊科护士压力应对方式的影响》（刘淑梅. 中华护理杂志，2012）。

2. 定性研究 ①现象学分析法：《上海地区糖尿病专科护士工作体验的质性研究》（丁禾. 中华护理杂志，2012）；②扎根理论法：《患者参与患者安全的感知及理论框架的扎根理论研究》（叶旭春. 第二军医大学护理博士学位论文，2012）。

3. 定量研究与定性研究相结合方法 《三级甲等医院护理人员对心理咨询需求状况及相关因素研究》，该研究目的是护理人员对专业心理咨询的主观需求状况，通过质性研究进一步探索影响需求的内在因素。首先采用定量研究方法，调查临床护理人员对心理咨询需求的状况及其与自我效能、疲劳程度的相关性；之后采用定性研究方法，通过深入访谈探讨护理人员对心理咨询实际需求的障碍因素（柯熹. 福建医科大学护理硕士论文，2009）。

第三节 护理管理面临的发展机遇和挑战

尽管护理管理具有自身的规律性，但任何时期的护理管理都要受当时的社会物质基础、经济基础、社会环境、卫生政策、疾病谱、科技发展等因素的影响。近年来，资源配置方式的转变、医学和护理模式的转变、护理技术日新月异的发展、人们健康观念的转变、疾病谱的变化等因素，使得护理管理面临前所未有的挑战，同时也给护理管理的发展带来新的机遇。

一、市场经济体制给护理管理带来的机遇与挑战

市场经济不仅给护理管理带来了新的资源配置方式，同时也使人们的价值观念和利益主体产生了多元性特征。护理管理不仅仅涉及护士与患者，还涉及政府、医保部门、保险公司、药品和器械制造商以及各种流通环节等许多利益相关者。这些因素会对医院的护理组织和护士产生不同程度的影响，自然也会对护理管理产生影响。

（一）市场经济体制给护理管理带来的机遇

1. 成本-效益观念增强 市场经济条件下资源配置的显著特点是灵活性强、效率高。护理资源中的人、财、物、技术等资源的配置同样由市场决定，这就使得护理行业必然更加重视服务意识、服务数量、服务质量、成本控制和效益获取。

2. 人才素质全面提升 市场经济为护理人才的合理竞争提供了体制性前提，护士可以有更多的机会进修、学习、晋升和流动。由于护士群体素质的全面提升，使得医疗机构乃至全

社会更加重视护理职业和护理人才，护士的合法利益得到更好的保护，护士的自身价值得到更为全面的体现。

3. 管理水平快速提高 市场经济是开放型经济，而开放的环境必然为各种信息的横向传递提供更多的机会。因而，在市场经济条件下，广大护理管理者有更多机会和更大动机从发达国家借鉴先进的护理管理理念、经验、方法和手段，来提高自身的管理水平，从而推动国内护理事业的发展。

（二）市场经济体制对护理管理的挑战

计划经济体制下，人们的价值观往往受义务论、公益论影响较大，不计报酬、无私奉献意识较强。而市场经济体制下，人们的价值观更多地受功利论、权利论、效益论、价值论等理论的影响，追求回报和个人权益，从物质层面体现个人价值的意识较强，护士理想中的患者权益最优化与现实中的自身经济利益最大化往往产生激烈的冲突，进而对护理管理产生挑战。

1. 交换原则对护士职业情操和奉献精神的挑战 市场经济强调交换原则，而奉献精神则不以任何回报为前提。两者的矛盾无论是对护理组织，还是对护士都会产生冲击。如何在两者之间做好平衡，处理好社会效益与经济效益的关系、物质回报与精神追求的关系，是当前护理管理者面临的重大问题。

2. 人才流动的便利性对护理队伍稳定性的挑战 人力资源配置是资源配置的最重要因素，而市场经济体制则为人才的流动提供了极大的方便性。同时，随着国际医疗市场对护理人才需求量的激增和国内劳务输出政策的宽松，越来越多的优秀护理人才流向国外医疗和护理机构。工作环境、编制、身份、待遇、社会地位及自身价值观念等因素是造成护理人才流动的主要原因。护理人才流动有两个去向，一是在护理行业范围内不同的护理组织之间流动，二是护士流向其他行业，即"转行"。对于每个护理组织来说，两者都对护理队伍的稳定性带来了挑战。

二、科技发展给护理管理带来的机遇与挑战

随着科学技术的迅速发展，各种高新技术不断应用于医疗护理领域，护医手段和设备逐步趋于自动化、信息化和远程化。但是，科技发展在给广大患者带来福音、给护理管理带来发展机遇的同时，也给护理管理带来了挑战。

（一）科技发展给护理管理带来的机遇

1. 促进了护理信息管理 随着计算机技术和网络技术在医疗卫生领域的广泛应用，护理信息化管理正在成为现实。传统的靠人工实施的护理信息登记、保管、分类、检索、应用等方式和方法正在被计算机和网络取代，而且开发了护理情报检索系统、护理专家系统等各类护理管理系统，为护理信息管理带来新的机遇。

2. 方便了护理临床监护 计算机和网络技术在护理领域的运用，可以更加方便地实施护理临床监护，及时有效地发现患者的各种生理指征和病情变化，并可以随时与医师有效沟通。还可以节约护士的工作时间，减少护士的重复性劳动，从而节约护理人力资源。

（二）科技发展对护理管理的挑战

1. 对护患关系的挑战 科技发展在给广大患者带来福音的同时，也强化了单纯技术主义的意识和思维方式。护士可能会一味追求技术的成功，从而过分依赖仪器、设备，造成了护

患关系的物化倾向，通过视、触、叩、听等手段获得患者资料和各种信息的传统逐步被淡化甚至遗弃，弱化了对患者心理变化的关注和对患者情感的慰藉，忽视患者的众多社会需求，加大了护患之间的信息不对称程度，继而导致护理成本增加，患者经济负担加重。在此情况下，护士更加关注患者客观的躯体和生理问题，忽视患者的主诉、情感、感受等主观问题。护患关系由"人（护）—人（患）"模式向"人（护）—机—人（患）"模式转变，人际关系被人机关系阻隔或替代，导致护患关系疏远，自然给护理管理带来新的挑战。

2. 对护士素质的挑战 随着大量高精尖仪器设备和技术应用于医疗、护理领域，要求护士不但要掌握医学、护理学的基础知识、基本理论和基本技术，还必须及时学习并掌握计算机应用、网络及程序应用、新业务和新技术的原理和方法，避免由于使用仪器和设备而给患者带来负面心理问题。但我国目前的护理教育在这些方面都有不同程度的欠缺，这就给护理管理者在护理队伍素质管理方面提出了一大挑战。

3. 对护士职业道德的挑战 尽管新业务和新技术会给许多患者提供更多的治疗机会和更佳的治疗效果，但是，并非所有患者、所有疾病的护理都需要使用新业务和新技术。不少情况下，传统的护理方式和方法也可以取得非常好的效果，并且可以降低医疗成本和患者的医疗费用。毫无疑问，在我国当前医院管理体制和分配机制下，大量地使用新业务、新技术会给医院及其护医人员带来更多的经济收入，这一原因有可能导致新业务和新技术的过度使用、盲目使用，甚至滥用。如何在必需的情况下使用新业务和新技术，避免其给患者带来不必要的伤害和经济负担，是对护士能否恪守职业道德的又一挑战。

三、新健康观给护理管理带来的机遇与挑战

健康是人类永恒的追求。随着社会的不断进步和发展，人们逐渐认识到健康不单纯是躯体上的无痛无病，还与精神、心理状态等多种因素有着密切联系。健康概念由过去单一的强调生理健康（一维），发展到注重生理、心理两个方面（二维）健康。1948 年，世界卫生组织在其宪章中首次提出健康概念：健康是指身心没有疾病，而且"身体上、精神上和社会适应上处于完好状态"。1978 年世界卫生组织阿拉木图会议再次强调，健康乃是身体上、心理上和社会适应上的完满状态，而不仅仅是没有疾病和虚弱，这就是三维的健康观。1990 年，世界卫生组织又提出了新的健康观，即在原来三维健康观的基础上增加了"道德完善"因素。至此，人类的健康观由三维发展到四维。

■▶ 背景资料

人体健康十标准

世界卫生组织于 20 世纪 70 年代提出了人体健康的十条标准，具体内容为：

（1）精力充沛，能从容不迫地应付日常生活和工作的压力而不感到过分紧张。

（2）处事乐观，态度积极，乐于承担责任，事无巨细不挑剔。

（3）善于休息，睡眠良好。

（4）应变能力强，能适应环境的各种变化。

（5）能够抵抗一般性感冒和传染病。

（6）体重得当，身材均匀，站立时头、肩、臂位置协调。

（7）眼睛明亮，反应敏锐，眼睑不发炎。

（8）牙齿清洁，无空洞，无痛感；齿龈颜色正常，不出血。

（9）头发有光泽，无头屑。

（10）肌肉、皮肤富有弹性，走路轻松有力。

人类在尽享现代物质文明带来的种种裨益的同时，许多新的身心疾病、社会疾病和道德疾病也相伴而生。人类的生理、心理、社会和道德疾病不仅没有因为物质文明的进步而减少，反而有增加的趋势，特别是道德滑坡现象已极为明显。显然，新健康观标准和社会人群的实际健康状况，既给护理管理带来了新的发展机遇，也带来了新的挑战。

（一）新健康观给护理管理带来的机遇

1. 为护理管理扩充内涵提供了现实基础 由于原来的健康观包含的内容较少，所以护理所涵盖的内容也少，护理管理的范围自然也就很狭窄。例如最初是一维健康观，护理的任务只限于人的生理问题，护理管理的内涵也只是强调对人的各项生理指标的监控和对生理照护的管理。发展到四维健康观以后，护理的内容扩展了，护理管理的内涵自然也随之扩展。护理管理除了原有的内涵之外，增加了关注人的心理状况、社会适应性和道德完善与否，同时还应加强四者的关联性分析。所以，新健康观为护理管理内涵的发展提供了现实基础。

2. 为提升护理人才队伍素质提供了理论依据 一维健康观认为，护士的任务就是帮助医师完成对患者的生理护理。这时对护士素质的要求就很低，只需要掌握简单的医学知识和必需的生理护理技能即可以满足工作的需要。随着健康观内涵的扩充，护理岗位对护士的素质要求也越来越高，护士不仅要有较高的专业技能，还必须具备一定的心理学、社会学、伦理学等多学科素养。这种要求为护理教育过程中开设相关课程提供了理论依据。同时，通过对多学科课程的学习，护生的综合素质得以提升，这就为提升护理人才队伍素质打下了基础。

（二）新健康观给护理管理带来的挑战

1. 对护理管理工作模式的挑战 新健康观要求护理工作从以疾病为中心的功能制护理模式，转向以病人为中心的责任制护理和整体护理模式，其核心是关注人和从"四维"角度关注人的健康。不仅重视服务对象的生理和病理反应，还要重视人的社会心理需要和道德完善。当前，虽然我国众多医院已经在大力推进责任制整体护理模式，但不少医院依然沿用功能制护理模式，责任制整体护理依然是一种形式。由于各种原因，护士很少也很难从心理、社会和道德层面对患者进行必要的护理。显然，新健康观的要求对当今临床护理管理工作模式是一种挑战。

2. 对护士素质的挑战 新健康观要求，人类预防疾病、增进健康不仅要注意衣食住行、个人卫生、体育锻炼，还要有阳光的心态，并积极地融入社会、完善个人道德修养。对于医院的患者来说，这方面的护理任务更加艰巨。而要完成这些任务，首先，护士必须是一个全面健康的人，否则便无法提供高质量的服务。其次，要求护士在具备更加扎实的业务技术能力的同时，还必须具备洞察并尽量满足患者心理需求、帮助患者融入社会、培养患者个人情操、完善患者道德修养等能力。这就要求护士除了学习护理专业知识和技术以外，还必须学习心理学、社会学、伦理学、管理学、人文学、宗教、艺术等多学科知识，以满足不同服务对象在不同场合和不同治疗时期的合理需求。这是对护理人力资源素质的重大挑战。

四、循证护理给护理管理带来的机遇与挑战

循证护理也称实证护理，是指护士在临床护理过程中审慎、明确、明智地将科研结论与护士临床经验和技能、患者愿望相结合，进行临床护理决策的护理实践新模式。循证护理是在循证医学理论基础上发展起来的护理新理论，也是护理科学发展的必然趋势，对护理业务决策和护理管理决策都产生重大影响。

（一）循证护理给护理管理带来的机遇

1. 为护理质量的提高提供了理论支持　循证护理也可以理解为"遵循证据的护理"，其思想的核心就是运用现有最新、最可靠的科学证据为服务对象提供服务。这里强调"最新、最可靠"的科学证据的目的就是为了更科学地制订并执行护理计划，实施护理控制，以确保护理服务质量。而且只要遵循这样的科学证据进行临床决策和临床服务，就会在更大程度上提高护理质量。

2. 为护理行政管理提供了理论依据　循证护理促使护士以最新、最科学的方法实施护理，重视护医、护护之间的信息共享和协作，将科学、技术与经验有机结合起来，这对护理人才管理、护理成本效益管理、护理风险管理等都具有重要的指导意义和参考价值，要求护理管理者也要在遵循证据的基础上进行决策并实施管理，加强人员之间的信息交流与协作，定量考核与定性考核相结合，重过程、重业绩、重效果，科学决策，避免管理的随意性和盲目性，提高管理效率，有利于促进护理管理实践和学科的不断完善和发展。

（二）循证护理对护理管理的挑战

1. 对护理业务决策过程的挑战　循证护理重视科学依据和辩证思维，包括三个方面的具体要求，一是可利用的、可信的、有价值的、最适宜的护理研究证据，二是护士的个人技能和临床经验，三是患者的实际情况、愿望和价值观，即强调护理证据、结合个人经验、参照患者愿望进行护理决策。这种要求显然是对传统的以经验和直觉为主进行护理决策的习惯和行为的挑战。

2. 对护理行政管理的挑战　传统的护理管理重经验、重直觉，往往是"前辈怎么管我就怎么管，别人怎么管我就怎么管，政策要求怎么管我就怎么管"，很容易忽视护理组织的个性特征。而循证护理理念下的护理管理则强调重视决策证据和组织的个性特征，将科学、技术与经验有机结合起来进行决策与管理，要具有远见和批判性思维能力，善于认识下属、激励下属，知人善用，重视成本与效益观念和风险意识。这无疑对护理管理者提出了更高的要求，是对习惯于传统管理模式的管理者提出的挑战。

五、疾病谱变化给护理管理带来的机遇与挑战

近年来，由于人类对环境的破坏、气候的自然变化、人类生活方式和生活习惯的改变，以及社会竞争压力增大等多种因素的影响，使得非典型性肺炎（SARS）、甲型 H1N1 流感、手足口病、艾滋病、各类性病、肺结核、超级病毒等传染病，以及高血压、糖尿病、心脑血管病、癌症、精神病等慢性疾病成为威胁人类健康和生命的罪魁祸首。毫无疑问，疾病谱的变化给护理管理带来了严峻的挑战，但同时也给护理管理和护理管理学科的发展带来了新的机遇。

背景资料

我国前五大类慢性病患病率变化情况

近年来，我国内地各种慢性疾病的患病率情况变化明显。2008 年，循环系统疾病成为患病率最高的病种，患病率为 85.5‰；肌肉、骨骼和结缔组织类疾病患病率为 31‰，位居第二；消化系统疾病患病率为 24.5‰，位居第三；呼吸系统疾病患病率为 14.7‰，排第四；内分泌、营养和代谢疾病的患者数量增长很快，患病率由 1993 年的 3.1‰上升到 2008 年的 12.9‰，其中糖尿病患者由 1.9‰飞速上升至 10.7‰，见图 1-2。

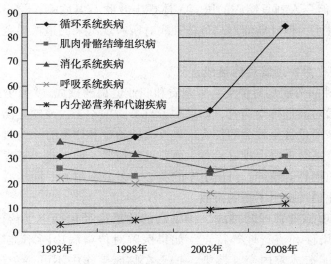

图 1-2　中国各种慢性病患病率发生情况曲线

资料来源：《2009 中国卫生统计年鉴》

（一）疾病谱变化给护理管理带来的机遇

1. 慢性病护理为社区护理管理带来了新的管理理念　近年来，慢性病具有患病率高，知晓率、治疗率、控制率低，并发症发生率高、致残率高、死亡率高等特点。慢性病病期长，

疗效不显著，病情不稳定，给许多患者带来了躯体痛苦、精神折磨和极大的经济负担，致使不少患者表现出紧张、多疑、焦虑、恐惧、被动依赖、依从性差等心理和生理特征。为了加强对慢性病的管理，不少地区相继出台了许多具体的管理措施，一方面强化慢性病防治宣教理念，定期进入社区进行多种形式的防治宣教活动。另一方面，强化对患病患者的管理理念，为所有已发现的患者建立疾病档案，实行跟踪管理。鼓励患者振作精神，坚持治疗，适当锻炼。指导患者自我护理，防止发生并发症。鼓励患者从事力所能及的家务劳动，尽量参加工作和社会活动。

2. 传染病护理为医院感染管理提供了新的发展契机 尽管以前各类医院也重视控制院内感染，但重视程度往往不够，因而易导致院内感染频发。2003 年 SARS 暴发的初始阶段，由于医学界对该疾病认识不够，医院防护意识不强和防护条件不足，加上许多医院建筑设计和就医流程设计不合理等原因，致使北京等地多家医院出现大范围院内交叉感染。卫生部门吸取这一惨痛教训，要求二级及以上医院必须设立专门的医院感染控制部门，以重视和加强对医院感染的控制，防止类似事件再次发生。整个医学界对传染病交叉感染问题也越来越重视，许多医学（包括护理）类学会、协会也相继成立了感染控制专业委员会或分会，对感染控制的研究也越来越全面和深入。

3. 传染病护理为护理道德建设提供了生动教材 由于传染病对他人具有危害性，这就要求护士除了要具有高度的防护意识，具备科学的防护措施，掌握正确的自我防护方法，能正确向其他患者和社会人群宣教防护方法以外，还要树立高度的职业责任心，不惧怕传染病，不歧视传染病患者。2003 年 SARS 暴发时，护士长叶欣曾多次对自己的同事说，"这里危险，让我来"。这句朴素但令人刻骨铭心的语言，体现出叶欣不惧危险、关心同事的崇高的职业道德。叶欣光荣牺牲了，但叶欣面对高危传染病时所表现出来的道德风范则给护理道德建设提供了生动的教材。

（二）疾病谱变化对护理管理的挑战

1. 传染病、慢性病等疾病对护士心理素质和职业道德的挑战 "照护患者"是护士的神圣职责。然而，在面对高危传染病时，如果护士自身防护不当，或缺乏防护措施，都可能给护士本人和家庭带来严重甚至致命的伤害。慢性病的治疗和康复有一个漫长的过程，许多疾病的疗效并不明显，甚至最终也难以治愈。面对这些情况，护士能否坚持"以病人为中心"，发扬不畏病魔、不怕牺牲的精神，付出更多的关心、爱心、耐心、同情心和同理心，都对护士的心理素质和职业道德提出了新的挑战。

2. 传染病对护理感染管理的挑战 传染病的传播途径包括空气传染、飞沫传染、接触传染等，具有传染性和流行性等特点。如果医院对传染病诊断不准确，或隔离防护措施不到位，将很可能造成院内交叉感染。护士在临床工作中不可避免地要接触各类传染源，而护士一旦被传染，将很可能再传染给其他患者、同事、家人和其他社会人群。在患者之间的交叉感染也给更多人带来身体上的痛苦和额外的经济、心理负担。因此，在传染病病种越来越多、危害程度越来越大的今天，如何避免院内感染是对护理感染管理的严峻挑战。

（张振香）

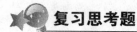
复习思考题

1. 简述护理管理与管理的关系。
2. 护理管理的方法有哪些?
3. 护理管理学研究的对象和内容是什么?
4. 当今社会,护理管理面临哪些发展机遇?
5. 当今社会,护理管理的发展面临哪些挑战?

第 二 章

管理理论概述

学习目标

识记：
古典管理理论、行为科学管理理论的代表人物及其主要观点，现代管理理论的发展趋势及代表流派。

理解：
古典管理理论、行为科学管理理论、现代管理理论的异同点，各管理理论对管理实践的贡献及其局限性。

运用：
管理理论解决护理实践中的具体问题。

预习案例

iPod 掀起了音乐播放器的革命，iPhone 重新定义了智能手机的概念，iPad 则让平板电脑成为一种潮流。乔布斯带领这家靠着微软一笔 1.5 亿美元的投资才得以幸存的小公司，成功变身为全球市值最高的科技企业。苹果公司的员工都知道，乔氏管理有十大戒律：①产品至上；②人才第一；③追求完美；④敢于残忍；⑤嫁接艺术；⑥不断学习；⑦极简主义；⑧守住秘密；⑨保持团队；⑩多奖少惩。正是这些戒律，书写了乔布斯的神话，让世界进入了"苹果"时代。

案例思考

1. 乔布斯的管理"戒律"中包含了哪些管理理论？
2. 你认为乔氏管理的"戒律"适用于护理管理吗？为什么？

管理活动源远流长。在长期的管理实践中，人们不断总结概括管理活动的本质和基本规律，形成了丰富的管理思想和理论。回顾管理学的形成与发展，了解管理先驱对管理理论和实践所做的贡献，以及管理活动的历史和演变过程，对管理学的学习和实践都具有重要意义。

第一节　古典管理理论

古典管理理论形成于 20 世纪初期的美国，在这一时期，工业革命使得大规模机器生产代替了手工劳动，伴随而来的是社会分工和协作的日益复杂与深入。面对这一局面，人们越来越感到凭借个人经验和习惯的管理模式已经不能适应工业化生产的要求，并开始探索新的管理方式。

一、泰勒的科学管理理论

泰勒是美国古典管理学家，科学管理理论的创始人。在米德维尔工厂，从学徒工到管理者的经历使泰勒认识到，缺乏有效的管理方法与手段是制约生产效率提高的重要因素。为此，泰勒开始探索科学的管理方法，并在 1911 年出版的《科学管理原理》一书中提出了科学管理理论。该著作的发表标志着管理学科的正式诞生。

（一）科学管理理论的主要内容

泰勒认为，科学管理的根本目的是谋求最佳的劳动生产率，这是雇主和雇员达到共同富裕的基础。而达到最佳生产效率的重要手段是用科学化、标准化的管理方法代替经验管理。科学管理理论具体包括：

1. 效率至上　通过对工人工时和动作的分析制订科学的工作定额，谋求最高的工作效率。

2. 精心挑选工人　根据岗位要求挑选最适合该工作的一流人员，并依据科学的培训方案对工人进行培训。

3. 标准化原理　要使工人掌握标准化的操作方法，使用标准化的工具、机器和材料，并使作业环境标准化，从而提高生产效率。

4. 实行"差别工资制"　按照工人完成的定额和实际表现，实行刺激性的计件工资制度，由此调动工人的积极性，提高生产效率。

5. 劳资双方共同协作　认识到提高效率对双方都有利，劳资双方应为实现目标而共同努力。

6. 计划职能同执行职能分开　计划部门制订计划，对工人发布命令；工人则严格按照计划规定的标准，履行执行职能。

7. 实行"职能工长制"　将管理工作予以细分，使所有的基层管理者只承担一种管理职能。

8. 实行例外原则　高级管理人员把例行事务授权给下级管理人员处理，自己只保留对例外事项的决定权和监督权。

（二）对科学管理理论的评价

1. 贡献　科学管理理论开创了管理理论的新纪元，对管理实践具有重大积极影响。

（1）开辟了科学管理的新时代：科学管理理论冲破了传统、落后的经验管理方法的束缚，将科学管理引进管理领域，用精确的调查研究和分析方法将其形成观点和理念来代替个人的判断、意见和经验，开创了实证式管理研究的先河，使管理从经验管理迈进了科学管理的新时代。

（2）提出了工作标准化思想：依靠科学的管理方法和操作程序，使各项工作标准化，有效地提高了生产效率，适应了当时社会经济发展的需要。

（3）实现了管理专业化：科学管理理论将管理职能与执行职能分离，将管理者和被管理者的权责分开，为管理理论的实践、验证和发展奠定了基础。

（4）鼓励劳资双方合作：科学管理理论在劳资双方掀起一场精神革命，劳资双方把注意力从如何进行盈余分配转移到如何增加盈余、提高生产率上，鼓励劳资双方合作，追求共赢。

（5）"职能工长制"使管理更加精细化：精心挑选出来的职能工长对某项具体工作更加精通，在管理中能更好地发挥指导作用，进而提高工作效率。

2. 局限性　尽管科学管理理论对工作效率的提高发挥了重大作用，但由于该理论是基于"经济人"假设而提出的，因而仍具有不少局限性。

（1）缺乏人性化：把工人视为机器，使工人的体力和技能受到最大限度的挑战。同时，以身体最强壮、技术最熟练的工人，以及最紧张的状态从事劳动为依据制定标准，使得大多数工人无法达到。

（2）忽视了人的多种需求：把人看成是单纯的"经济人"，忽视了工人的情感、职业安全、个人发展等需求，以及这些因素对生产效率的影响。

（3）管理视角狭窄：科学管理理论仅解决了个别具体工作的作业效率问题，而没有解决企业作为一个整体如何经营和管理的问题。

（三）科学管理理论在护理管理中的应用

科学管理理论的核心是提高生产效率，通过改良生产中的各环节、各要素来实现这一目的。临床护理实践亦可视为一种生产活动，同样可以依据泰勒的理论对其进行优化。

1. 科学确定护理流程标准与操作规范　为提高护士工作效率，必须科学确定各项护理工作的流程标准及各种操作规范，使工作有据可依，减少工作的盲目性。例如对住院患者采用临床护理路径的护理模式，针对特定的患者群体，以时间为"横轴"，以入院指导、各项检查指导、用药指导、治疗配合、饮食活动指导、健康教育、出院计划等标准护理措施为"纵轴"，制订日程计划，详细描述并记录诊疗过程。

2. 科学制订岗位职责　根据各护理单元的具体工作内容，科学设定工作岗位，明确岗位职责。依据护士自身特点，结合岗位需求合理分配工作，并对其进行规范化培训。例如手术室护士长可根据敷料间的工作内容设置敷料间组长，明确岗位职责。挑选细心、认真、责任心强的护士担任组长，并对该组长进行针对性培训，进而提高工作效率。

3. 合理制订奖惩制度　各护理单元应根据自身工作特点，制订切合实际的薪酬分配制度，实现多劳多得、少劳少得，避免平均主义和"大锅饭"现象。

4. 鼓励护士参与制订工作目标　护理管理者在制订工作目标时应注意倾听广大护士的意见与建议，让大家认识到提高工作效率对组织和护士本人的意义，使个人目标与组织目标相统一。

二、法约尔的一般管理理论

法约尔是法国 20 世纪早期的机械工程师、科学管理专家、古典管理理论的杰出代表。法约尔早期就参与企业管理工作，并长期担任企业高级领导职务，他的代表作《工业管理和一般管理》对古典管理理论的发展具有重大的影响。

（一）一般管理理论的主要内容

1. 管理的十四项基本原则 ①劳动分工原则；②权力与责任对等原则；③纪律原则；④统一指挥原则；⑤统一领导原则；⑥个人利益服从整体利益原则；⑦人员报酬原则；⑧集中原则；⑨等级制度原则；⑩秩序原则；⑪公平原则；⑫人员稳定原则；⑬鼓励创新原则；⑭团结原则。

2. 区别经营活动和管理活动 法约尔认为，经营和管理是两个不同的概念，管理活动是经营活动的一部分。他将企业全部经营活动分为六种，即技术活动、商业活动、财务活动、安全活动、会计活动和管理活动。其中管理活动处于核心地位，是其他活动能否顺利进行的关键。

3. 管理的基本职能 法约尔认为，管理活动可以划分为不同的职能性活动，这些活动概括起来可分为五类，即计划、组织、指挥、协调和控制。

4. 管理能力的获得 法约尔认为，管理能力可以通过教育来获得，因此应该在学校设置管理课程，并在社会各个领域普及、传授管理知识。

5. 各类人员的知识结构 法约尔认为在管理活动中，不同地位的人员应具备不同的知识和能力。对工人来说，技术是最重要的；而对管理人员来说，随着管理等级的不断提升，其管理知识就显得更为重要。

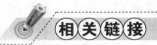
相关链接

管理人员素质

法约尔认为合格的管理者应该具有技术能力、商业能力、财务能力和管理能力等，同时应具备六项基本素质：①身体素质：健康、精力充沛、谈吐清楚；②智力素质：理解和学习能力、判断力、良好的适应能力；③道德素质：有毅力、富有责任感、有首创精神、主动、忠诚；④通用知识：熟悉各方面的知识，而不局限于从事的职业；⑤专门知识：从事专项工作应该具备的相关知识；⑥实践经验：从业务实践中获得的知识和经验。

（二）对一般管理理论的评价

1. 贡献 法约尔的一般管理理论对管理学理论体系的形成和发展作出了重大贡献，具体体现在以下几个方面。

（1）提出了管理的"普遍性"：法约尔强调，所有的机构——工业、商业、政治、宗教等都需要管理。其管理理论是概括性的，所涉及的是具有普遍性的管理问题，能适用于各种行业和部门，具有普遍性和一般性的特点。这种对管理"普遍性"的认识和实践克服了当时的狭隘观点，不再把管理局限于某一个范围，而是看成某一方面的活动，强调了管理活动的重要性及核心地位。

（2）为管理过程学派奠定了理论基础：一般管理理论不仅最先归纳了管理的五大职能，而且特别强调五大职能之间的关联性，强调必须重视管理的各个环节和过程。法约尔本人因此获得了"管理过程之父"的美誉，他的理论则成为后来管理过程学派的理论基础，被誉为管理史上的第二座丰碑。

2. 局限性 一般管理理论最大的局限性在于有些管理原则划分过细、过于僵硬，缺乏弹性，甚至存在矛盾，以至于在实践中管理者无法完全遵守。以统一指挥原则为例，法约尔认为，不论什么工作，一个下属只能接受一个上级的命令，并把这一原则当成一条定律。这和劳动分工原则可能存在矛盾，因为根据劳动分工原则，只有将各类工作按专业进行分工，才能提高效率。而现实中某一人员可能承担不同的工作任务，分属两个或更多的上级领导，但这是统一指挥原则所不允许的。

（三）一般管理理论在护理管理中的应用

1. 遵循管理原则，保障护理实践工作的有序进行 法约尔提出的十四条管理原则中的多数原则对护理人力资源管理有很大的指导作用，主要表现在以下几个方面。

（1）人尽其才与能级对应：根据"劳动分工原则"和"秩序原则"，在护士选择和岗位安排上应充分考虑到"人"和"工作"的特点，做到人尽其才、才尽其用。例如护士甲本科毕业并在临床工作多年，有丰富的临床经验，工作作风严谨，护士长可安排她为科室总带教老师；护士乙刚刚硕士毕业，科研意识和科研能力强，但缺乏临床工作经验，护理部及其所在科室则应给予机会，除了完成正常的临床工作之外，鼓励其利用自身优势，发展和带动护理科研工作。

（2）分级管理与权责对应：根据"集中原则"和"等级制度原则"确定每个护理管理者的权限，有利于对护理系统进行有序的分级管理；坚持"统一领导原则"，实行医院护理系统的垂直管理，可避免因多头领导而导致的无效管理；坚持"责权统一"原则，在赋予权利的同时授予相应的责任，可避免一味谋求权力而不愿承担责任、工作推诿等不良现象的发生。

（3）岗位稳定与人员稳定：人力资源管理过程中应保持护士及护理岗位的相对稳定，以实现护理工作的连续性和有序性。例如手术室护士长在分配工作时，应尽量安排由相对固定的护士负责器械管理和特殊药品管理，避免因人员不固定、业务不熟练而导致的效率低下、时间浪费和安全隐患。

（4）公正平等：护理管理者要在不违背原则的情况下，努力做到公平公正地对待每一位护士，提高护士的公平感，进而提高护士工作的主动性和积极性，增强护士的责任心和职业荣誉感。

（5）鼓励创新：护理管理者要注重护士创新能力的培养，给护士提供更多进修学习机会，鼓励护士用评判性思维的方式主动发现、分析、解决工作中的问题，并进行临床科学研究。

2. 重视护理管理活动与培养管理者管理能力 护理管理活动是保证临床护理质量和护理组织有序运行的必要条件。有效的管理能最大限度地发挥护理组织的功能，有助于实现组织目标。因而，护理管理者应高度重视管理活动的作用与意义。而要想提高管理效能，管理者就必须强化管理意识，主动学习管理知识，积极寻求有效的管理方法，提高自身的管理能力。

3. 重视过程管理 护理管理者应对护理工作的每个过程进行质量控制，督促护士严格执行各项操作规范，进而实现全面质量管理，确保护理工作的整体质量。例如在护理操作中严格执行"三查七对"制度,不仅能降低护理差错的发生率,也有助于护理计划的落实。

三、韦伯的行政组织理论

韦伯是德国著名社会学家,他在1910年出版的代表作《社会和经济组织理论》中提出了"理想的行政组织理论体系"。该理论强调组织活动要通过职务或职位而不是通过个人或世袭地位来管理,他的理论对后世产生了深远的影响,被称为"组织理论之父",与泰勒、法约尔并列为西方古典管理理论的三位先驱。

(一)行政组织理论的主要内容

1. "理想的行政组织体系"的特征 韦伯认为,企业应建立一种高度结构化的、正式的、非人格化的"行政组织体系"。该体系具有以下特征:①明确的分工;②自上而下的等级系统;③合理任用人员;④管理队伍的职业化制度与晋升制度;⑤严格的、不受各种因素影响的规则和制度;⑥理性化的行动准则。

2. 权利是组织形成的基础 韦伯认为,组织中的权力分为三种:①传统的权力,由传统惯例或世袭得来,服从者基于对神圣习惯的认同和尊重而服从;②超凡的权力,来源于对管理者超凡魅力或模范品格的崇拜和信任;③法定的权力,指依法任命,并赋予行政命令的权力。管理者依据制度规定而暂时拥有法定的权力,但追随者服从的是制度而非个人。

韦伯认为,理想的行政组织是最符合理性原则的,其效率是最高的,在精确性、稳定性、纪律性和可靠性方面都优于其他组织。

(二)对行政组织理论的评价

1. 贡献 韦伯的行政管理组织理论对后来行政组织体系的构建产生了重要影响。

(1)提出了理想的行政组织体系:他以合理合法的权力作为行政组织的基础,设计出了具有明确的分工、清晰的等级关系、周密详尽的规章制度、非人格化的理想的行政组织体系。韦伯在该体系中强调规则而非个人意志,强调能力而非偏爱,摆脱了传统组织随机、主观、偏见的不足。

(2)重视知识和技术的作用:在"理想组织体系"中,成员的任用和升迁均以成员知识和技能水平为准则,促进了实证科学在行政管理中的应用和发展。

(3)重视管理队伍的职业化和专业化:在"理想组织体系"中,管理者由接受过管理知识和技能培训的专职人员担任,强调管理队伍的稳定性和专业性,使管理行为更加切实有效、组织结构更加科学合理。

(4)重视制度建设和制度管理:组织中规章制度的建立和执行不应受个人感情的影响。应建立完善的组织制度,加强制度管理。应对每个成员的职权和协作范围做出明确规定,使其能正确地行使职权。人员的一切活动都必须遵守一定的程序和规则,从而减少内部冲突和矛盾,实现管理目标。

2. 局限性 韦伯对组织的分析偏于静态研究,过分强调组织的严密性、科学性和纪律性,忽视了组织成员的心理需求及人性发展;过分强调专业分工、职权划分和上下等级秩序,容易影响成员间的协作性和下级成员工作主动性、积极性的发挥。

（三）行政组织理论在护理管理中的应用

行政组织理论强调合理的劳动分工、有明确意义的等级、详细的规则制度和非个人关系的组织模式，这些观点在护理管理实践中值得借鉴。

1. 实现分级管理　目前我国医院的护理组织结构有三级管理模式（即护理部主任、科护士长、护士长）和二级管理模式（即总护士长、护士长）两种，体现了分级管理思想。同时还应根据护士的工作能力、技术水平、工作年限、职称等级等因素，以能级对应为原则对护士进行分层管理（详见本教材第八章相关内容）。

2. 明确岗位职责　明确各级管理人员的权利和责任。如护理部主任的工作职责包括全面负责医院护理工作，拟定全院护理工作计划，与人力管理部门共同负责护理人力资源战略规划的制订，定期检查护理质量和各种计划落实情况，具体负责院内护士的调配，提出护士升、调、奖、惩意见等。

3. 完善规章制度　建立健全各项护理规章制度和操作规范，完善护士各项行为准则，并督促护士落实。

4. 重视管理队伍　重视护理管理人才的选拔和培养，加强护理管理队伍建设，为护理管理人员设计合理的、切合个人实际的职业发展路径。

第二节　行为科学管理理论

在 1929—1933 年爆发的全球性经济危机中，各国资产阶级为了保护自身利益，不断加重对工人的剥削，从而激起了工人阶级的强烈反抗。在日益加剧的劳资冲突中，不少管理学者意识到古典管理理论的不足和缺陷，开始重视对人和人的行为的研究，并形成了许多新的管理理论，其中最具代表性的是行为科学管理理论。

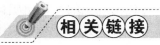 **相关链接**

行为科学

行为科学管理理论始于 20 世纪 20～30 年代美国哈佛大学行为科学家、心理学家梅奥的"霍桑实验"，并由该实验而建立的人际关系理论。1949 年，在美国芝加哥大学召开的跨学科会议首先提出"行为科学理论"的概念，1953 年正式把这门综合性学科定名为"行为科学"。该理论重点研究人的行为及其产生的原因，行为科学管理学派由此诞生。该学派的管理理论包含了人际关系学说和之后产生的各种有关人的行为研究方面的理论和学说。主要包括个体行为研究、群体行为研究和组织行为研究。由此而产生的代表理论有：①早期的人际关系理论；②人类需要层次论；③人性管理理论；④群体行为理论；⑤领导行为理论等。

一、梅奥的人际关系学说

行为科学产生于对人的本性问题的关注，而探讨人的本性与工作之间的关系始于1924—1932年由梅奥主持的"霍桑实验"。之后，梅奥相继出版了《工业文明中的人的问题》、《工业文明中的社会问题》等著作，提出了著名的人际关系学说。

（一）人际关系学说的主要内容

依据霍桑实验的结果，梅奥提出了以下观点：

1. 人是"社会人"而不是"经济人"　梅奥认为，人们的行为不仅仅出自对金钱的追求，还深受其社会、心理需要的影响，且后者更为重要。因此，要调动工人的积极性、提高生产效率，不能单纯从技术和物质条件入手，而必须尽可能满足工人在社会、心理方面的需求。

2. 正式组织中存在着非正式组织　"正式组织"是指为了实现组织目标而明确规定各成员相互关系和职责范围的组织管理体系，其特点是有明确的目标、任务、结构和相应的机构、职能和成员的权责关系以及成员活动的规范。"非正式组织"是人们以感情、喜好等情绪为基础自然形成的、松散的、没有正式约束力的群体。这些群体不受正式组织的行政部门和管理层次的限制，也没有明确规定的正式结构，但在其内部也会自然形成一些特定的关系结构和群众领袖，以及某些不成文的行为准则和规范。非正式组织能够影响正式组织的劳动效率和目标的实现。因此，管理者必须正视非正式组织的存在及其作用，发现并利用非正式组织为正式组织服务，而不是无视或取缔非正式组织。

3. 新型领导重视提高工人的满意度　在决定劳动生产率的诸因素中，处于首位的是工人的满意度，而生产条件、工资报酬则是第二位的因素。员工的满意度越高，其士气就越高，生产效率也相应提高。

（二）对人际关系学说的评价

1. 贡献　人际关系学说是对古典管理理论的重大发展，在某些方面具有颠覆性意义，其主要贡献表现在以下几个方面。

（1）为行为科学的诞生奠定了理论基础：人际关系学说弥补了古典管理理论忽视人的因素的缺陷，不仅为管理理论的发展开辟了新的领域，也为行为科学的发展奠定了基础。

（2）重视人的因素："霍桑效应"发现，员工可能因为被夸奖等额外被关注而提高绩效，这提示管理者在管理中应选择适当的管理方法和手段。此外，梅奥通过实验揭示了人的需要、思想感情、行为方式对提高生产效率有重要影响。这是第一次把管理研究的重点从物的因素转到人的因素上来，使人们对组织中的人有了新的认识。

（3）重视非正式组织与组织文化的作用：人际关系理论的重要贡献之一就是发现了非正式组织。管理者应该重视非正式组织对员工的影响，培养组织共同的价值观，营造积极向上的组织文化，协调个人与组织的利益关系，以增强组织的凝聚力。

2. 局限性　该学说过于偏重心理-社会关系，忽略了组织结构和技术因素的影响。具体体现在：①过度强调非正式组织的作用；②过度强调感情的作用；③忽视经济报酬、工作条件、外部监督、作业标准对提高员工工作积极性的影响。

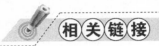

霍桑效应及其应用

个人或组织由于受到额外的关注而引起绩效上升或努力工作的现象称为"霍桑效应"。在霍桑实验中，被选定的工人意识到自己是特殊的群体，是专家关心的对象。这种受注意的感觉使他们加倍努力工作，以证明自己是优秀的，从而使生产效率提高。例如某学校在新生入学时对每个人进行智力测验，并据此结果将学生分为"优秀班"和"普通班"。学校故意将智力高的孩子分在"普通班"，而将智力一般的孩子分在"优秀班"。一年后测验时发现，"优秀班"的测验结果确实优于"普通班"的测验结果。原本普通的孩子被当作优等生关注，他们也就认为自己是优秀的，额外的关注加上心理暗示使得"丑小鸭"变成了"白天鹅"。霍桑效应的心理暗示还可以治疗抑郁、自卑、紧张等各种心理疾病。实践证明，霍桑效应在企业管理和领导行为改善方面也卓有成效。

（三）人际关系学说在护理管理中的应用

1. 重视"霍桑效应"的应用　"霍桑效应"启示护理管理者，护士的工作积极性和效率会因为在工作中得到足够的关注而大幅提高。特别是在进行创新或者改革时，可以通过树立典型—局部试点—全面推广的模式保障工作的顺利进行。

2. 重视非正式组织的作用　护理管理者应正视护士自发形成的"小圈子"，并对其进行正确的引导，使这些非正式组织的成员的个人目标和护理组织的目标尽可能一致，以求得更融洽的人际关系和更高的工作效率，从而有助于护理工作任务的圆满完成。

3. 重视护理组织文化的建设　护理管理者要在组织中营造和谐向上的文化氛围。例如在制订计划时要倾听护士的意见，充分发扬民主作风，给予护士足够的尊重，使其对组织有安全感和归属感，以改善护理系统上下级的关系。护理管理者应尽量满足护士的各种合理需求，协调好各方面的利益关系，提高护士士气，激发组织成员的积极性和凝聚力，以保障组织目标的实现。

二、马斯洛的需要层次理论

需要层次论是研究人的需要结构的一种理论，由美国社会心理学家亚伯拉罕·马斯洛（Abraham Maslow）在其代表作《人的动机理论》中首次提出。

（一）需要层次论的主要内容

1. 需要层次理论构成的基本假设　①人要生存，人的需要能够影响人的行为，只有未满足的需要才具有激励作用，满足了的需要不能充当激励工具；②人的需要按重要性和层次性排成一定的次序，从基本的需要（如食物和住房）到复杂的需要（如自我实现），逐步提升；③当人的某一级的需要得到最低限度满足后，就会追求高一级的需要，如此逐级上升，成为推动人继续努力的内在动力。

2. 需要的五个层次　人的需要由低级到高级依次分为五个层次，即生理需要、安全需要、归属需要、尊重需要、自我实现需要。

（二）对需要层次论的评价

关于马斯洛需要层次理论的价值，说法各有不同，但没有绝对的肯定或绝对的否定。一般认为该理论既有其积极性，也有其局限性。

1. 积极性 ①提出人的需要有一个从低级向高级发展的过程，这在某种程度上是符合人类需要发展的一般规律的；②指出了人在每一个时期都有一种需要占主导地位，而其他需要处于从属地位；③该理论的基础是人本主义心理学。马斯洛认为，人要求其内在价值和内在潜能的实现乃是人的本性所在，人的行为是有目的性和创造性的。

2. 局限性 ①过分强调了遗传在人的发展中的作用。认为人的价值就是一种先天的潜能，而人的自我实现就是这种先天潜能的自然成熟过程，社会的影响反而束缚了一个人的自我实现。②该理论带有一定的机械主义色彩。一方面，提出了人类需要发展的一般趋势。另一方面，在一定程度上，马斯洛把这种需要层次看成是固定的程序，或是一种机械的上升运动，忽视了人的主观能动性。③只注意了个体各种需要之间存在的纵向联系，忽视了个体在同一时间内往往存在多种需要，而这些需要又会互相矛盾，进而导致动机之间的斗争。

（三）马斯洛需要层次论在护理管理中的应用

1. 正确分析护士的需要 护理管理者要意识到每一个护士都是与众不同的独立个体，其需要存在差异性。而且同一个护士的需要也存在潜在性和序列性，管理者应在不同阶段给予相应的支持。例如新护士面临的最大困难是不熟悉科室的工作环境、工作内容，此时护士长应选派一名高年资护士带领新护士迅速度过这一适应阶段，满足新护士的需求。工作一段时间后，护士的主要需求转变为获得专业发展和成长，此时护理管理者要为护士提供参加培训、外出进修以及开展科研的机会和条件，既提高护士的业务素质，又帮助其达到自我实现的目标。

2. 选择适宜的激励方式 由于护士之间存在着年龄、学历、性格、家庭环境和经济条件、人生观和价值观等方面的差异，使得不同的护士，或同一个护士在不同的时期都存在着很大的需求差异。这就要求护理管理者要选择不同的方式来激励护士，不同的物质激励与不同的精神激励相结合，避免激励方式的绝对化或"一刀切"现象。

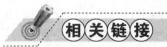
相关链接

"ERG" 理论

在马斯洛需要层次理论的基础上，美国耶鲁大学的克雷顿·奥尔德弗（Clayton Alderfer）提出了一种新的人本主义需要理论。他认为，人们存在三种核心的需要：①生存（existence）的需要，即与人们基本的物质生存有关的需要，包括马斯洛提出的生理和安全需要。②相互关系（relatedness）的需要，即指人们保持重要的人际关系的需要，与马斯洛提出的社会需要和自尊需要中的外在部分相对应。③成长发展（growth）的需要，即个人谋求发展的内在愿望，包括马斯洛提出的自尊需要中的内在部分和自我实现需要。该理论又被称作"ERG"理论。

"ERG"理论认为：人在同一时间可能有不止一种需要起作用。如果较高层次需要的满足受到抑制，那么人们对较低层次的需要的渴望会变得更加强烈。

三、赫茨伯格的双因素理论

弗雷德里克·赫茨伯格（Frederick Herzberg）是美国心理学家、行为科学家。20 世纪 50 年代末期，赫茨伯格和他的助手们在美国匹兹堡地区对 200 名工程师、会计师进行了调查访问。访问主要围绕"在工作中，哪些事项是让他们感到满意或者不满意的，并估计这种积极或者消极情绪持续多长时间"进行。赫茨伯格根据研究结果提出了双因素理论。

（一）双因素理论的主要内容

赫茨伯格在研究中发现，影响人们工作积极性的因素有很多，但概括起来可分为两大类，即保健因素和激励因素。

1. 保健因素　影响人们工作积极性的保健因素类似于影响人体健康所必需的各种因素，当这些因素不具备时，员工会产生不满意情绪进而削弱工作积极性。而当这些因素具备时，员工不会产生不满意情绪，但也不会提高员工工作的积极性。如正常的工资、必要的福利、必需的工作环境和工作条件等，均属于保健因素。

2. 激励因素　激励因素是指能够让员工产生满意和积极态度，进而产生激励作用的因素。当这些因素具备时，员工会产生满意感，对员工产生激励作用。而当这些因素不具备时，员工不会产生不满意，也不会削弱员工工作的积极性。如工作成就、领导的赏识、荣誉、挑战性的工作、奖金、成长和发展的机会等，均属于激励因素。

（二）对双因素理论的评价

1. 贡献　双因素理论使组织管理者认识到保健因素和激励因素对提高员工工作积极性的作用，因此在管理实践中具有重大指导意义。①不同因素在满足员工各种需要时所引起的激励程度和效果是不同的；②要调动员工的积极性，不仅要提供必需的物质利益和工作条件等外部条件，更要具备物质的和精神的奖励性因素。

2. 局限性　①在调查时没有充分考虑到"人们总是把好的结果归结于自己的努力，而把不好的结果归罪于客观条件或他人身上"的心理状态；②被调查对象缺乏代表性，不同职业和阶层的人，对激励因素和保健因素的反应是各不相同的；③现实中，有关工作环境和工作内容的因素，是否产生激励作用或产生激励作用的大小，取决于环境和员工心理方面的许多条件，往往不能将各种具体因素进行简单的归类。

（三）双因素理论在护理管理中的应用

在护理管理中可以根据双因素理论，采用多种方式调动护士的积极性。

1. 重视保健因素的作用　在实际工作中，护理管理者要充分重视保健因素的作用，尽量为护士提供良好的工作环境和福利待遇，使护士不至于产生不满情绪，保证正常的工作状态。

2. 发挥激励因素的作用　①正确发挥奖金的激励作用。奖金作为最常使用的激励因素，使用时必须与医院、科室的效益和个人的工作绩效挂钩。否则一味地追求"平均分配"，奖金就会变成保健因素，失去其激励作用。②物质激励与精神激励相结合。护理管理者不应把调动护士积极性的希望只寄托于物质激励方面。应注意处理好物质激励与精神激励的关系，充分发挥精神激励的作用。

3. 鼓励合理竞争　对某些有吸引力的岗位而言，如果长期为固定的人所占有，又没有来自外部的竞争压力，那么人的惰性就会自然而然地释放出来，工作质量和效率也会随之下降。为了激发护士的工作潜能，应鼓励合理性竞争，把竞争机制贯穿到岗位配置工作中。

四、麦格雷戈的 X-Y 理论

道格拉斯·麦格雷戈（Douglas Mc Gregor）是美国著名的行为科学家，他对当时流行的传统的管理观点和对人的特性的看法提出了许多疑问，并在 1957 年美国《管理评论》杂志上发表了《企业的人性面》一文，提出了"X-Y 理论"。

（一）X-Y 理论的主要内容

麦格雷戈把管理学中基于对人性的不同假设而形成的两种理论称为 X 理论和 Y 理论。

1. X 理论　麦格雷戈把传统的管理理论叫作 X 理论，其特点是管理者对人性做出的性本恶假设。X 理论的主要观点包括：①大多数人是懒惰的，他们尽可能地逃避工作；②大多数人都缺乏雄心壮志，也不喜欢承担责任，而宁可让别人领导；③大多数人的个人目标与组织目标是矛盾的，为了实现组织目标必须靠外力严加管制；④大多数人都缺乏理智，容易受别人影响或安于现状；⑤大多数人工作的目的只是为了满足基本的生理需要和安全需要。因而，管理过程中，一方面要采取严密的控制和惩罚措施迫使员工努力工作，另一方面应以金钱为主要手段激励员工的积极性。

2. Y 理论　麦格雷戈基于对传统的管理理论的否定，以性本善为假设，提出了 Y 理论。Y 理论的主要观点包括：①一般人并非天性懒惰、要求工作是一种本能；②人们愿意实行自我管理和自我控制来完成应当完成的目标；③人的自我实现的需要与组织要求的行为之间没有必然的矛盾，如果给人提供适当的机会，就能将个人目标和组织目标统一起来；④一般人在适当条件下，不仅会接受职责，而且还会谋求职责；⑤大多数人在解决组织的困难问题时，都能发挥较高的想象力、聪明才智和创造性；⑥现代条件下，一般人的智慧潜能只是部分地得到了发挥。因而，管理者应创造良好的工作环境，给予员工更大的自主空间，充分发挥其潜力。

（二）对 X-Y 理论的评价

1. 贡献　①阐述了人性假设与管理理论的内在关系，提出了"管理理论都是以人性假设为前提"的重要观点；②Y 理论提出了在管理活动中要充分调动人的积极性、主动性和创造性，实现个人目标与组织目标相统一等思想，以及员工参与管理、丰富工作内容等方法，对现代管理理论的发展和管理水平的提高有重要的借鉴意义。

2. 局限性　由于两种理论的出发点均来自于对人性善恶的简单假设，因而都具有一定的局限性。①X 理论把人视为机器，没有外力的作用就不会产生生动力，机械地、静止地看待人，忽视了人的能动性；②Y 理论尽管把人视为一个有机的系统，但它把人完全理性化和理想化，忽视了人对物质利益的基本需求，过于强调人的责任心和主观能动性，在商品经济条件下并不完全符合事实。

（三）X-Y 理论在护理管理中的应用

由于人的本性难以简单定性为善或恶，因而在管理实践中，X-Y 理论都难以完全适用，但也都有一定的适用空间。正确的方法应该因人而异、分别对待，而不是单纯采用某一种理论来指导管理实践。

1. 严明制度与严格管理　市场经济条件下，严明的管理制度和措施、明确的操作规范和行为规范，以及严格的管理是确保护理工作顺利开展的必要条件。例如护理部依据医院规定定期抽查各科室护士对核心制度、无菌操作技术的掌握情况，并依据考核结果予以物质的或精神的奖励或处罚，这是确保护理质量的重要管理手段。

2. 发扬民主与正向激励　护理管理者应为护士提供宽松的工作环境，发扬民主作风，适当授权与授责，鼓励护士献计献策、大胆创新，充分发挥每位护士的主观能动性。根据护士不同时期的不同需求，使用多种方法给予激励，正向激励为主，负向激励为辅，尽力将护士的个人目标与护理组织目标相统一。

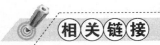

卢因的群体动力学理论

群体动力学理论由美国心理学家和行为学家卡特·卢因（Kurt Lewin）提出。该理论借用物理学中"力场"的观念描述群体行为的产生机制，主要内容包括：①群体处于不断相互作用、相互适应的运动过程中；②群体是一种非正式组织，是由活动、相互影响以及情绪三个相互关联的要素组成，其内聚力可能会高于正式组织的内聚力；③群体的存在和发展有自己的规范和目标；④群体的结构包括群体领袖、正式成员、非正式成员以及孤立者；⑤群体的领导是自然形成的，领导方式有：专制式、民主式和自由放任式；⑥群体的规模一般较小，以利于交流信息和感情，维持群体的长期存在。该理论从动态和系统的观点出发，分析了群体中人和环境两方面的许多因素，诸如群体规模、群体压力、群体决策、群体凝聚力以及群体沟通、群体冲突和人际关系等，不仅对群体行为研究作出了突出贡献，对组织行为学的形成和发展亦产生了重要影响。

第三节　现代管理理论

20 世纪 80 年代，随着社会、经济、文化的迅速发展，特别是信息技术的发展与知识经济的出现，世界形势发生了巨大变化。面对信息化、全球化、经济一体化等新的形势，企业之间竞争加剧、联系增强，管理模式也发生了巨大的变化，呈现出新的发展趋势。

一、现代市场营销理论

20 世纪 60 年代以后，为了扩大企业在社会的影响，确保企业在竞争中的有利地位，不少管理学家和管理实践者相继提出了许多有关市场营销方面的新理论。

（一）现代市场营销理论的主要内容

1. 服务市场营销理论　1974 年，美国拉斯摩（John Rathmall）教授提出了服务市场营销理论。他首次对无形服务同有形实体产品进行区分，提出要以非传统的方法研究服务的市场营销问题，明确指出仅把市场营销学的概念、模型、技巧应用于服务领域是行不通的，还必须建立以服务为导向的理论架构。服务业市场营销组合包括产品、价格、渠道、促销、人、服务过程和有形展示七个变量。服务产品设计必须注意保持应有的品质，力求始终如一地维持高水准，建立顾客信心，树立优质服务形象。

2. 直复营销理论　直复营销即直接回复营销，是指企业不通过中间分销渠道而直接连接消费者，消费者对这种营销方式有一个明确的回复，企业可以对其营销效果作出客观性评价，进而改进和完善营销方式，最终达到双方满意，并不断进行合作的状态。直复营销有如下特点：减少中介、提供充分的商品信息、降低销售成本、无地域障碍、优化营销时机、以顾客反馈信息开发和改良产品、精准测定成本。现在常见的电话营销、印刷品营销、网络营销、电视和广播营销等均属于直复营销。

3. 关系营销理论　关系营销理论所倡导的是利用各种网络组织技术将企业的营销关系导入制度化的相互关系之中，从而形成长期而稳定的市场营销关系网络。该理论的指导思想是，企业要实现营销目标，保持有利的市场地位，保证持续稳定的发展，市场营销者应积极主动地与顾客、中间商、供应商、营销中介等市场要素建立并保持长期稳定、友好合作的关系，使各方实现各自的目的。

4. 文化营销理论　文化营销理论是指企业成员共同默认并在行动上付诸实施，从而使营销活动形成文化氛围的营销观念，它反映的是现代企业营销活动中经济与文化的紧密关联性和不可分割性。任何企业的营销活动都包含着文化因素，文化渗透于营销活动的始终。首先，所有商品都蕴含着文化。商品不仅仅是有着某种使用价值的物品，同时还凝聚着审美价值、知识价值、社会价值等文化内涵。其次，所有经营过程都凝聚着文化。企业经营成功往往得益于全体职工共同信奉和遵从的经营哲学、价值观、思维方式和行为准则，以及营销活动中尊重顾客、遵守市场规律、恪守职业道德的行为。因而，文化营销已经成为现代企业营销活动的主要手段。

5. 定位理论　定位理论由美国营销专家艾尔·里斯（AL Ries）与杰克·特劳特（Jack Trout）于 20 世纪 70 年代早期提出，其核心内涵可以概括为"一个中心，两个基本点"，即以打造品牌为中心，以竞争导向和占领顾客认知为基本点。从内容上来讲，定位主要包括产品定位、市场定位、品牌定位、文化定位等。

现代市场营销理论除了以上几个具有代表性的理论之外，整合营销、制定营销、顾客关系管理等理论也对现代市场营销产生了很大影响。

（二）现代市场营销理论在护理管理中的应用

在当今竞争激烈的医疗环境中，护理管理者应从市场的要素入手，全面提升护理服务质量，做到患者需求、医院利益、社会效益三者相协调。

1. 提高服务质量，树立优质品牌　护理管理者应牢记医院的服务对象是患者，时刻把提高服务质量和满足患者需求放在第一位。重视培育优质的组织文化，使广大护士具有正确的价值观和高尚的职业道德，尊重患者，关爱社会。唯有如此，才能不断得到患者和社会的认可，树立优质的品牌形象，使医院在激烈的市场竞争中处于有利地位。

2. 增强营销意识，改善营销方法　护理管理者及每个护士都应该意识到，任何成员都是市场营销的主体，都承担着市场营销的责任。同时要培养护士的人际沟通技巧，提高沟通能力，掌握营销方法。重视与患者和潜在患者的沟通及其意见反馈，建立与患者及其家属、医保机构、新闻媒体、各供应商的关系，使他们都能直接或间接地成为本机构的营销者。

3. 提供特色服务，积极开拓市场　护理管理者应根据本机构的人力、技术、地理空间、设施、设备等资源特点和社会需求，采用差异化策略确定自己的服务群体，开拓护理服务市场，并为患者提供特色的护理服务项目和内容。例如为脑卒中患者提供中医针灸、按摩推拿技术与常规功能康复技术相结合的服务项目，为产妇提供居家式病房服务，等等。

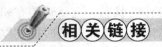

常用的定位方法

常用的定位方法包括：①消费群体定位法：即确定目标消费人群，针对其特点提供服务、获取认同。②功能定位法：即通过强调产品具有某些能满足消费者需求的独特功效来确定其市场位置。③历史定位法：即以产品的悠久历史建立品牌识别。④情感定位法：即在产品或服务中融入关怀和关爱，使消费者能在购买产品和接受服务时产生共鸣和认同，最终建立起对品牌的喜爱和信任。⑤理念定位法：即用具有鲜明特点的经营理念作为品牌的定位诉求，体现其内在本质，树立良好的品牌形象。⑥品质定位法：即以产品或服务本身的优良品质作为诉求内容。

二、创新理论与可持续发展理论

当今经济发展局势瞬息万变，任何组织都受到前所未有的挑战。要想在竞争中生存，就必须打破固有的思维定势，勇于变革，将创新意识融入到组织发展中，激发员工的积极性，提高创新能力。同时，在当今生态环境持续破坏、资源紧张的背景下，社会及其组织在自身发展过程中，必须顾及可持续发展的大方向，以保证组织能够获得长久、持续、健康的发展。

（一）创新理论

1912 年，奥地利经济学家约瑟夫·熊彼特（Joseph Schumpeter）出版了《经济发展理论》，开创性地提出了以技术创新为基础的经济创新理论。后来又对该理论不断完善，形成了以"创新"为典型特征的理论体系。

1. 创新理论的内容　创新就是实现生产要素和生产条件的一种从未有过的新结合，并将其引入生产体系，一般包括产品创新、技术创新、市场创新、管理与组织创新、资源创新等。

创新理论的基本观点主要包括：①创新是生产过程中内生的。②创新是一种"革命性"变化。③创新同时意味着毁灭。在竞争性的经济生活中，新组合意味着将旧组织通过竞争而加以消灭，尽管消灭的方式不同。④创新必须能够创造出新的价值。⑤创新是经济发展的本质规定。⑥创新的主体是"企业家"。

2. 创新理论在护理管理中的应用

（1）自主创新：护理组织通过自身的努力和探索产生技术和方法的突破，并在此基础上依靠自身的能力系统推进创新的后续环节，从而实现创新成果的社会效益和经济效益。护理组织要实现自主创新除了要有坚定的决心、完善的政策和制度支持之外，还要有深厚的知识积累和一定人、财、物等资源的投入。自主创新需要护士在临床工作中善于运用批判性思维方式，及时发现问题，并能从问题出发进行研究，提出新理论或发明新产品、新技术。

（2）模拟创新：护理组织通过学习和模仿其他创新者的创新思路和行为，吸取其成功经验和教训，引进其核心技术，并在此基础上加以改进和进一步开发。模拟创新是当前护理创新中比较普遍的方式，因为这种方式将有限的资源集中在创新链的中下游环节，可节约大量研发及市场培育费用，降低投资风险，又容易获得满意的创新效率。模拟创新要求护士敢于向常规挑战，勇于自我挑战，不断探索与超越。

（3）合作创新：合作创新通常以合作伙伴的共同利益为基础，以资源共享或优势互补为前提，例如护理组织之间，或者护理组织与教学科研院所之间，通过明确的合作目标、合作期限和合作规则进行合作创新。合作各方在技术创新的全过程或某些环节共同投入、共同参与、共享成果、共担风险。

（二）可持续发展理论

1987 年，时任世界环境与发展委员会主席的挪威前首相格罗·布伦特兰（Gro Brundtland）在《我们共同的未来》中第一次提出"可持续发展"概念，目前已成为全世界共同认可的社会与经济发展理论。

1. 可持续发展理论的内容　可持续发展是指"既满足当代人的需要，又不对后代人满足其需要的能力构成危害的发展"。可持续发展理论包括三大基本原则：①公平性原则，即本代人之间和代际之间要公平利用自然资源；②持续性原则，即人类的经济建设和社会发展不能超越自然资源与生态环境的承载能力；③共同性原则，即要实现可持续发展的总目标，就必须采取全球共同的联合行动。

2. 可持续发展理论在护理管理中的应用

（1）护理事业应全面和协调发展：护理事业的发展既受到众多因素的制约，也对社会和经济发展产生重要影响。因此，护理管理既要做到内部的全面协调，又要与社会、经济、教育、科技、文化及生活方式相适应。

（2）护理管理应强调持续和人本发展：可持续发展的中心思想就是以发展的眼光看问题，从子孙后代的长远利益考虑问题。因而，在护理管理中应做到：①必须加强人才队伍的建设，培养后备力量，使不同年龄的护理人才形成梯队，以保障护理专业发展的持续性；②加大科研力度，不断推出新理论、新技术、新方法，并将其用于临床护理实践，为护理工作带来新的发展动力；③强调以人为本，公平对待每一位护士，尊重每个护士的实际需要，保障护士身心健康，为护士的个人发展提供尽可能多的机会。

三、效率理论与绩效管理理论

当今社会，由于市场竞争的加剧和资源消耗的急速增加，人们在尽力提高科技水平获取更多劳动成果的同时，更加关注劳动效率和劳动效果。效率理论和绩效管理理论便应运而生。

（一）效率理论

1. 效率管理的内容

（1）效率优先是提高效率的思想保证：要树立"效率就是生命，效率就是竞争力"的观念。任何组织如果瞻前顾后、犹豫不决就必然会耽误时间，影响效率，阻碍发展。

（2）正确方向是提高效率的战略保证：高效率的组织在战略取向方面有三个特征：①接近服务对象，即视顾客为最重要的利益相关者，并尽力满足其需求；②快速反应，即对机遇和问题能做出迅速的反应；③焦点清晰，高效率的组织必须有明确的重点和目标，不能左右摇摆。

（3）队伍建设是提高效率的组织保证：一个组织能否保证高效率，员工队伍建设是关键。选拔和培养专业技术人员和管理者，建立各级各类人员的奖惩、考核、监督、轮岗、淘汰等制度，有利于提高组织的运作效率。

（4）体制改革是提高效率的制度保证：高效率的组织应当机构精简、人员精干，克服官僚作风。在管理上应松紧适度，适当授权、权责清晰，进一步建立健全岗位责任制和目标责任制。

（5）雷厉风行是提高效率的作风保证：一要端正会风，确保有效沟通和提高效率；二要端正学风，做到学用一致，保证学习的有效性；三要端正政风，办事要雷厉风行，实事求是。

（6）改进技术是提高效率的方法保证：随着科技发展日新月异和知识信息激增，传统的工具和方法已不能满足现实的需要，在管理中必须采用先进技术和设备，以提高管理效率。

2. 效率管理理论在护理管理的应用　随着护理组织系统不断扩大，护理分工和专业化程度不断提高，提高效率、加快发展在护理管理实践中势在必行。

（1）建立和完善评估系统：①提高护理管理效率首先需要有一个先进的评估系统，及时收集到服务对象、上级和相关部门的反馈意见或评价；②及时发现难办、棘手的问题，及早妥善安排解决；③主动帮助护士及时完成工作计划。

（2）确定明确的目标：①护理管理应从医院内部视角逐步扩展到医院外部的市场和消费者选择视角上；②努力、及时满足患者的正当需求；③建立优质、高效的护理队伍；④使用适宜的先进技术。

（二）绩效管理理论

1. 绩效管理理论的内容　绩效管理是指各级管理者和员工为了达到组织目标，共同参与绩效计划制订、绩效辅导、绩效考核、绩效反馈、绩效应用、绩效激励等活动的持续循环过程。绩效管理的核心目的是通过提高员工的绩效水平而提高组织或团队的整体绩效。相对于组织的终极目标来说，绩效管理不是目的，而只是实现组织战略目标、增强核心竞争力的重要手段。

2. 绩效管理在护理管理中的应用　在护理管理中，绩效管理的方法有很多，目前应用较为广泛的有关键业绩指标法和平衡计分法。绩效管理的过程通常被看作一个循环，这个循环的周期通常包含四个步骤，护理绩效管理也是如此。

（1）绩效计划：绩效计划是绩效管理流程中的第一个环节，是绩效管理的基础。在绩效计划阶段，管理者和被管理者之间需要对被管理者的绩效状况达成共识。被管理者对自己完成工作的目标做出承诺。在护理管理中，护理管理者应根据医院的战略目标，围绕护理服务质量和数量的提高、经营收入的增长、护理成本的降低、资产利用率的提高等内容来制定绩效目标，进而将这些目标逐级分解到各护理单元。

（2）绩效实施：在绩效实施的过程中，管理者要对执行者的工作进行指导和监督，发现问题及时解决，并对不适当的绩效计划进行调整。在此期间，护理管理者要不断地对护士进行指导与反馈，要持续、及时地与护士分享、交流绩效信息，根据实际情况随时调整具体措施、提供帮助与辅导，记录并统计科室、护士的绩效表现，做到上情下达，下情上传，信息通畅，动态管理。

（3）绩效考核：①护理管理者可根据情况对下级及护士进行月考核、季考核、半年考核、年度考核或不定期考核；②绩效考核的过程中应坚持公开、公正、客观、统一的原则，从医院、科室、个人、患者等多个层面进行全面考核；③依据在制订绩效计划时与下级管理者及护士达成的意见，以及在绩效实施和管理过程中收集到的各类信息，实施绩效考核；④考核结果要及时反馈给下级管理者及护士，双方就绩效考核的结果进行讨论，发现问题，找出原因，共同改进计划。

（4）绩效激励：绩效激励是绩效考核结果的应用。①医院、科室可将绩效考核结果与奖金分配、评优评先、晋升发展等挂钩；②分析导致绩效欠佳的原因，进行差别性管理，包括在岗培训、岗位调动、适度处罚等。

四、文化管理理论与知识管理理论

在人类历史的不同发展阶段，人们对"人性"的假设各有不同。奴隶制社会中，奴隶主视奴隶为"财产和工具"，此时期的人是"工具人"；英国经济学家亚当·斯密（Adam Smith）认为，人的行为动机根源于经济诱因，因而提出了"经济人"假设；后来梅奥等管理学家开始关注人的心理-社会需求，提出了"社会人"假设；随着人们对自身价值的重视，以马斯洛为代表的学者们又提出了"自我实现人"的假设；20世纪70年代后，艾德佳·沙因（Edgar Schein）对上述观点进行了深入研究，并提出了"复杂人"假设。人性假设理论的发展，必然对管理学提出新的挑战，进而诞生了新的管理学理论。

（一）文化管理理论

20世纪70年代，日本经济的飞速发展引起了日裔美籍管理学家威廉·大内（William Ouchi）的关注，他选择了日、美两国的一些典型企业进行研究。大内发现，日本企业之所以取得成功，与他们独特的管理方式密不可分，他把这种管理方式归结为Z型管理方式，并在《Z理论——美国企业界怎样迎接日本的挑战》一书中提出企业文化概念。

1. 文化管理的内容　①文化管理的本质是以人为本，将管理中心由物转向人，以人的全面发展为目标，通过共同价值观的培育，在组织内部形成共同的价值取向，并营造一种健康和谐的文化氛围，使全体成员的身心能够融入到组织中来；②以企业价值观为导向，建立共同的行为准则，形成自我约束和自我激励的力量，变被动管理为自我约束；③强调人才培养和人力资源的管理，在实现社会价值最大化的同时实现个人价值的最大化。

2. 护理文化管理　护理文化即护理组织及成员在特定的护理环境下逐渐形成的共同价值观、基本信念、行为准则、自身形象以及与之相对应的制度载体的总和。护理文化管理的相关内容详见本教材第五章第三节。

（二）知识管理理论

在 20 世纪 60 年代初，美国管理大师德鲁克首先提出了知识工作者和知识管理的概念，指出人类正在进入知识社会。在这个社会中最基本的经济资源不再是资本、自然资源和劳动力，而是知识和知识工作者。后来很多学者对该理论进一步完善，知识管理日渐成为学者们研究的热点。

1. 知识管理的主要内容　知识管理是指在组织中构建一个量化与质化的知识系统，以人为中心，以信息知识为基础，以创造、分享、整合、创新等为手段，将个人知识整合为组织智慧，并不断对人和信息资源进行动态管理的过程。

知识管理主要包含两方面的内容，一是管理知识本身，即对显性知识、隐性知识及其相互作用的管理；二是管理与知识相关的各种资源和无形资产，即对知识组织、知识人员、知识设施、知识资产、知识活动的管理。

2. 知识管理在护理管理中的应用

（1）构建知识库：即形成知识体系，收集整理个人信息资源，分类管理，形成集体智慧，实现显性知识和隐性知识的综合化。例如通过对护理学科现有的知识内容进行重组、提炼，产生新的、更专业的学科分支，如护理信息学、护理伦理学、护理管理学等；护理管理部门总结过去护理工作中的经验和教训，完善规章制度，形成新的工作思路、模式。

（2）实践与应用：利用整合而成的知识去解决实际问题。护士把集约形成的显性知识运用到护理实践中，在解决问题的同时获得新的体会和经验。这个过程体现了显性知识的内化和隐性知识的储备和扩展。

（3）交流与传递：组织集体知识的获得来自于个人知识的集约、整合，而个人知识的整合则是依靠知识交流、信息传递完成的。因此，护理管理者应给护士提供多途径的交流机会，如通过组织学习班、研讨会、网络交流、书信交流等活动加速知识在护理组织内的传递。

（4）发展与创新：知识管理的核心目的是实现知识的发展与创新，扩大组织的整体知识储备，不断派生出新知识、新理念、新思想、新体系，实现人和信息的动态管理，如护理工具的新发明、护理模式的创新、护理技术的创新等。

（张振香）

 复习思考题

1. 简述古典管理理论的贡献和局限性。
2. 简述行为科学理论与古典管理理论的异同。
3. 如何将创新理论应用于护理管理实践？
4. 简述在护理管理中实行绩效考核的意义和方法。
5. 如何将知识管理应用于护理管理中？

第 三 章

管理的基本原理与原则

预习案例

某三甲医院根据社会需求设立了一个 VIP 病区。该病区注重营造良好的就医环境，拥有完善的生活、娱乐和通讯设施。在护理管理方面，既严格执行各项规章制度又对病区进行灵活管理，护士根据患者需要采用弹性排班，允许患者选择护士为其进行护理操作。各班护士严格交接班，认真记录，及时巡视，保证护理任务按时完成。经过 1 年的试运行，病区患者满意度明显提高，社会反应良好，同时也为医院带来了较好的经济效益。

案例思考

1. 该案例中运用了管理的哪些基本原理和原则？
2. 分析护理管理者在临床护理工作中应如何灵活运用管理的基本原理和原则。

管理的基本原理是对管理工作本质及其基本规律的科学分析，管理的原则是根据对管理基本原理的认识而引申出来，要求人们在管理活动中共同遵守的行为规范。掌握并灵活运用管理的基本原理和原则，对于提高管理效率和工作质量有着极为重要的意义。

第一节　管理的基本原理

管理的基本原理是从管理实践中抽象出来的，对管理活动的本质及其运动规律的普遍反映与基本表述。学习和掌握管理的基本原理，对于管理者更好地总结把握管理实践，坚持从一般到个别的思维方式具有普遍的指导意义。管理的基本原理包括系统原理、人本原理、动态原理、效益原理、责任原理、伦理原理等，本章重点介绍前四个最为常用的原理。

一、系统原理

（一）系统概念

1. 系统的概念　系统是指由相互作用和相互依赖的若干组成部分或要素结合而成的，具有特定功能的有机整体。系统的构成必须满足三个条件，且缺一不可：①要有两个或两个以上的要素；②诸要素之间要有一定的联系；③要素之间的联系必须产生一定的功能。

2. 系统的分类　依据不同的标准，可以对系统进行如下分类。

（1）按照系统形成的方式不同可将系统分为自然系统和人工系统：自然系统是由自然物自然形成的系统，如生态系统、气象系统、太阳系统等；人工系统是用人工方法建造起来的系统，如法律系统、卫生系统、护理系统等。

（2）按照系统组成要素的特征不同可将系统分为物质系统和概念系统：物质系统是由物质实体组成的系统，如生态系统、卫生系统等；概念系统是由概念、原理、原则、制度、程序等非物质实体组成的系统，如道德系统、意识形态系统等。

（3）按照系统与环境的关系不同可将系统分为封闭系统和开放系统：封闭系统又称孤立系统，是指与外界没有联系或联系较少的系统，如呼吸系统、生殖系统、人体系统等；开放系统是指与环境保持密切的物质、能量、信息交换的系统，如农业系统、商业系统、消化系统等。开放系统既要输出某种产物，又要从外界吸收某种物质、能量或信息，以维持自身的平衡，见图3-1。封闭系统和开放系统是相对而言的，不存在绝对的封闭系统或绝对的开放系统。

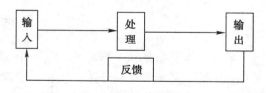

图3-1　开放系统的基本要素图

（4）按照系统状态和时间的关系不同可将系统分为静态系统和动态系统：静态系统的状态参数不随时间变化，如地理系统、人体的血液系统等；动态系统的状态参数则随时间而变化，如医院的患者系统、消毒供应系统等。静态系统和动态系统是相对而言的，不存在绝对的静态系统或绝对的动态系统。

现实中的系统通常具有复合性，如企业系统既是人工系统，又是开放系统、动态系统，而且是由物质和概念复合而成的系统。

3. 系统的特征　明确系统的特征是认识系统的关键，无论是何种分类的系统都具有以下几个共同的特征：

（1）目的性：每一个系统都有其明确的目的，不同的系统有不同的目的。系统根据其目的和功能需要设置有若干子系统，强调子系统的目的服从母系统的目的。因此，人们在实践活动中首先必须确定系统应该达到的目的，以明确系统可能达到的最终状态，以便依据其来研究系统的现状与发展。其次，实行反馈调节，使系统的发展顺利达到目的。

（2）整体性：系统的整体性又称集合性、系统性，是指由相互作用和相互依赖的若干组成部分或要素结合，这些组成部分或要素按照一定的方式和目的有序地排列，围绕共同目标组成不可分割的整体。系统的功效大于各要素的功效之和。

（3）层次性：系统的层次性一方面是指系统内各组成要素构成多层次递阶结构，这种结构通常呈金字塔形；另一方面是指系统内部各组成要素的排列组合也是按照一定的层次进行的。处于不同层次的系统要素，其功能和作用也不一样。

（4）环境适应性：环境适应性是指系统要不断调整自己，以适应环境的变化。所谓适应性，就是指系统随环境的改变而改变其结构和功能的能力。系统对环境的适应能力直接影响系统的生存和持久发展。任何系统都存在于一定的环境之中，都要与环境有现实的联系。

（二）系统原理的内容

系统原理是现代管理科学的一个基本原理。它是指人们在从事管理工作时，运用系统的观点、理论和方法对管理要素进行充分的分析，以达到管理效果的最优化，即从系统论的角度来认识和处理管理中出现的问题。系统原理强调从整体着眼，部分着手，局部服从整体，统筹考虑，各方协调，以达到整体的最优化。

系统原理认为，任何一个管理对象都是一个特殊的要素或系统，每一个要素或系统都不是孤立存在的，都与其他要素或系统发生着各种形式的联系。

║ 背景资料

贝塔朗菲与系统论

系统论是美籍奥地利生物学家贝塔朗菲（L. V. Bertalanffy）创立的。在《理论生物学》中，贝塔朗菲首次用"开放系统"的概念来描述生命体。其哲学观点的核心内容是"有机体并不是被动地对刺激做出反应，而是一个在本质上能自主活动的系统"。只有首先意识到这一事实，才能理解人类关系的各个领域。他站在人文系统观的立场上，强调人类所创造的社会系统必须服务于人类目标，而不是相反。人类必须与这些系统相处，但绝不是为这些系统而活，这就是人类社会和昆虫社会的本质区别。人类具有不可剥夺的权利和尊严，这是一般系统论所要达到的最高目的。

（三）系统原理在护理管理中的应用

管理系统是一个人工控制系统，其要素、结构、联系、功能与系统目标（管理目标）紧密相连。系统原理对护理管理者的要求体现在以下几个方面。

1. 树立全局观念 树立全局观念是充分发挥护理管理系统整体功能、实现整体效应的前提条件。护理管理者要用系统原理分析实际问题，正确处理护理系统内部、护理系统与其他系统、局部与全局、眼前利益与长远利益的关系。例如，护理部在制定年度护理管理计划时，既要考虑护理部及各护理单元的管理目标，更要考虑护理管理目标与医院整体目标相吻合，同时也要考虑与相关科室目标相呼应。

2. 分析系统结构 护理管理者应认真分析护理系统的内部结构，包括护理系统内各要素相互作用方式、护理系统与各子系统及子系统间的关系，明确管理层次，分工合作，优化管理系统的内部结构。例如我国国家卫生和计划生育委员会（以下简称国家卫生计生委）规定，县和县以上医院均设护理部，实行院长领导下的护理部主任（总护士长）负责制。500 张以上床位的医院要求配备专职副院长，设护理部主任 1 人，护理部副主任 2 人；300～500 张床位的医院，或虽不足 300 张，但医教研任务繁重的专科医院，设护理部主任 1 人，副主任 1～2 人；300 张床位以下的医院，设总护士长 1 人。从最高层到最低层，做到责权分明，分级管理。

3. 把握系统功能　护理管理者要协调好整体功能与要素功能之间的关系，注意根据反馈的信息不断调节系统行为，以实现系统整体功能最优化。例如护理程序作为一个开放系统，与周围环境相互作用。输入服务对象的健康状况、护士的知识与技能水平、医疗设施等，经过评估、诊断、计划和实施等系统的处理与转换过程，输出实施护理计划后服务对象的健康状况。评价预期健康目标的实现，并进行信息反馈。若服务对象的健康状况已达到预期目标，则护理程序终止；若目标尚未达到，则需要重新收集资料，修改护理计划及实施，直至达到预期护理目标。

二、人本原理

（一）人本与物本

1. 人本　人本即以人为本。人本论认为，人就是世界，人就是一切。人不仅为现实世界之本，而且世界也体现着人的本质。人本论不是把人当作实现外在性目的的手段，而是以实现人的价值和尊严为目的。以人为本绝不局限于现实的功利目的，它还包含着崇高的境界，对人的全面发展寄予高远情怀。

2. 物本　物本即以物为本。从哲学层面来理解，物本就是把物质或者自然界视为世界的基础和本原，世界上的一切都是由物或者自然界派生出来的，属于朴素唯物论的观点。

3. 人本和物本的关系　人本和物本是最基本的哲学问题和伦理问题，两者之间存在着一种悖论。但是还必须看到，人本主要是从价值论角度来讲的，主张人的价值第一位。物本主要是从本体论角度来讲的，主张物质第一性。因而，如果从不同的角度来认识这一问题，两者并不矛盾。但倘若从同一角度来认识，两者之间则是相悖的。同时，不能把"人"与"物"对立起来。一方面，人类试图摆脱对物的依赖性，走出"物化"状态，实现人的真正独立性、走向人类的自由与全面发展；另一方面，人类又不得不通过大力发展生产力，实现物质财富的极大丰富，并以其为手段通向人类的自由与全面发展的理想阶段。

（二）人本原理

人本原理又称为主体能动性原理，是指以人为中心的管理思想。这种思想由于强调在管理过程中人的核心地位及其重要性，因而能够有效地调动人的积极性、主动性和创造性，为管理系统高效运作和功能优化提供动力基础和保证。

1. 人本原理的内容　人本原理要求一切管理应以调动人的积极性、做好人的工作为本，具体包括以下几项内容：

（1）树立依靠人的管理理念：人是社会经济活动的主体，是一切资源中最重要的资源。因而必须树立依靠人的管理理念，认识到员工是组织主体，只有通过全体员工的共同努力，才能创造组织的辉煌业绩。

（2）开发人的潜能是最主要的管理任务：管理的任务在于如何最大限度地调动人们的积极性，释放其潜能量，让人们以极大的热情和创造力投身于事业之中。

（3）凝聚人的合力是组织有效运营的重要保证：管理不仅要研究每一成员的积极性、创造力和素质，还要研究整个组织的凝聚力与向心力，从而形成整体的强大合力。

（4）塑造高素质的员工队伍是组织成功的基础：组织的成功有赖于高素质的员工队伍。尤其是在急剧变化的现代，技术生命周期不断缩短，知识更新速度不断加快，每个人、每个组织都必须不断学习，才能适应环境的变化并重新塑造自己。

（5）员工参与是有效管理的关键：很多人认为，尊严高于生命。一个有尊严的人，他会对自己有严格的要求。当他的工作被充分肯定和尊重并给予参与管理的机会时，他会尽最大努力去完成自己应尽的责任。

（6）服务于人是管理的根本目的："服务于人"包括两层含义，其一是管理者要树立服务于被管理者的理念，其二是组织运行的目的是服务于消费者。前者是手段，后者是根本。

（7）人的全面发展是管理的终极目标：人的自由而全面的发展，是人类社会进步的标志，是社会经济发展的最高目标，从而也是管理所要达到的终极目标。

2. 人本管理机制　有效地进行人本管理，关键在于建立一整套完善的管理机制和良好的工作环境，使每一个员工不是处于被管的被动状态，而是处于自动自发、自动运转的主动状态，从而激励员工奋发向上、励精图治。人本管理机制主要包括：

（1）激励机制：高效率的工作依赖于强大的动力，而动力则来自于通过有效管理而激发出来的人的劳动潜能和工作积极性。管理中的动力主要包括物质动力和精神动力，即利益激励和精神激励。两者相辅相成，不可过分强调一方而忽视另一方。

（2）压力机制：压力包括竞争压力和目标责任压力。竞争经常使人面临挑战，使人有一种危机感；正是这种危机感和挑战，会使人产生一种拼搏向前的力量。因而组织在用人、选人时，应充分发挥优胜劣汰的竞争机制；目标责任压力主要指员工为了履行有挑战性的工作职责而面临的压力。这种压力有助于使人有明确的奋斗方向和责任，迫使人去努力履行自己的职责。

（3）约束机制：约束包括来自本人的约束、来自组织的约束和来自社会的约束，而这些约束均来自于制度规范和伦理道德规范。制度（包括法律、法规等）是一种有形的约束，具有强制性；伦理道德是一种无形的约束，表现为自我约束和社会舆论约束。当人们精神境界达到一定高度时，这两种约束都将转化为自觉的行为。

（4）保证机制：保证机制包括法律保证和社会保障体系的保证。法律保证主要是指通过法律保证人的基本权利、利益、名誉、人格等不受侵害。社会保障体系主要是保证员工在病、老、伤、残及失业等情况下的正常生活。

（5）选择机制：选择机制包含两层含义，一是主要指人有自由选择职业的权力，二是指组织也有选择和解聘员工的权力。选择机制有利于合理的竞争，有利于实现人的自由发展，有利于人才的脱颖而出和优化组合，有利于建立结构合理、素质优良的人才群体。

（6）沟通机制：沟通机制是指管理者与被管理者之间进行思想和意识双向传递的方式、方法与制度。完善的沟通机制可以使管理者与被管理者之间实现有效沟通，这将有利于改善劳资关系和同事关系，有利于提高组织凝聚力和团队合作精神，从而提高劳动效率。

（7）环境机制：人的积极性、创造性的发挥，必然受环境因素的影响。主要指两种环境因素：一是指人际关系，二是指工作本身的条件和环境。显然，和谐、友善、融洽的人际关系，清洁、明亮、舒适、优美的工作环境，将有助于提高工作效率。

（三）人本原理在护理管理中的应用

人是最重要的管理对象，是生产力中最活跃的因素。护理管理首先是对人的管理。护理管理者必须充分掌握和善于运用人本原理来指导护理管理实践活动，充分发挥护士的工作积极性，才能创造性地完成工作任务。

1. 重视对护士和患者的人文关怀　在护理管理实践中，护理管理者既要重视对护士的人文关怀，更要重视对患者的人文关怀。后者是护理服务的根本目的，前者既是实现根本目的的手段和保障，又是人本管理的重要内容之一。

（1）对护士的人文关怀：虽然严格的管理程序、完善的管理制度是必不可少的管理要素，但是，在人文精神指导下对护士的人文关怀则是不可缺少的核心内容。护理管理者应该关心护士、尊重护士，努力满足护士的合理需求，运用有效手段开发、培育护理人力潜能，使人力价值最大化，同时重视护士的个性发展。如果护士不能从管理者那里感觉到对自己的人文关怀，要想让护士对患者有更多的人文关怀显然是不现实的。

（2）对患者的人文关怀：以病人为中心，关心、爱护患者，从生理、心理等多方面满足患者的合理性需求，突显护理职业的人道性。例如，对于疾病恢复期的患者，在保证治疗和护理的同时，安排一些患者喜闻乐见的活动，可以更好地体现护士对患者的人文关怀，将有利于患者的康复和改善护患关系。

2. 建立适度的制度约束和行为激励机制　为了更好地体现对护士和对患者的人文关怀，适度的制度约束与激励是必不可少的管理手段。

（1）制度约束机制：首先要求护理管理者个人必须树立制度观念，坚持原则和实事求是的作风。建立制度约束机制还要兼顾公平。制度面前人人平等是组织形成积极向上、奋发图强、相互尊重的良好氛围的基础。

（2）行为激励机制：护理管理者应通过物质激励与精神激励相结合的方式，激励护士的工作积极性和创造性。其中为护士提供更多的参与管理的机会是行为激励的重要手段。

3. 护士的使用和培养并重　管理者应认识到，护士的合理分工和适时为护士提供培训机会是调动工作积极性、满足患者护理需求和实现组织目标的保证。因此，护理管理者必须合理甄选、录用和编配护士，严格遵守各级护士的岗位责任制，按岗设人，科学排班。同时，应根据护理工作需要，准确把握护士在职教育和培训的需求，有针对性地制订和实施在职教育与培训计划，并加强培训后的效果评价，使护士在知识水平、工作能力等方面得到不断提高和发展，保证护士队伍质量，确保护理安全，并为护士实现个人价值与人生目标提供更多机会。

4. 建立公平公正的工作环境　公平公正是指每个护士在工作与成长机会、绩效考核、薪金报酬等各方面都能得到平等公正的待遇。

（1）成长机会的公平：在护士的晋升、选拔、任用方面，应做到文凭和水平兼顾、专业和专长兼顾、现有能力与潜在能力兼顾。既能使优秀人才脱颖而出又能为其他护士提供成长和发展的机会。公平公正既是"人本"的内在要求，也可以大大提高护士的满意度，激发他们的工作热情。

（2）绩效考核的公平：运用科学的考核标准和方法，对护士的绩效进行定期考评。制定科学合理的绩效考核办法和考核标准，对护士的实际工作进行定性考核和定量测定相结合，并做到真实具体；建立各种监督机制，保证考核工作的公正和公开。

（3）报酬系统的公平：制定有利于调动和保护大多数护士积极性的政策，充分体现按劳分配为主，效率优先、兼顾公平的分配原则，突出投入产出的效率原则。同时，多使用正激励手段，奖罚分明。

5. 关心护士的个人生活　在2011年"5·12国际护士节"时，时任国务院副总理李克强指出："护理工作直接服务于人民群众生命安全和身心康健，岗位平凡，使命高尚"。管理者应该从细节入手关心护士个人与家庭生活，例如合理安排好护士的值班，工作中经常主动与护士交心谈心，积极帮助护士解决家庭困难，关心护士的身体状况，组织适当的文体活动，等等。

三、动态原理

（一）动态原理概述

动态原理是指管理者在管理活动中注重把握管理对象运动、变化的情况以及与外界环境的交流关系，不断调整各个环节，以实现整体管理目标。

1. 动态原理的内容　动态原理的内容主要包括以下两个方面：

（1）世界是运动的：①世界上一切事物都处于运动状态，处于发展变化的过程中。管理对象既是事物，也是一个个系统。而任何系统的正常运动不仅受着本身条件的制约，还受到有关系统的影响。②所有管理的要素都处在一定的时间和空间之中，并随着时空的运动而发展、变化。③管理的目标也需要随着管理要素的变化而不断调整。管理的实质就是及时正确地把握管理对象的运动、变化情况，适时适度地调整管理目标，并最终实现管理目标。

（2）管理是动态的：由于管理的内、外环境总是在不断变化，这就要求管理的方式、方法和手段也应随机制宜，灵活调整。特别是在当今知识"大爆炸"、高度信息化的社会环境中，组织要生存和发展，就必须不断创新，不断调整发展策略，把握"物竞天择，适者生存"的生存规律。

2. 动态原理的基本要求　动态原理要求管理者必须明确组织及其发展目标都是发展变化的，这种变化取决于组织内部要素和外部环境的变化。把握这些变化需要遵循以下基本要求。

（1）实事求是：管理工作必须坚持一切从实际出发，实事求是，并随着客观实际情况的变化而变化。能在多因素动态的管理活动过程中做到这一点并非易事，但也只有努力去做到这一点，才能更好地从事管理活动。

（2）严格按客观规律办事：客观规律是事物内部固有的、本质的、必然的联系。它的存在和作用不以人们的意志为转移，谁违背了客观规律，谁就会受到客观规律的惩罚。只有严格按客观规律办事，避免工作的盲目性和片面性，管理工作才能达到预期的效果。

（二）动态原理在护理管理中的应用

随着现代护理模式的发展和新的政策、制度及管理方法的出现，护士的思想观念、行为方式、知识结构也在不断变化，社会对护理服务的要求也在不断提高，这就要求护理管理者注重以下几个问题：

1. 分析影响管理的因素，随机制宜运用管理手段　管理实践中影响管理手段选择的因素很多，如外部环境的复杂性、多变性和不可预测性，组织任务的多样性和规范性，员工的素质、管理人员的能力和经验等。护理管理者要认真分析这些因素对组织目标的影响程度和结果，结合自身的实际，选择合适的管理手段。

2. 保持管理职能的适度弹性　为保证组织活动的正常进行，计划、组织、领导、控制等管理职能以及各类管理方式、方法和手段都必须相对稳定。但为了适应组织内外环境的变化，又必须保持适度的弹性。例如，随着客观环境的不断变化，护理管理者要有敏锐的观察和分析能力，及时调整护理年度工作计划，根据不断变化的新形势及时调整具体工作目标。

3. 注重管理能力的提高　护理管理人员既要注重管理新理论和新知识的学习，理论结合实际，大胆创新，又要注重通过实践提高自身的管理能力和素质；既要认真总结和学习我国护理管理的成功经验，又要不断吸收和借鉴国外护理管理有益的经验和技巧。只有与时俱进，不断提高自身的素质和能力，才能适应现代护理管理工作的需要。

四、效益原理

（一）效益

1. 效益的概念　效益是指有效产出与其投入之间的一种比例关系，是效果和利益的总称。效益可分为经济效益和社会效益两类。经济效益是人们在社会经济活动中所取得的收益性成果，例如护理工作所产生的经济收益。社会效益是在经济效益之外的对社会生活有益的效果。例如护士为了救治患者加班加点，不计个人得失而产生的社会影响。理想的状态是经济效益与社会效益互为基础、互相促进、相得益彰、共同发展。

2. 效益、效果和效率的关系　效益与效果、效率既相互联系，又相互区别。效益、效果、效率都是对投入与产出之间关系的评价。效果侧重于主观的方面，强调合乎目的的程度；效率侧重于客观的方面，强调单位时间内完成工作量的情况；效益则要求从主观与客观两个方面的统一中来进行判断，强调收获与消耗之间的比例关系。当效益评价发生在造成这种结果的系统之内时，效益是指效果与效率的统一。当效益评价发生在这一系统之外时，所强调的则是该系统造成的结果对它的环境的有益程度。

3. 效益与目标的关系　管理中的效益是与目标联系在一起的。目标决策正确，效益和效率成正比。反之，目标决策错误，效益和效率成反比。用公式表示为：效益＝正确目标×效率。

4. 影响效益的因素　效益是组织内部和外部多种因素综合作用的结果，因此，影响现代管理效益的因素也是多种多样的。其中主要有管理者、管理对象和管理环境三方面。

（1）管理者的因素：管理者是管理的主体，在管理活动中居主导地位，起核心作用，其思想观念、行为方式对管理效益的影响是十分明显的。这是因为，管理者的思想观念会支配管理行动，使其表现出特定的管理行为方式，进而直接影响被管理者的行为方式和行为结果，并最终决定管理效益。

（2）管理对象的因素：现代管理的对象是由人、财、物、时间、空间、信息和技术等组成的一个有机整体，其中，人是最重要的管理要素，其他因素的功能只有通过人的活动才能实现。同时，各要素的多寡、自身的质量、配置的比例与方式，都会直接或间接地影响组织效益。

（3）管理环境的因素：管理环境属于组织不可控制的外部因素，包括政治环境、经济环境、科技环境、社会心理环境等。效益是通过有效的管理活动来实现的，而管理活动又是在外部客观环境的影响下进行的。一般来说，组织只能适应管理环境，而无法改变管理环境。主动适应管理环境，有助于效益的提升。而被动适应，或者不去适应管理环境，则势必严重影响组织效益，甚至会危及组织的生存。

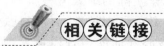

影响管理效益的环境因素

1. 政治环境因素 是指党和国家的方针、政策、法律、制度，以及国内、国际政治形式因素等。这些因素通过影响组织管理的发展战略、计划目标、人的积极性等来影响管理活动的效益。

2. 经济环境因素 是指组织外部的经济发展状况，如市场资源及其配置方式、国家经济形势等，这些因素通过价值规律等方面的作用直接或间接地影响管理效益。

3. 科技环境因素 是指组织外部科学技术水平及发展状况、科学信息等。这些因素通过影响劳动生产率来影响管理效益。

4. 社会心理环境因素 是指组织外部的各种社会心理现象，主要包括社会规划、社会舆论、社会风尚、公众心理等。这些因素主要通过对组织文化、人际关系以及组织成员的心理行为产生影响而实现对管理效益的影响。

此外，自然环境也是影响管理效益的因素之一。

（二）效益原理

1. 效益原理的内容 效益原理是指组织的各项管理活动都要以实现有效性、追求高效益作为目标。管理的目标就是追求高效益。一切管理应服从经济规律，用最少的投入获得最多的产出，以最小的消耗换取最大的回报。一般来说，有效的管理能够使组织资源得到充分的利用，从而获得高效益。无效的管理会造成组织资源损失和浪费，降低劳动效率，进而降低组织效益。

2. 效益原理的表现形式 效益与产出、投入的关系可以用公式表示为：效益 = 产出/投入。根据公式，组织的效益可有三种表现形式：

（1）产出小于投入，即效益值小于1：这时组织的经营处于亏损状态，如长期亏损，又无力扭转，组织系统的运行就要终止。

（2）产出等于投入，即效益值等于1：这时组织处于盈亏平衡状态，如果组织外部环境和内部条件没有太大的变化，组织还可以维持简单的再生产。

（3）产出大于投入，即效益值大于1：这是良好的经营状态，组织可以扩大再生产，加强内部培训，改善工作环境和员工待遇，以便未来取得更佳的效益。

（三）效益原理在护理管理中的应用

效益是管理的根本目的，管理是对效益的不断追求。在护理管理中运用效益原理必须抓好以下几方面的工作：

1. 确立管理的效益观　树立效益观念是护理管理者必备的素质要求。护理管理者必须学会自觉运用价值规律，随时掌握医疗市场情况，快速地适应复杂多变的竞争环境，制订灵活的护理服务措施，从而获得理想的经济效益和社会效益。

2. 提高管理的有效性　管理学家德鲁克认为："作为管理者，不论职位高低，都必须力求有效"。护理管理的有效性应是管理的效率、效果和效益的统一，其实现的重要途径是要确立有效管理的评价体系。例如为了建立符合护士工作实际的绩效考核机制，充分调动护士工作积极性，管理者在制订绩效考核评价方案时必须体现护理岗位责任、风险、劳动强度、技术含量等价值要素，形成以绩效考核为核心导向的护理质量管理机制。

3. 坚持局部效益和全局效益相协调　局部效益和全局效益既统一又矛盾，局部效益是全局效益的基础，全局效益又直接影响到局部效益。因而当科室效益与医院效益发生冲突时，必须把医院效益放在首位，做到局部服从整体。

4. 追求组织长期稳定的高效益　护理管理者要追求长期稳定的高效益，不仅要"正确地做事"，更重要的是要"做正确的事"。同时，护理管理者善于把长远目标与当前任务相结合，增强工作的预见性，减少盲目性、随意性，以便获取长期稳定的高效益。

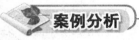 **案例分析**

香港特别行政区某医院供应室人力资源配置的启示

香港特别行政区医院的供应室一般是按照政府划分的行政区来设置的。一个区在一个大的医院建立一个大型的供应室，该供应室必须每天为整个区所管辖范围的各级公立医院、私立医院、个人诊所、美容院等机构提供医疗消毒物品，并回收污染的医疗物品。但在人力资源配置上整个供应室仅配置2~3位护理专业人员，其中1位是负责供应室管理工作的组长，另外1~2位负责消毒物品的监控和检查环节。其他的十余名工作人员均为学历层次不高的非护理专业人员，主要负责物品的清洗、整理、包装和发放等工作。香港特别行政区医院供应室的这种人力配置方法减少了紧缺的、高薪水的护理人力资源的投入，从而为供应室带来了长期稳定的高效益。

内地每个二级以上医院均设1个供应室，每个供应室配备六七人至20余人不等，设有护士长1~2名，且所有的工作人员均为护理专业人员。相对于香港特别行政区供应室人力资源配置状况，你认为内地的做法科学吗？为什么？

第二节　管理的基本原则

管理原则是管理原理在实际管理中的体现。管理者要做好管理工作，必须结合管理的工作实际，将抽象的管理原理展开并细化、具体化为管理工作中可以遵循的若干原则。学习和掌握管理的基本原则，有助于管理者更好地把握管理原理，将理论与实践更好地结合，增强管理的具体性和针对性。

一、整分合原则

（一）整分合原则的内容

整分合原则是系统原理在管理实践中的具体化，即对某项管理工作进行整体把握、科学分解、组织综合。整体把握是前提，科学分解是关键，组织综合是保证。

1. 整体把握 整体把握是整分合原则的首要环节，包括两层含义：

（1）把握系统要素：管理者首先要对管理对象及系统要素的整体情况有全面而深入的了解，对系统本身属性进行认真分析，包括对管理组织中存在多少构成要素或子系统，各要素或子系统的结构、功能如何，各要素或子系统之间的关系及相互作用状况如何等的分析。

（2）把握系统环境：根据系统原理，管理组织是一开放性系统，与外部环境密切相关。系统环境对系统本身具有一定的影响和制约作用。因此，在设计系统结构、确定系统整体目标时，必须充分了解和分析系统环境的状况以及可能对系统产生的影响，尽可能适应环境的要求。

2. 科学分解 这是整分合原则的关键环节。科学分解实质上就是把管理职能和任务划分为若干部分并确定各部分之间的联系。科学系统分解的要求是：

（1）分解要适度：任何分工在既定条件下都有一个合理的界限，即分工所带来的系统整体效益的变化存在着一个最佳点。分工不够或分工过细都会降低系统效益。

（2）分解要安全：分解时不能出现"空白"或"断口"，分解后各部分功能必须能有机地整合为系统整体功能。

（3）分解不能出现多余部分和环节：出现多余部分则意味着系统的内部浪费，必将降低系统的整体功能。

（4）分解后各部分的比例要合理：分解后不能出现某些部分过重、过大，某些部分过轻、过小，造成结构比例失衡和不协调。

（5）分解后要配套：分解后的部门要委以一定的职责，同时要赋予相应的权利，做到责、权、利相一致。

3. 组织综合 为了避免系统分解后导致各部门各行其是、部门之间利益冲突、横向协调难等问题，就要在系统内按照系统的内在联系把各部门有机地结合起来，协调他们之间的关系，使各部门相互支持、相互配合。

（1）合理确定部门间的关系：管理者要合理确定各局部之间的协作关系和联系方式，以减少、避免相互隔绝、脱节和牵制。

（2）合理调节部门间的利益：管理者要合理调节部门利益、个人利益与系统整体利益之间的关系，以便集中整体力量。

（3）合理利用有效的信息反馈：管理者应合理利用有效的沟通与信息反馈机制，确保指挥和控制的有效性，进而确保整体目标的实现。

（4）始终把握整体目标：管理者应以总体目标去统领各分目标，统一员工的思想和行动，以明确方向提高整体工作效率。

（二）整分合原则在护理管理中的应用

整分合原则是护理管理实践中最常用的原则之一，但在应用时需注意以下问题：

1. **坚持分工与整合的辩证统一** 护理管理者应在整体把握护理系统、医院整体情况的前提下，合理分解护理职权、职责与任务。要认识到，分工不科学、不合理可能会带来许多新问题。例如在处理护理质量三级监控体系的关系时，如果分工不当，有可能造成重复管理、多头管理，也有可能造成无人管理。有分工就意味着要协调，如果协调机制不完善，分工以后将无法整合，各行其是、步调不一将成为必然。

2. **保持管理功能的相对独立与完整** 现代管理重视分工的重要性，但任何组织的管理功能与管理活动都具有独立性和完整性。整分合原则强调一定的部门或岗位对所分管的工作完全负责，同时具有相应的管理功能，即管理的权限、责任、内容具有相对的独立性和完整性。护理管理活动也是如此，必须形成一个自上而下的强有力的组织管理系统，使各个部门、各个环节的工作相对独立，但又必须同步协调、平衡发展，从而提供高质量、高效率、高效益的护理服务。

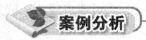 **案例分析**

你认为该护理管理者的问题在哪？

某医院护理部主任认为，护理管理的主要目标就是维持各护理单元护士日常工作不出现差错、事故，因而将护理管理的其他工作均交给相应的副主任去完成，自己每天的工作就是下病房进行差错事故的防范和监督，发现问题不管护士年龄大小、职位高低均毫不留情地进行批评。对于出现差错、事故的部门严格扣发护士及病区的奖金，整个医院由上到下各级护理管理者和护士每天上班都处在紧张和恐惧的状态下，最终导致病区管理混乱，患者投诉增加，护士离职数量增加，护理服务质量下降。医院领导在广泛征求护士意见的前提下撤换了该位护理部主任。

对照整分合原则，你认为该护理部主任的问题在哪？

二、反馈原则

（一）反馈原则的内容

1. **反馈的概念** 反馈是控制论中一个极为重要的基本概念。所谓反馈，就是控制系统把信息输送出去，又把其作用结果输送回来，并对信息的再输出发生影响，起到控制作用，以达到预定的目的。

2. **反馈的类型** 反馈包括正反馈和负反馈两类：正反馈是指反馈信息使控制系统的输入对输出的影响增大，导致对象系统偏离目标的运动加剧发散，使其不稳定程度增加；负反馈是指反馈信息使控制系统的输入对输出的影响减小，使对象系统偏离目标的运动加剧收敛。

3. 反馈原则　反馈原则是指管理者及时了解发布指令后的反馈信息，迅速做出必要的反应，并提出相应建议，以确保管理目标的实现。应用反馈原则时应坚持以下基本要求：

（1）灵敏：要做到反馈灵敏，首先要有收集处理反馈信息的机构。其次要有善于捕捉反馈信息的人员。

（2）准确：要做到反馈准确，首先，收集的原始信息要准确。其次，对反馈信息的加工处理要准确。

（3）有力：反馈有力是指应把反馈信息转化为指挥中心强有力的行动。

（二）反馈原则在护理管理中的应用

信息反馈是管理的基础，也是护理管理的手段。在护理管理中建立和保持灵敏、准确、有力的信息反馈系统，是护理管理工作有序运行的必要条件。

1. 通过信息反馈发现问题，及时协调解决　护理管理者应深入各护理单元了解情况，同时建立各层次护理管理人员的汇报制度，使反馈信息更加及时、准确和真实，以便于正确决策。例如病区的护理质量控制、护理部的业务查房等，管理者均可以从中发现问题，并及时予以协调解决。

2. 通过信息反馈制订下阶段工作计划　把分析过的信息转化为指挥中心强有力的行动，以修正原来的管理行动，使之更符合实际情况，获得更大效益。例如在护理业务查房后对所有护士进行相关护理理论和操作技能的考试，通过成绩结果的反馈将可以帮助护理管理者制订下阶段护士的培训计划。

3. 通过信息反馈总结管理经验　护理部可以通过定期召开的护士长会议、护士会议、患者座谈会以及患者投诉等各种形式了解管理成效，并对获得的信息进行加工、分析和处理，对管理工作的成绩和问题进行总结，以促进管理工作的改进。

4. 组织部门间的经验交流活动　护理管理者通过各种会议或深入基层等方式收集信息，将信息中的经验、创新和成果进行归纳和总结并通过网络、宣传栏、交流会等形式进行宣传，有利于部门之间互相交流和取长补短。

三、弹 性 原 则

（一）弹性原则的内容和表现形式

1. 弹性原则的内容　弹性原本是一个物理概念，是指物体在外力作用下形变的恢复能力。管理的弹性原则是指管理应具有伸缩性，要有适应客观情况变化的能力，决策和处理问题时要留有余地，组织结构设计也应富有弹性。

2. 管理弹性的表现形式　按照不同的分类方法，管理弹性有不同的表现形式。

（1）按照作用范围不同，管理弹性可分为整体弹性与局部弹性：整体弹性是指整体管理系统的可塑性或适应能力。一个管理系统有没有很强的适应能力，关键在于是否具有强有力的整体弹性。整体弹性与管理者的政治素质、智力水平、知识结构、组织领导能力有关；局部弹性是指在某一系列管理环节上保持可以调节的弹性，尤其在重要的关键环节上要保持足够的余地，才能使管理体制整体可伸可缩，具有选择的机会和能力。

（2）按作用效果不同，管理弹性可分为积极弹性和消极弹性：积极弹性是指根据管理的需要，保持适当的可调节性，即管理手段和方法要"多一手"，多一个保险措施，有备无患，以防不测；消极弹性是指管理者在做计划、决策时留有回旋余地，即所谓的"留一手"。例如指标要低些，时间要长些，人、财、物等条件要求高一些，等等。在管理过程中要提倡积极弹性，防止消极弹性。

（3）按有无创新，管理弹性可分为常规弹性和创新弹性：常规弹性是指用制度性和一般性的方法对付突发事件；创新弹性是指用非制度性和非规范性的方法来对付突发事件。例如，按照库存计划采购原材料，以备生产之需，是常规弹性；采用了新的原材料取代旧的原材料，则是创新弹性。

（4）按局部和整体，管理弹性可分为一维弹性和多维弹性：一维弹性是指针对特定问题的适应能力；多维弹性是指针对全局性问题的适应能力。

（二）弹性原则在护理管理中的应用

1. 重视护士素质和能力的培养，提高护理管理的整体弹性　管理者应根据医院具体情况制订不同层次护士的培训计划，加大护士培训的力度和经费的投入，提高护士队伍的整体弹性。

2. 合理使用人力资源，提高护理管理的局部弹性　局部弹性，尤其是关键环节的弹性，是系统整体弹性的基础，可以增强系统整体弹性。

（1）科学管理，缓解护士人力不足：管理者应根据临床护理人力和收住患者病情特点、护理级别比例、床位使用率等现状进行各班次护理人力合理配置，以达到人力资源的充分利用，缓解人力不足和避免人力浪费。

（2）坚持以人为本，实行弹性工作：通过科学排班制，增加工作高峰时间人力，减少工作低峰时间人力，为护士提供更多的休息和学习时间。

3. 提高管理者管理素质　管理者素质的提高是增强管理弹性的重要条件。护理管理工作复杂，具有不确定性、突发性、风险性，护理管理人员要培养自己应付环境变化、处理意外管理实践的应变能力。

四、能级原则

（一）能级原则的内容

能级原则就是按照不同的能级建立层次分明的管理机构和规范标准，安排与职位能级要求相适应的人去担负管理任务，并给予不同的权力和报偿，使管理活动有效进行，实现管理的有序和优化。能级原则具体包括以下内容：

（1）按层次进行能级管理：现代管理中的"级"不是随便分设的，各级之间也不是随意组合的。管理工作中稳定的组织结构应当是正三角形，即上尖底宽，称为理想的管理三角。

（2）坚持责、权、利相统一：职责、权力、物质利益和精神荣誉是能级的一种外在体现。管理不是拉平或消灭这种权力、职责、物质利益和精神荣誉上的差别，而是对合理的能级给予相应的待遇，使各能级的责、权、利相统一。

（3）各类能级必须动态对应：人有不同的能力和特长，各种管理序列有不同的能级。

同时，个人能力和管理环境也在不断发生变化，这就要求人员与能级之间必须保持动态对应，做到人尽其才、才尽其用、各尽所能。这样才能形成稳定的结构，才能持续而高效地运转。

（二）能级原则在护理管理中的应用

护理管理的任务之一是在护理系统中形成一个合理的能级序列，使管理动态地处于能力、职责、权利、利益的对应之中。

1. 准确全面地掌握护士的能力结构和特长 护理管理者应准确、全面地了解护士的能力结构和特长，并按其能力结构和特长安排相应的工作岗位，把合适的人放到合适的岗位上，以充分发挥护士的工作潜能。

2. 注重对护士能力的培养 人的能力可以通过学习和实践得以提高。护理管理者应该为护士创造更多的学习机会，加强在职培训，使能力更好地适应岗位的变化。

3. 设置不同的能级岗位 护理管理者应强化岗位管理意识，提高岗位管理能力，在护理组织内部科学合理地设置能级岗位，使护士明确自己的能级发展路径。

4. 注意能级的动态对应 当护士的能力通过学习和实践得到提高时，根据能级原则，可鼓励其通过职称晋升或层级晋升，进入高一层次职称或层级的岗位。

5. 坚持责、权、利相统一 护理管理者应根据工作性质、工作任务、责任轻重和技术难度等因素，对岗位所需护士的条件进行分类分级，明确各个岗位的责任、权力和利益，做到责、权、利相统一。

五、价值原则

（一）价值原则的内容

管理中的价值是指衡量事物有益程度的尺度，是功能与费用的综合反映。管理者在管理过程中争取资源成本的最小化，来获取最大的效益。即用最少的资源创造出最佳的社会和经济效益，以达到组织预期的目标，同时以满足服务对象的需求。这里所说的价值包括经济价值和社会价值，是两者的统一体。价值取决于功能和成本之比，公式为：

$$V（价值）＝F（功能）/C（成本）$$

F（功能）是指管理工作完成目标或任务的效率，是管理活动的整体效能。C（成本）包括物力、财力、智力、时间等的消费，是各种资源的综合支出。

价值原则是指组织在管理工作中通过不断完善自己的结构、组织与目标，科学、有效地使用人力、物力、财力、智力和时间等资源，为创造更大的经济效益和社会效益而尽心工作。

（二）价值与成本、功能的关系

价值与成本和功能三者的关系是：①功能越高，成本越低，价值就越大；反之，价值就越小。②要取得更大的价值，可以通过提高功能和（或）降低成本的途径来实现。最佳的管理目标是大价值、高效能、低成本相统一。

提高服务价值的途径包括，功能不变，降低费用；费用不变，提高功能；功能提高，费用降低；费用略有提高，功能大幅度提高；功能略有降低，费用大幅度下降。

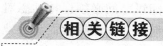

跨国公司八大基本价值原则

美国企业文化专家劳伦斯·米勒（Laurence Miller）在《美国企业精神——未来企业经营的八大原则》一书中指出：几乎每个美国的大公司，都在发生着企业文化的变化，旧的企业文化在衰变，新的企业文化在产生。美国的企业具有强烈的竞争意识，这种精神可以包括在八大基本价值原则之中。①目标原则：成功的企业必须具备有价值的目标。②共识原则：企业成功与否，要看它能否聚集众人的能力。③卓越原则：卓越不是指成就，而是一种精神、一种动力、一种工作伦理，培养员工追求卓越的精神。④一体原则：全员参与，强化组织的一体感。⑤成效原则：成效是激励的基础。⑥实证原则：即强调科学的态度，善于运用事实、数据说话。⑦亲密原则：即相互信任、互相尊重、团队精神。⑧正直原则：正直就是诚实，以负责认真的态度进行工作。

（三）价值原则在护理管理中的应用

按照价值原则，管理工作要把高价值、高效能、低成本作为管理的目标。管理的最终目标是科学有效地使用各种资源，提高经济效益和社会效益。护理管理者运用价值原则时应遵循：

1. 坚持社会效益与经济效益并重原则　没有经济效益，护理工作失去物质基础，将无法长远发展。失去社会效益，护理工作将背离人本理念和人道原则，自然无法立足于社会。所以，管理者在讲求经济效益的同时，必须注重社会效益，并以讲求社会效益为最高目标。

2. 坚持整体性原则　护理管理者既要从全局效益出发，又要从局部的效益着眼，以获得最佳的整体效益。例如护士人力资源的管理，既要考虑各护理单元的实际情况，又要服从医院人事部门和护理部门的统一指挥。

3. 科学有效地使用各种资源　护理管理者要树立价值观念，深刻理解价值、功能与成本的关系，努力创造更大的经济效益和社会效益。例如在护理成本管理中，护理管理者一方面要努力提高护理队伍的整体功能，又要科学合理地使用各种资源，尽力降低资源消耗，杜绝浪费，使成本最小化，从而提升护理价值。

六、动力原则

（一）动力原则的内容

1. 动力的概念及分类　员工工作的积极性和主动性依赖于员工的工作动力。员工的工作动力包括物质动力、精神动力、信息动力。物质动力是指直接以适当的物质刺激（奖金、物品等）来调动人们的积极性所引发的对实现组织目标的推动力；精神动力是指通过精神刺激（组织文化教育、表扬、荣誉、先进称号、授权等）来激发员工忠诚于组织、努力工作的动力；信息动力是指通过信息（文字、数据、图像、观念、情报等）交换或信息的传递使员工产生的对组织活动的动力。一般来说，物质是基础，但是，人们的物质需求一旦得到满足，物质动力即会趋于平缓或丧失；精神是追求，其动力的强烈程度和持续性往往更强，且无止境；信息是依据，人们往往据此决定是否行动或如何行动。

2. 动力原理　管理的动力原则是指管理者正确认识、掌握各种动力源、动力，并创造、提供一系列有效的动力机制，正确使用动力，使管理活动持续有效地进行，促使组织目标的实现。动力原则的核心是动力源和有效动力机制，两者缺一不可。动力源是指产生各种动力的源泉，动力机制是指动力管理系统的结构及其运行机制，即动力管理系统的内在联系、功能及运行原理。完善的组织内部动力机制应该能激活组织内部的各类动力源，构筑起组织动力体系。

（二）动力原则在护理管理中的应用

1. 综合协调应用各种动力　护理管理者充分重视对各种动力的应用，构建科学合理的护理系统动力机制，包括组织机构和相关制度。把握好物质动力、精神动力与信息动力的辩证关系，协调开发，相互补充，综合利用，不可偏废。例如，在激发护士积极性方面，切忌只顾利用奖金、奖品等物质手段，而忽略了荣誉、表扬、进修、信息沟通等精神手段和信息手段。

2. 正确认识和处理个体动力和群体动力的辩证关系　护理管理者应认识到，要顺利实现护理组织目标，个体动力是基础，群体动力是关键。没有一个个护士的动力，就无所谓群体动力。但是，还必须看到，护理组织目标的实现不是取决于某个护士的动力水平，而是取决于护士群体动力的大小。例如，护理管理者不能一味地奖励某位有一定贡献的护士，而忽略了作出铺垫性、基础性工作的该护理单元的其他护士。

3. 正确认识和处理眼前动力和长远动力的辩证关系　眼前动力与长远动力是辩证统一的。失去了眼前动力，组织有可能失去生存的机会，也就无所谓长远动力。只顾眼前动力，组织有可能失去未来发展的动力，势必影响组织的长远发展。例如，一个护理单元为了获取更高的经济效益，急功近利，让所有员工发挥最大的工作潜力。但由于大家疲于应付眼前的工作，无暇学习进修，无视本专业新业务、新技术的引进与使用。这种状况长此以往，该护理单元自然会丧失长远动力。

4. 重视并掌握好"刺激量"　物质动力、精神动力和信息动力都是靠刺激来引发的。但是，护理管理者在利用三种动力时必须掌握好"刺激量"，对某种动力的刺激过大，一方面有可能过犹不及，另一方面有可能使其他动力刺激量过小，两者均可能导致适得其反的结果。而刺激量过小，显然无法引发足够的动力。例如，某个护理单元想通过物质刺激来引发动力时，只是为护士发放了很少的奖金。那么这些奖金很可能不足以引发出物质动力。

七、权　变　原　则

（一）权变原则的内容

所谓权变就是指权宜应变。权变原则是指由于不同组织以及同一组织在不同时间面临的内外环境各不相同，因而管理活动中不存在适用于任何情景的原则和方法。即管理者要根据组织所处的内外条件随机应变，随机制宜，不存在一成不变的、普适的管理方法。权变原则的核心是通过组织的各子系统内部和各子系统之间的相互联系，以及组织和它所处的环境之间的函数关系，客观地确定各种变数的关系类型和结构类型，从而决定相应的管理模式与管理方式，强调要根据组织所处的内外环境进行决策，针对不同的具体条件寻求不同的管理方案、方法或模式。

权变原则要求把环境对管理的作用具体化，并使管理理论与管理实践紧密地联系起来。环境变量（包括内部环境和外部环境）是自变量，管理变量（包括管理的方法、手段和模式等）是因变量。环境变量与管理变量之间的函数关系即为权变关系。

（二）权变原则在护理管理中的应用

1. 了解护理组织的内外环境 护理管理者在实施管理之前首先要了解护理组织的内外环境。内部环境包括护理组织内的人、财、物等各种资源，以及之前的管理体制、制度等因素。其中人是最核心的内部因素，包括管理者与被管理者的工作能力、管理风格、技术水平、性格特点、工作作风、上下级关系等；外部环境包括政治和经济政策、相关法律、医疗机构管理体制、护理技术、医保制度、患者群体状况、竞争者技术和服务水平以及自然环境等。一般来说，内部因素是可控因素，外部因素是不可控因素。护理管理者要认真分析这些因素及其相互间的关系，即确定自变量的状况，这是下一步实施管理的前提。例如，在制定护理岗位管理和层级管理制度时，首先要调查了解并认真分析本医疗机构所面临的内外环境，然后才有可能制定出符合自身实际的管理制度。

2. 确定护理组织的管理方案 管理方案（包括方式、方法、模式等）作为因变量，必须依据已经分析清晰的内外环境而制定。需要特别注意的是，切忌照搬或模仿其他护理组织的管理方案。他人的方案可以借鉴和参考，但由于本组织与其他组织的内外环境肯定有差异，即自变量不同，因而自己的管理方案，即因变量就应该不同。例如，同一个护理岗位管理制度，在别的医院应用时效果非常好，而运用在另一个医院，效果则完全不同。

3. 适时调整管理方案 动态原理认为，任何组织所处的内外环境都处在不断的变化之中，这就要求管理方案必须适时地做出相应调整。例如，自然环境的变化导致疾病谱发生了变化，护理措施就必须作相应变化；我国医院评审理念的转变导致了医院评审标准和评审方法发生了变化，医院的护理制度和迎检措施也必须作出相应调整；某医院更换了院长，领导风格、管理能力、上下级关系等因素发生了变化，护理管理的具体措施也应发生相应变化；等等。总之，管理者必须深谙变化之道与管理艺术，从实际出发，随机制宜，善于变通。只靠传统的程式或教条，缺乏灵活性与创造性，不可能实现管理的目的，也不可能成为有效而成功的护理管理者。

（罗艳华）

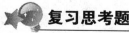 **复习思考题**

1. 简述管理的基本原理及其内容。
2. 如何综合运用管理的基本原理？
3. 简述管理的基本原则及其内容。
4. 如何综合运用管理的基本原则？

第 四 章

计划与决策

预习案例

小王是一名新上任的病区护士长，对工作充满热情，事事亲历亲为。她经常参加各种会议，如医院的计划生育会议、防火责任人会议、工会活动会议等，还经常有患者来询问收费情况，病区的医用物品不够时，或是忙着领取，或是忙着去其他病区借用……尽管经常加班加点，但是工作好像永远都做不完。在医院年终护理质量管理评比中，她所在的病区排名处在最后。小王因此感到很委屈，也不知道自己到底错在了哪里。

案例思考

1. 你认为王护士长的管理存在什么问题？
2. 作为护士长，如何对病区实行计划管理？

计划是管理的首要活动，是管理活动最基本的职能。古人云"凡事预则立，不预则废"，这里的"预"就是计划。决策是管理工作的核心环节，它影响着管理各职能的发挥。人类的一切活动，都是决策在前，行动在后。正确的决策，可以为组织的发展带来勃勃生机。错误的决策，不仅导致组织成员的努力徒劳无功，甚至会造成巨大损失。因此，重视计划与决策，并掌握其方法与程序，对管理者来说极为重要。

第一节　计　划

计划是管理最基本的职能，所有的管理者都在某种程度上参与计划工作。计划工作既关系到管理活动的结果（做什么），也关系到管理活动的手段（怎么做）。护理管理者应高度重视计划工作，以便使管理活动有条不紊、井然有序，以达到事半功倍之效。

一、计划及其影响因素

（一）计划的概念

计划有两种不同的含义。作为动词，计划是在预见未来的基础上对组织活动的目标和实现目标的途径做出筹划和安排，计划是指为了实现决策所确定的目标，预先进行的行动安排。计划工作包括估量机会、建立目标、制订计划、贯彻落实、检查修正等内容。而作为名词，计划是指用文字和指标等形式所表述的组织及其内不同部门和不同成员，在未来一定时期内关于行动方向、内容和方式安排的管理文件。

计划又有广义与狭义之分。广义的计划是指包括制订计划、执行计划和检查评价计划三个阶段的工作过程，贯穿在管理工作的始终。这是一个深思熟虑的过程，其核心任务是"决策"。狭义的计划仅指制订计划的活动过程。

（二）影响计划的因素

1. 组织的规模和管理层次　一般情况下，大规模组织所需计划的种类比小规模组织所需计划的种类要多，而且计划相对比较复杂。此外，高层管理者需要制订指导性的战略计划，而中层管理者一般只需要制订战术计划，基层管理者只需要研究具体的作业计划。

2. 组织的生命周期　一般将组织的生命周期分为形成期、成长期、成熟期和衰退期四个阶段。组织处于不同的生命周期阶段，其计划的内容和重点也不一样。当组织处于形成期时，由于面临的不确定性因素较多，只能制订指导性的计划；当组织处于成长期时，一般制订短期的具体计划；当组织处于成熟期时，可以制订长期战略性计划；当组织处于衰退期时，只能制订短期的具体计划。

3. 环境的不确定性　环境的不确定性直接影响到计划制订的难度和可靠性。一般来讲，若组织面临的是简单稳定的环境，则应制订长期战略性计划；若组织面临的是复杂动态的环境，则只能制订短期具体性计划。

4. 未来的许诺　许诺原理是指任何一项计划都是对完成某项工作所做出的许诺。许诺越大，所需的时间越长，因而实现目标的可能性就越小。计划工作期限的长短需要根据所承担任务的多少、难易而定，一般来说，承担者的任务越多、越难，计划工作的期限就越长，反之就会缩短。

二、计划的类型

计划是将决策实施所需要完成的任务进行时间和空间上的分解，以便将这些活动任务具体地落实到组织中的不同部门和个人。从不同的角度对计划进行划分会得出不同的分类，见表4-1。

表4-1　计划的不同类型

分类标准	作用时间	规模	覆盖面	约束程度	层次
类型	长期计划 中期计划 短期计划	战略性计划 战术性计划	整体计划 局部计划	指令性计划 指导性计划	高层管理计划 中层管理计划 基层管理计划

1. 按计划的作用时间分类

（1）长期计划：长期计划一般是指5年以上的计划，由高层管理者制订。用以解决带有全局性、长远性、开拓性，对组织发展至关重要的问题，具有战略性、纲领性的指导意义。如医院工作的五年发展规划、专业学科带头人的培养计划等。

（2）中期计划：中期计划一般是指2~4年的计划，由高层或中层管理者制订。其目的是根据组织的总体目标，抓住该阶段的主要矛盾和关键问题，以保证总体目标的实现。如护理部根据医院专科建设的总体目标，制订专科护士的培养计划等。

（3）短期计划：短期计划一般是指1年或1年以内的计划，由高层、中层或基层管理者制订，是对未来较短时间内的工作安排及一些短期内需完成的具体工作部署，具有战术性，用以保证中长期计划的按时完成。如医院和病区的年度工作计划、护理安全活动月计划等。

但这种划分不是绝对的，比如说护士培训计划，针对专科护士的培训可能需要5年，而对新毕业护士的岗前培训计划通常仅需两个月。因而，计划的长短划分是相对的。

2. 按计划的规模分类

（1）战略性计划：战略性计划是指决定整个组织的目标和发展方向、具有全局性的计划。该计划由组织的决策层制定，并应用于整个组织，包括组织长远目标及达到目标的基本方法、手段、资源的分配等，一旦确定，无特殊原因，不宜更改，如《中国护理事业发展规划纲要》、医院中长期发展规划等。

（2）战术性计划：战术性计划是指为实现战略性计划而采取的手段，是战略性计划的一部分，如"5·12"护士节活动计划、某项目实施计划等。

3. 按计划的约束程度分类

（1）指令性计划：指令性计划是以指令形式下达给执行单位，规定了计划的方法和步骤，要求严格遵照执行的计划，如"创建优质护理示范工程活动计划"。

（2）指导性计划：指导性计划是由上级管理部门下达给执行单位，需以宣传教育以及经济调节等手段来引导执行的计划，如医院护士进修培训计划。

4. 按计划的覆盖面分类

（1）整体计划：整体计划是指一个组织或系统对所有工作的总体规划。整体计划的范围随该组织或系统所从事工作的广度、深度及涉及的项目多少不同而有所不同，如医院年度工作计划。

（2）局部计划：局部计划是指为完成某个局部领域或某项具体工作而制定的计划，是整体计划的子计划，如医院护理部年度护理工作计划、医院某项疾病的研究计划。

5. 按计划的层次分类

（1）高层管理计划：高层管理计划是指由组织高层管理者根据行业最高行政部门的发展纲领及本机构的总体工作目标制订的长远计划、总体工作方针政策以及提高质量的总体规划，如护理部主任层次的管理计划。

（2）中层管理计划：中层管理计划是指由组织的中层管理者根据上级行政部门的要求以及本部门的实际情况制订的本部门的管理计划，大多涉及一些具体工作程序及相关制度的制订，如科护士长层次的管理计划。

（3）基层管理计划：基层管理计划是指由组织的基层管理者制订的具体工作安排，多为执行性计划和内部工作计划，如科室创建优质护理服务示范病区计划、季度排班计划等。

三、计划的作用

从逻辑上来讲，管理始于计划活动，没有计划就谈不上管理。计划工作对组织的活动具有直接的指导作用，科学、准确的计划可以使工作事半功倍；反之，将事倍功半，甚至一事无成。计划的作用包括以下几个方面：

1. 计划是管理者进行指挥与协调的依据　有效的计划有助于把人们的活动统一到共同的目标上。计划工作可以使不同层级的管理者就组织的目标、当前的现状以及实现目标的途径做出事先安排，使工作有序进行，有利于组织目标的实现。

2. 计划是降低风险、掌握主动的手段　当今社会处在快速变化的时代，变化就意味着有风险，风险的存在就有可能使组织的经营活动遭受挫折甚至失败。计划工作可以让组织通过周密细致的预见变化，预测环境的潜在风险，考虑变化的冲击，从而制定适当的对策，降低变化带来的冲击和风险。

3. 计划是减少浪费、提高效益的方法　计划的本质是合理配置和利用组织资源，以最小的投入求得最大的产出。计划为部属提供了工作的目标及达成目标的途径，可以避免不协调的行为发生，减少人、财、物的重复及多余投入，能最大限度地减少资源浪费，从而提高管理效益和经济效益。

4. 计划是管理者进行控制的标准　控制是管理人员为保证下属执行的结果与计划相一致，对执行中出现的偏差采取纠正措施，实现预期目标的管理活动。计划是控制的前提和基础，没有计划，控制会因缺乏标准而无法进行。

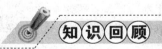 知 识 回 顾

计划的表现形式

1. 宗旨　即组织对其信仰和价值观的描述，它决定组织的性质，是决定此组织区别于其他组织的标志。

2. 任务　即社会赋予组织或组织主动承担的基本职能。

3. 目标　即组织宗旨的具体表现，具有层次性和多样性特征。目标与目的不同，目标是目的或任务的具体化和数量化。

4. 策略　即为实现组织目标而采取的对策，是实现目标的指导和行动方针。

5. 政策　即组织为了达到目标而制定的一种限定活动范围的规定。它规定了组织成员行动的方向和界限。

6. 程序　即根据时间顺序而确定的一系列互相关联的活动，规定了处理问题的例行方法与步骤。

7. 规则　即根据具体情况对是否采取某种特定行为所做出的规定。

8. 规划　即为实施既定的方针所采取的目标、政策、程序、规则、资源分配的复合体，是计划过程的综合产物。

9. 预算　即数字化计划，是用数字表示预期结果的报表与规划。

四、计划的步骤

科学的计划活动需要经历一个连续不断的程序和逻辑步骤。了解计划的步骤有助于管理者掌握管理的计划职能的内容构成。计划的步骤一般分为八个阶段，见图4-1。

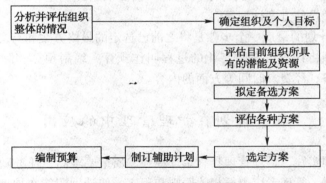

图4-1　计划的步骤流程图

1. 分析形势　分析并评估组织的整体情况是计划工作的起点。计划的过程始于对自身以及所处环境的估量，也就是说在谋求任何行动之前，要明确自己的长处是什么，短处是什么，核心能力是什么，组织的外部环境适合自己做什么。在此基础上，才能进一步谋划其他内容。分析的内容包括：①社会需求、社会环境对组织的影响；②组织的资源情况；③组织内部的实力现状、政策、人力资源的利用等；④服务对象的需求。

2. 确定目标　分析形势的基础上，组织要设定自己的未来目标，也就是回答"我要到何处去"的问题。目标设立的影响因素及依据包括：①组织目的，组织目的决定组织目标；②组织本身的因素，即主体因素或组织资源，人力、资金、技术、信息、组织结构、综合实力等；③环境因素、政治因素、经济因素、社会因素、文化因素、科技因素、地域环境因素等。同时，设定组织目标时必须注意目标既不可高，以免无法实现，也不可过低，以免降低效率。

3. 评估资源　在估量形势和明确目标的基础上，可以使用SWOT分析法，评估组织具有的潜能及资源。SWOT是优势（strength）、劣势（weakness）、机会（opportunity）、限制（threats）四个单词的缩写。进行SWOT分析，需要考虑组织外部社会大系统的经济、技术、人口、政策、法令、设备等有哪些威胁和机会，组织内部的人力、政策、技术力量、物资、经费等有哪些优势和劣势。

4. 拟定备选方案　在完成上述步骤的基础上，针对所提出的目标，要尽可能多地拟定各种备选方案，也就是实现目标的各种途径。途径越多，选择余地越大，越有利于选择出最优的途径。拟定备选方案应考虑到：①方案与组织目标的相关程度；②可预测到的投入与效益之比；③公众的接受程度；④下属的接受程度；⑤时间因素。

5. 比较方案　根据一定的评定准则对已拟定的备选方案进行分析和评价，从中选出最适宜的方案。评定准则是用来判断方案适宜程度的依据，例如成本、速度、顾客满意度、技术的可行性、价格等因素，根据这些因素来判断一个计划方案是否是最适宜的方案。

6. 选定方案　这是计划工作的关键。在对各种备选方案进行评估的基础上，可以根据评定准则选出一个相对来讲最适宜的方案。论证的内容包括：计划的可靠性、科学性、时间性和可行性，经费预算的合理性，效益的显著性，等等。需要注意的是，方案无所谓好坏，只有适宜与不适宜。

7. 制订辅助计划　选定方案后，一定要有派生计划以辅助和扶持该方案的落实，即在总计划下的分计划。如一个学科振兴计划确定后，就要根据此制定与之配套且具体的人才计划、经费计划、基础设施方案计划等。

8. 编制预算　计划的最后一个步骤是将之前已选定的最终方案和与之配套的辅助性计划落实到数字上，这种将计划方案数字化的过程叫作预算。编制预算实际上是资源的分配计划，包括人员、设备、经费、时间等方面的内容。

五、计划在护理管理中的应用

作为具体的管理实践，护理管理具有条理性强、质量要求高、任务随机性大等特点。因而在实施计划职能时，管理者应遵循相关原则和程序，使计划职能在护理管理中发挥出最佳的管理效能。

1. 护理计划应服从于医院总体计划　护理计划属于医院总体计划的子计划，必须根据医院总体规划和总目标来制定。否则，护理计划与医院整体计划不协调，甚至在方向、时间、具体目标等方面相抵触，必然导致护理计划无法实施，也就失去了计划的意义。

2. 把握适宜的计划周期　在制定护理计划过程中，管理者应根据各自医院和护理单元护理工作的内容、性质、难易、轻重、多寡等具体情况，确定适宜的计划周期，即安排长期计划、中期计划和短期计划，使自己的工作始终有方向、有目标、有重点、有部署。

3. 充分考虑内外环境因素　内外环境既是组织发展的基础，又是制约组织发展的因素。护理管理者应善于使用SWOT分析法对本护理组织的内外环境进行深入分析，并根据分析结果，充分利用自身优势，有效规避自身劣势，适时抓住发展机遇，尽力消除外在威胁，制定能够使自己快速、健康、持续发展的规划。

4. 制定适宜的目标体系　护理计划中的目标是由各护理单元目标、各护理管理层次目标、各护理项目目标等相关目标构成的一个完整的目标体系。在这一目标体系中，各目标之间应相互联系、相互衔接、相互协调、相互补充，避免具体目标之间的矛盾与冲突。

5. 高度重视质量管理计划　质量管理是护理管理的重点，是护理工作体现"以病人为中心"的关键点。周详而科学的质量管理计划有助于管理者和护士有章可循，依章办事，确保为患者提供高质量的护理服务。

6. 有条不紊地安排各项活动　护理实践中各项活动繁多，如技能竞赛、知识竞赛、业务培训、学术报告、实践教学、科研论坛等。安排这些活动时，一是要合理安排相关人员，不能因为活动而影响了临床工作；二是要合理安排时间，不要让相关活动发生冲突，同时还要避开医院的重大活动，与医院的总体安排相协调。

第二节　目标管理与时间管理

在现代管理实践中，目标管理和时间管理是两种常用的管理方法和管理艺术。恰当、有效地实施目标管理和时间管理，不仅能使管理者与被管理者共同参与管理，提高全体员工的管理意识和自我管理能力，而且能大大提高管理效率和管理业绩。

一、目标与目标管理

目标是管理的出发点，是组织内部各项管理活动的依据，同时又是管理活动的终点，是判断一个组织管理合理性和有效性的标准。目标管理意味着带领他人去实现目标。没有明确的目标，目标管理就无从谈起。

（一）目标

1. 目标的概念　目标是在宗旨和任务指导下，组织要达到的可测量的、最终的具体成果。目标是在一定时期内（一般为一年）组织活动的期望成果，是组织使命在一定时期内的具体化，是衡量组织活动有效性的标准。

2. 目标的性质

（1）层次性：组织目标是从高到低、从大到小、从抽象到具体的不同层次目标构成的目标体系。这个体系的顶层是组织的愿景和使命，第二层次是组织的任务。在任何情况下，组织的使命和任务必须要转化为组织的总目标和战略。总目标和战略更多地指向组织较远的未来，并且为组织的未来提供行动框架。这些行动框架必须要进一步地细化为更多的具体行动目标和行动方案。这样，在目标体系的层次中有组织总体的目标、部门和单位的目标、个人目标等。例如医院的护理目标，就可以分为护理部、科部、病区、护士几个层次。在这个层次体系中，从上到下，组织目标的范围越来越小，越来越具体、明确。组织目标的层次数量取决于组织的规模、大小、管理层次多少和复杂程度状况。

（2）网络性：网络性表示组织各类目标之间的相互关系，组织中各类、各级目标并不是相互孤立的，而是相互联结、相互支持的。因此，组织成员在实现目标时，不仅要考虑本部门的利益，还要考虑整个组织的利益。例如医院的目标是由不同职能部室和临床科室、不同层级、不同维度的目标形成的一个网络性的目标体系，见图4-2。不同层级组织的目标之间左右关联，上下贯通，彼此呼应，融合成一体。

（3）多样性：组织的目标通常是多种多样的。从医院管理的角度来看，医院的目标至少要关注患者、医院职工、社会公众、政府等多元化利益主体的需求，因而目标也就会涵盖从经济效益目标到社会效益目标等多个维度，包括质量目标、安全目标、业务目标等。具体到护理专业上，护理工作的目标通常包括管理目标、服务目标、质量与安全目标、护士培训目标等。同时，由于各职能职能与业务部门的工作重点和利益的差异性，使得每个层次的具体目标也可能是多种多样的，如同样是患

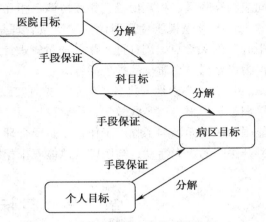

图4-2 医院目标管理中的目标体系

者安全管理的目标，在医务部、护理部、总务后勤部的具体目标则会有所不同。应该注意的是，目标并非越多越好，过多的目标会使管理者应接不暇而顾此失彼。因此，应尽可能减少目标的数量，尽量突出主要的、关键的目标，从而使管理者的工作重点能够聚焦，集中资源实现核心目标。

（4）可考核性：目标考核的前提是将目标量化。目标的量化主要体现在目标设计中应遵循SMART原则，S（specific）——明确性，目标要清晰、明确，让考核者与被考核者能够准确地理解目标；M（measurable）——可衡量性，目标要量化或行为化，考核时可以采用相同的标准准确衡量；A（attainable）——可实现性，目标在付出努力的情况下可以实现，避免设立过高或过低的目标；R（relevant）——相关性，目标要和被考核者的本职工作有相关性；T（time bound）——时限性，目标有特定时限，要在规定的时间内完成，时间一到，就要看结果。

3. 目标的作用　组织目标对于组织的存在、发展及组织活动都起着非常重要的作用。

（1）目标的主导作用：组织目标是衡量组织活动成效的标准，组织中的管理活动是围绕着目标展开的，目标为管理者提供了衡量组织活动成效的依据。组织目标的产生需要环境因素、组织系统本身以及组织成员三方力量相互协调，因此，目标的完成情况客观上反映着满足三方需要的程度。

（2）目标的激励作用：组织目标为激发组织活动提供了动力。一个组织不仅有抽象的愿景目标，而且必须制定各阶段的具体实施目标。具体的实施目标往往具有时限性，可以用数量标准加以衡量，体现为阶段性任务和具体定额。组织围绕着这些具体目标开展活动，以这些目标激发成员的积极性。在具体目标基础上建立各种奖惩制度，以监督和鞭策成员的行动。

（3）目标的协调作用：组织目标是组织内部分工的基础。组织目标必须有个分解的过程，所谓目标分解是将组织的整体目标划分为功能各异而又互补的子目标。复杂的总体目标往往需要经过多层次的分解，从而形成具有层次性的目标结构。组织内部的分工和专业化结构需要以目标结构为基础。

（4）目标的推动作用：明确的目标可以成为组织成员的激励因素，提高组织成员工作的积极性和管理效果。组织内各层级、各部门围绕目标而努力，每一位成员都能够根据共同目标管理和衡量自己的表现和成绩。

（二）目标管理

1. 目标管理的概念　目标管理也称"成果管理"、"责任制管理"，是以目标为导向，以人为中心，以成果为标准，而使组织和个人均能取得理想业绩的管理方法。在实施目标管理时，"目标"应由组织中的管理者和被管理者共同参与制定，双方通过自我管理与自我控制完成工作目标。

目标管理大师彼得·德鲁克（Peter F. Drucker）曾说："目标管理改变了经理人过去监督部属工作的传统方式，取而代之的是主管与部属共同协商具体的工作目标，事先设立绩效衡量标准，并且放手让部属努力去达成既定目标。此种双方协商一个彼此认可的绩效衡量标准的模式，自然会形成目标管理与自我控制。"

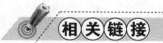

相 关 链 接

目标管理产生的背景

目标管理（management by objectives，MBO）理论在20世纪50年代中期产生于美国。1954年，德鲁克在《管理的实践》一书中首先提出了"目标管理和自我控制"的主张。德鲁克认为，并不是有了工作才有目标，而是相反，有了目标才能确定每个人的工作，因此管理者应该根据目标的完成情况对下级进行考核、评价和奖惩。目标管理一经提出，便在美国迅速流传。时值第二次世界大战后西方经济由恢复转向迅速发展的时期，企业急需采用新的方法调动员工积极性以提高竞争能力，目标管理理论可谓应运而生，因此被广泛应用，并很快为日本、西欧国家的企业所仿效，在世界管理界大行其道。

中国在20世纪80年代初由企业引入目标管理方法，后来很快被各行业所采纳。目前采取的干部任期目标制、企业承包制、管理责任制等，都是目标管理方法的具体运用。

2. 目标管理的原则　目标管理是比较先进和实用的管理方式之一。但由于医院管理具有的显著特性，如法规性、功能性、实效性、安全性、时间性、经济性、适宜性、可追溯性、伦理性等，客观上为目标管理带来了一定的难度。因此，在目标管理过程中应遵循以下原则。

（1）全过程原则：每项目标都反映某个过程的控制要求，必须随时跟踪目标的进展，发现问题及时纠正，不能仅限于终末质量控制，还需重视医院环节质量、基础质量，摆脱传统的结果质控，体现预防为主的管理原则。

（2）全方位原则：不仅要识别医疗技术指标的要求，还要将与医疗服务技术相关的基础设施、环境管理、安全保障、后勤支持等相关部门的目标，一并纳入考核体系。

（3）结合实际原则：医院目标的识别和确定，应结合医院自身实际，选择可操作性的目标，以确保目标的执行。

（4）分层管理原则：医院的目标是个人、群体或整个组织的期望成果，属于医院管理系统层面中的目标要求。医院目标的实现必须在医院内部建立满足医院总目标要求的分层次目标，并进行综合评价和考核，才能使医院内部各部门、各岗位的人员都处于目标管理的状态之中，为实现目标竭尽全力，确保医院总目标的实现。

3. 目标管理的特点　相对于其他管理方法，目标管理具有以下突出特点：

（1）员工参与管理：目标管理是员工参与管理的一种形式，由上下级共同协商，依次确定各种目标。

（2）以自我管理为中心：目标管理的基本精神是以自我管理为中心。目标的实现由目标责任者自我实施，通过自身监督与衡量，不断修正自己的行为，以实现目标。

（3）强调自我评价：目标管理强调各自依据之前设定的目标，对工作中的成绩、不足、错误进行对照总结，经常自检自查，不断提高业绩。

（4）重视成果：目标管理将评价重点放在工作成效上，按员工的实际贡献大小如实地评价一个部门或一个人，使评价更具有针对性和建设性。

（三）目标管理的程序

目标管理分为制定目标、实施目标、评价目标三个阶段。这三个阶段周而复始地呈螺旋式上升，使组织不断达到更高的目标。

1. 制定目标　目标管理能不能产生理想的效果、取得预期的成效，首先取决于目标的制定，科学合理的目标是目标管理的前提和基础。目标的制定要符合 SMART 原则，其中目标的分析尤为重要。

目标分解就是将总体目标在纵向、横向或时序上分解到各层次、各部门以至具体人，形成目标体系的过程。目标分解是明确目标责任的前提，是总体目标实现的基础。目标分解时要注意以下问题：①目标分解应按整分合原则进行，也就是将总体目标分解为不同层次、不同部门的分目标，各个分目标综合在一起应能体现总体目标；②分目标要保持与总体目标方向一致，内容上下贯通，保证总体目标的实现；③要注意到各分目标所需要的条件及其限制因素，如人力、物力、财力和协作条件、技术保障等；④各分目标在内容与时间上要协调、平衡，并同步发展，不影响总体目标的实现；⑤各分目标的表达要简明、准确、明确，有具体的目标值和完成时限要求。

2. 实施目标　目标管理强调执行者自主、自治、自觉地采用自我管理的方法，按照总体目标要求，调动各种积极因素，发挥自己的聪明才智，确保实现目标。在实现目标过程中，管理者要充分运用授权的技巧，鼓励下级自我控制，采取走动式管理，随时、随地辅导和激励下属。首先，管理者必须随时跟踪每一个目标的进展，利用双方经常接触的机会和信息反馈渠道自然地进行指导；其次，要向下级通报进度，便于互相协调；再次，要帮助下级解决工作中出现的困难问题。当出现意外事件而严重影响组织目标实现时，也可以通过一定的程序，修改原定的目标，及时总结，不断改进。目标监控应贯穿目标管理的始终。同时，在督促检查的过程当中，必须对运行成本做严格控制，既要保证目标的顺利实现，又要把成本控制在合理的范围内。

3. 评价目标　达到预定的期限后，下级首先进行自我评估，提交书面报告；然后上下级一起考核目标完成情况，决定奖惩；同时讨论下一阶段目标，开始新循环。目标的考核评估必须执行到位，任何目标的达成、项目的完成，都必须严格按照目标管理方案或项目管理目标进行考核、评估与验收，逐项考核并提出结论。对保质保量完成目标，特别是成效显著、成绩突出的部门或个人进行奖励。如果目标没有完成，应分析原因，总结教训，切忌相互指责，以保持组织成员之间相互信任。对失误多、成本高、影响整体工作的部门或个人按章进行处理。

（四）目标管理的优点

1. 目标管理具有激励作用　当宏观目标成为组织的每个层次、每个部门和每个成员的工作目的，且实现目标的可能性相当大时，目标就成为组织及其成员的内在激励。特别是当这种预期结果实现以后，组织还有相应的奖酬时，目标的激励效用就更大。

2. 目标管理有助于完善组织结构和职责分工　目标管理过程中，当组织的具体目标和责任明确下达至每个部门和每个组织成员时，较容易发现授权不足与职责不清等缺陷，管理者可以据此对组织结构进行变革和完善，并改进职责与分工。

3. 目标管理有助于提升组织成员的自我管理能力　在实施目标管理过程中，组织成员不再只是执行指示或等待指导和决策，他们有明确规定的目标。组织成员在努力实现工作目标的过程中，由自己实施控制，并决定如何实现目标，因此有助于提升组织成员的自我管理能力。

4. 目标管理有助于实现有效控制　目标管理方式本身也是一种控制的方式，即通过各个分目标的实现最终保证组织总目标的实现。目标管理并不是目标分解后便结束，组织高层需在目标管理过程中经常检查，对比目标进行评价，发现偏差及时纠正。另外，一套明确的可考核的目标体系是管理者进行监督控制的最好依据。

（五）目标管理的局限性

1. 目标制定有难度　组织内的许多目标难以定量化、具体化，特别是医疗行业，许多工作是由团队合作完成的，技术上也不好分解。同时，组织环境的可变因素越来越多，变化越来越快，内部活动日益复杂，使组织活动的不确定性越来越大，这些都给组织制定数量化目标带来一定的困难。

2. 强调短期目标　大多数目标管理中的目标是一些短期目标，如年度、季度、月度等目标。一方面短期目标比较具体，易于分解，而长期目标则比较抽象难以分解；另一方面，短期目标易迅速见效，长期目标则不然。所以，在目标管理的实施中，部分组织常过于强调短期目标而忽视了长期目标。

3. 目标协商可能增加管理成本　目标协商要通过上下沟通、统一思想，时间成本很可能提高；每个部门、个人都会关注自身目标的制定和完成，可能会忽略相互协作和组织目标的实现，有可能诱发急功近利倾向。

4. 缺乏灵活性　目标管理执行过程中，目标一旦确定就不能轻易修改，因为目标的改变可能会导致整个目标体系的改变。这就使得组织运作缺乏一定的弹性，在一定程度上限制了管理艺术的作用。

尽管目标管理有一定的局限性，但是目标管理仍不失为一种功效很强、使用价值很高的管理方法。只要管理者娴熟于该方法的使用技巧，善于从庞杂的管理事务中发现规律性，量化管理内容，充分调动员工的积极性和主动性，就能创造出理想的工作业绩。

（六）目标管理在护理中的应用

护理目标管理就是配合医院总体目标，将护理部的总目标按护理组织的层级进行层层分解，形成各级分目标，构成一个目标体系，最后落实行动。在护理管理过程中，目标管理可以应用于很多方面，如护理质量管理、护理安全管理、教学与科研管理等。目标管理应用在护理管理中应注意如下事项：

1. 目标制定和实施前应该对各级护士进行有关目标管理方法的培训，提高护士的自我管理能力。在确定目标的过程中，应由护士亲自参与，使目标既切合实际，又具有挑战性。

2. 护理部和每个护理单元应让下属充分了解护理的任务、内容、工作标准、资源及限制。

3. 各科、病区分目标的制定应围绕护理部总目标进行，在充分调研、讨论分析的基础上进行，目标应具体，选择要恰当。

4. 护理管理者要努力寻求组织目标和个人目标之间的结合点，并创造机会使护士在完成组织目标的同时实现个人目标。例如护理部在制定医院护理品牌、专科发展、科研项目、护理效益等方面的目标时，要尽力为护士提供条件，使其实现职位升迁、增加工资、改善环境、专业成熟、实现抱负等个人目标，实现组织与个人的双赢局面。

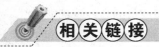

相关链接

目标管理在护理管理中的应用案例

某医院护理部为提升医院护理服务质量的整体水平，将提高患者对医院护理工作满意度作为目标之一。

第一阶段：制定目标。①护理部制定总目标。分析医院护理服务工作满意度下降的现状，对今年实现预期目标进行可行性研究，提出护理工作满意度达到90%以上的总目标。②分解目标，根据不同科室、部门工作职责，有针对性地制定相应的措施及科室工作目标、个人目标。

第二阶段：组织实施。护理部在目标实施过程中及时了解进展情况，并进行严格控制。①制定切实可行的措施及护士服务质量评价细则，对护士进行服务相关内容训练，开展"服务之星"评选活动，每月进行服务质量评价。②建立由护理部主任担任组长，科护士长、病房护士长作为督察员的护理服务质量监控小组，每月进行督导检查。同时邀请社会监督员进行第三方评价。③护理服务质量监控小组跟踪检查、及时反馈患者满意度，修订和完善措施，保证阶段目标实现。

第三阶段：检查结果。①护理部在活动过程中通过对患者发放调查表、召开座谈会等形式，评价护理服务质量，检查目标完成情况。②按照原定标准和考核评价结果对科室和护士进行奖惩，反馈问题。

二、时间与时间管理

时间是世界上最充分、分配最公平的资源，任何人都不需要付出任何代价就可以拥有与他人相同的时间资源；时间又是世界上最稀缺、最珍贵的资源，任何人都不可能获取比他人更多的时间资源。时间是管理者要考虑的重要资源，需要合理安排和使用。

（一）时间的概念与特征

1. 时间的概念 马克思主义时空观认为："时间是运动着的物质的存在形式。"美国著名科学家富兰克林认为："时间是生命的本质。"因而，时间是一种珍贵的、有价值的资源，时间对于每一个人都是固定而有限的。

2. 时间的特征 时间具有如下特征：①供给无弹性，时间的供给量是固定不变的，在任何情况下既不会增加，也不会减少，即无法"开源"；②单向性，时间的流逝具有单向性，一旦过去，将无法挽回，即无法"节流"；③不可取代性，时间是任何活动都不可缺少的基本资源，没有任何东西可以取代时间；④无储存性，时间虽然是资源，但是无法储存。无论是否利用，时间总是在消耗和流失。

（二）时间管理的概念与意义

1. 时间管理的概念 时间管理是指在时间消耗相等的情况下，为提高时间利用率和有效性而进行的一系列活动，包括对时间进行的计划和分配，以保证重要工作的顺利完成，并留出足够的余地处理突发事件或紧急变化。

2. 时间管理的意义 管理大师德鲁克说："不能管理时间，就什么也不能管理。"从管理角度看，时间是分配各种活动过程所需要的周期及其起点和终点，规定各种活动衔接和循环的连续性。时间管理的意义有：

（1）有利于提高工作效率：通过研究时间消耗的规律，认识时间的特征，探索科学安排和合理使用时间的方法，便于提高工作效率。时间管理可使管理者对时间资源进行合理分配，自行控制时间而不是被时间控制，控制自己的工作而不被工作左右。

（2）有利于激励员工的事业心：时间管理是发展生产力的客观需要，也是实现个人价值，以及对社会作贡献和成就事业的需要。有效利用时间可以使员工获得更多的成功和业绩，从而激发成就感和事业心，满足自我实现的需要。

（3）有利于减轻管理者压力：在管理实践中，要面对的事情是多方面的，管理者往往会因为事情没有完成而感到压力重重。通过时间管理，管理者将所有需要完成的事项都罗列出来，然后进行分类，安排好完成这些事项的工作计划，并予以落实，避免顾此失彼，这样就可以有效地减轻心理压力。

（三）时间管理的过程

时间管理并不是要把所有事情做完，而是更有效地利用时间。时间管理的目的除了要决定该做些什么事情之外，还要决定不应该做什么事情。时间管理的程序见图4-3。

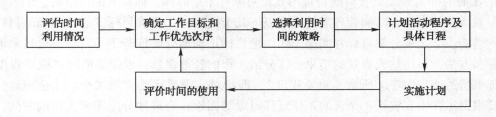

图4-3 时间管理的程序

1. 评估时间使用情况　了解自己过去和现在对时间的利用情况是有效时间管理的第一步。管理者可按时间顺序记录所从事的活动及时间的消耗状况，分析时间安排的依据是什么，时间处理方法是什么，紧急事务是什么，并找出自己最佳的工作时段和效率最低的工作时段。如果分析结果显示时间分配不合理，则管理者必须重新修正工作方案或时间分配计划，以提高管理效率，并保证重要事项有足够的时间去完成。

2. 了解个人时间浪费的原因　不少人都有浪费时间的习惯，或存在时间利用效率不高的现象。造成时间浪费的原因有客观因素和主观因素两个方面，见表4-2。

表4-2　造成时间浪费的主观因素和客观因素

主观因素	客观因素
1. 缺乏有效使用时间的意识和知识	1. 意外的电话或来访
2. 工作日程计划不周或无计划	2. 计划内或计划外的会议过多
3. 未制定明确目标和优先次序	3. 无效或不必要的社会应酬过多
4. 工作目标不当或不足	4. 信息不够丰富
5. 不善于拒绝非本职、非自己熟悉、非感兴趣的工作	5. 沟通不良或反复澄清误会
6. 处理问题犹豫不决，缺乏果断性	6. 缺乏反馈
7. 缺乏决策力	7. 合作者能力不足
8. 文件、物品管理无序	8. 政策程序要求不清晰
9. 工作时精神不集中，有拖拉习惯	9. 文书工作过多、手续繁杂
10. 随时接待来访者	10. 上级领导工作无序、无计划

3. 确认个人最佳工作时间段　充分认识个人最佳工作时间段是提高时间利用效率的基础。评估时间的利用情况包括：认识自己在每日、每周、每月、每年不同的身体功能的周期性，充分了解自己精力最旺盛和处于低潮的时间段，然后依据个人内在生理时钟来安排工作内容。从生理学角度讲，25～50岁是最佳工作年龄，作为管理者一般35～55岁是最佳工作年龄。充分利用时间表现为在感觉精神和体力最好的时间段里安排从事需集中精力及创造性的管理活动，而在精神体力较差的时段中可从事团体活动，以通过人际关系中的互动作用，提高时间利用率。

4. 实施时间管理　其实时间管理的真正对象并不是时间，而是人的价值观、个人状态和行为习惯及具体事务。时间管理需要注意以下几个问题：①明确目标。通过明确的目标来激发人的潜能。②正确分解目标并实施工作。把目标正确地分解成若干子目标，通过采取适当的步骤和方法，最终达成有效的结果。③分清工作的轻重缓急。根据事情的"重要程度"决定处理事情的优先次序。所谓"重要程度"，即指对实现目标的贡献大小。④合理地分配时间。要根据工作内容安排、个人的工作最佳时段等因素，合理地分配完成工作的时间。⑤与工作相关人的时间协调一致。组织中的成员毫无疑问地要与周边部门或人发生必然的联系，需要互相尊重对方的时间安排，在时间上与别人取得协作。⑥遵守时间规则。工作中要谨记各项任务的截止时间，确保按时完成任务；即使没有规定截止的日期，自己也要有时间观念，所谓"赶早不赶晚"。

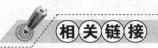

相关链接

事件重要程度四象限

第一象限是重要又急迫的事，必须立即做，如接待上级领导的突然来访、处理重要突发事件、急诊手术等；第二象限是重要但不紧急的事，必须做，但不一定是现在做，主要是与生活品质有关，包括长期的规划、问题的发掘与预防、参加培训、向上级汇报与请示工作等；第三象限是紧急但不重要的事，需要现在就做，但不要花太多时间，电话、紧急会议、不速之客来访等都属于这一类；第四象限属于不紧急也不重要的事，如并不急需的拓展培训，无关紧要的人员谈话，无目的的朋友聚会等。这类事往往是可做可不做，可现在做，也可今后做。做了锦上添花，不做也无妨大碍。管理者应根据自己的时间状况决定做与不做，以及如何去做。见图 4-4。

重要又紧急 危机 急迫的问题 有期限压力的工作	重要但不紧急 防患未然 改进管理规则 建立人际关系 研究新机遇 规划、健康
不重要但紧急 不速之客 某些电话 某些信件与报告 某些会议 必要而不重要的问题 受欢迎的活动	不重要又不紧急 某些信件 某些电话 浪费时间之事 有趣的活动

图 4-4 事件重要程度四象限

（四）常用的有效时间管理方法

常用的有效时间管理的方法包括：ABC 时间管理法、时间管理统计法及每日工作清单法。

1. ABC 时间管理法　美国著名管理专家莱金（Lakein）建议，为了有效地管理及利用时间，每个人都需要将自己的目标分为三个阶段，即今后 5 年内欲达到的目标（长期目标），今后半年实现的目标（中期目标），以及现阶段要达到的目标（短期目标）。各个阶段的目标分为 ABC 三个等级，见表 4-3。

表4-3　事情优先处理的 ABC 分级

A 级	B 级	C 级
非常重要 必须要做的事	重要性一般 应该做的事	不太重要、不重要 可授权或删减的事

（1）ABC 时间管理法的核心：抓住主要问题，解决主要矛盾；保证重点工作，兼顾工作全局；有效利用时间，提高工作效率。

（2）ABC 时间管理法的步骤：①列出工作清单；②进行工作分类；③按重要程度和紧急状况进行工作排序；④确定时间安排，并依据 ABC 顺序和内容划出分类表；⑤组织实施上述计划；⑥每日、每项目、每阶段对自己的时间利用情况进行评估总结。

2. 时间管理统计法　时间管理统计法也叫时间规划法，其程序是：①列出待办事项清单，包括每日、每周或每月计划、当天未完成的和明天要做的工作、日常工作、会议、约会等；②决定事项的优先顺序，并决定是否删减或授权；③估计工作需要的时间，限定自己必须在规定时间内必须完成的重要工作，全心投入，排除干扰；④预留一定时间处理突发事件；⑤进行每日、每阶段、每项目检查总结。

3. 每日工作清单法　列出每日工作目标，排列优先顺序，注明需要完成每项工作的时间。

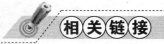 相关链接

时间管理的技巧

1. 事先规划好的行动，用清单明确具体目标。

2. 培养专注力　先做重要的、最有价值的工作；一口气将工作完成；不要试图将不重要的事情做得完美；重要的工作需要连续的工时来处理。

3. 设定时间期限与奖励。

4. 工时记录　记录自己做每件事的时间，知道自己的时间用到了哪里。如果不是把时间用在最重要的事情上，就要调整。

5. 学会授权　凡不是自己必须做的事情就交给别人去做，同时授予别人完成任务所必需的权利。

6. 分批作业　学习曲线表明，反复做类似工作效率更高。同一时间只做相同或相似的事情。

7. 学会拒绝　对干扰 A 级目标或与自己人生目标无关的事情学会说"不"。但拒绝时应注意运用一定技巧与艺术，避免因为拒绝别人而伤了和气，或影响今后的工作。

8. 学会利用零碎时间　如利用好上下班交通时间、饭前饭后时间、会前会后时间等。

9. 准时　要拥有自己的准时特质。准时给人自信、可靠、可信等感觉，既有利于按时完成工作，又有利于别人给予配合。

10. 简化工作　找寻更好更简单的方法，改进工作流程。

第三节 预测与决策

预测、决策与计划密切相关，但又不同于计划。从流程上讲，先对未来的各方面状况做出预测，根据预测情况做出决策，确定目标，然后针对目标做出明确的计划。预测是决策的基础，计划是保证决策实施的措施。

一、预　　测

（一）预测概述

1. 预测的概念　预测是管理活动中极为重要的一个环节，是科学决策的前提。"凡事预则立，不预则废。"预测是根据事物过去和现在的有关资料，通过一定的科学方法，对事物的发展变化和未来趋势做出分析和主观判断。这种主观判断，就其方法与结果而言，有科学与不科学之分。能够用于进行科学预测的规律称为预测方法。将预测科学规律化为预测的手段称为预测技术。从进行预测的时刻到未来预测时刻的时间间隔称为预测期限，如近期、短期、中期、长期预测。

2. 影响预测结果准确度的因素　影响预测准确性的因素很多，概括起来，主要有以下几个方面：①人对客观事物认识的程度；②客观事物随机性的状况；③预测理论与方法选择是否合适；④信息的准确性、全面性；⑤预测期限的长短；⑥社会因素；⑦预测人员的智能结构。

3. 预测的分类　人类社会的各个领域都涉及预测问题，从不同的角度出发，预测有如下一些分类方法：①按预测的范围可分为宏观预测与微观预测；②按预测的方法可分为定性预测与定量预测；③按预测的职能可分为社会预测、科学预测、技术预测、经济预测、军事预测；④按预测的期限可分为近期预测、短期预测、中期预测、长期预测；⑤按预测的性质可分为直观型预测、探索型预测、规范型预测、反馈型预测。

（二）预测的基本步骤

1. 明确预测目的　确定预测目的就是确定预测的内容及目标、时间期限和结果的精度。一般来说，预测目的取决于决策工作的需要。

2. 收集和筛选资料　资料是预测的基础。收集资料时要注意其可靠性、及时性、完整性和代表性，对所获得的资料要进行分析整理，预估偶然事件，以去伪存真。

3. 选择适当的预测途径与方法　预测途径与方法的选择应考虑预测对象的性质、预测时间的长短、对预测精度的要求等因素。为提高预测的准确性，常常是几种预测方法综合运用，相互补充、验证。

4. 选择预测的数学模型　在进行科学而严谨的预测时，选择预测的数学模型是预测活动的核心。预测模型是对被预测事物过去、现在发展的规律性描述。模型建立后需分析模型内部因素及其影响，分析模型外部因素及关联情景，并估计未知参数。如发现不完善的地方要及时修正。预测的模型和方法选择得当，可以提高预测质量，减少工作量，取得良好的预测效果。

5. 利用模型进行预测　将已经收集的资料和数据输入合适的数字模型，经过科学分析，即可得到预测结果。

6. 评价和修正预测结果　预测的结果可能有一定的误差，一般来说，误差小了，可能无关大碍，但误差太大就失去了预测的意义。这就有必要对预测结果加以修正。

（三）常用的预测方法

1. 定性预测法　常用的定性预测法包括专家预测法、德尔菲法、头脑风暴法、主观概率预测法等。

（1）专家预测法：专家预测法是利用专家所具有的经验和知识，对过去和现在发生的问题进行综合分析，从中找出规律，而得出对未来的预测结果，包括专家个人判断和组织专家会议进行集体判断两种形式。

（2）德尔菲法：德尔菲法指采用背对背的函询方式征询专家小组成员的预测意见，经过几轮征询，使专家小组预测意见趋于集中，最后作出符合事物未来发展趋势的预测结论的方法。相对于专家会议法，德尔菲法可以避免其他成员间不同意见的相互干扰，专家能够独立而无顾虑地发表自己的见解。

（3）头脑风暴法：头脑风暴法也叫思维共振法，即通过会议形式，使有关专家之间的信息充分交流，引起思维共振，发表创造性意见，专家在完全无约束的条件下敞开思路，畅所欲言。此法主要用于备制可行方案，寻求多种决策思路。

（4）主观概率预测法：主观概率预测法是由不同预测者对同一预测事件发生的概率作出主观估计，然后计算平均值，以此作为预测结论的一种定性预测法。主观概率是个人的主观估计，反映个人对事件的信念程度。由于每个人的认识能力不同，对同一事件在相同条件下出现概率的判断也可能不同，所以对预测者的专业素质和态度要求较高。主观概率法一般与其他经验判断法结合运用。

2. 定量预测法　定量预测法是统计学经常使用的方法，一般分为两类，即时间序列预测法、因果分析预测法等。

（1）时间序列预测法：时间序列预测法也称简单外延方法，是将系统中某一变量的观测值按时间顺序（时间间隔相同）排列成一个数值序列，展示研究对象在一定时期内的变动过程，从中寻找和分析事物的变化特征、发展趋势和规律的预测方法。使用该方法的前提是假定事物的过去会同样延续到未来，即把未来作为历史的延伸。因而，该方法的短期预测效果要比长期预测效果更好。

（2）因果分析预测法：因果分析预测法是在分析某种现象原因和结果关系的基础上，找出其中的逻辑关系，从而对未来进行预测的方法。该方法包括一元回归法、多元回归法和投入产出法。回归预测法是从一个指标与其他指标的历史和现实变化的相互关系中，探索其规律性联系，作为预测未来的依据。投入产出法是把组织在一定时期内的投入来源与产出去向排成一张纵横交叉的投入产出表，根据此表建立数学模型，计算消耗系数，从而对未来进行分析和预测。

（四）预测在护理管理的应用

预测理论和技术可以广泛应用于护理不良事件预测、护理成本预测、护理质量预测等方面。护理管理者要制定出科学的决策和计划，实现最佳的管理效能，必须学习并运用预测的相关理论和技术。

1. 重视收集相关资料　任何预测都是建立在对既往资料的复习与回顾的基础上，掌握全面、真实、准确的资料是科学决策的前提。因而，护理管理者应要求自己和护士重视收集当前的资料、保存好历史资料，并尽量分门别类地予以汇总，以备预测时使用。

2. 重视预测方法的选择　不同的预测方法可以实现不同的预测目的，选择正确的预测方法是提高预测效果准确性的前提之一。同时，护理管理者还要注意，为了提高预测结果的准确性，往往既要进行定性预测，也要进行定量预测，要使用两种甚至多种预测方法，以避免单一预测方法出现较大的偏差而导致决策错误。

3. 重视不同预测结果的比较　护理管理者要对不同预测方法得出的预测结果进行比对。若预测结果相同或相近，结果的准确性一般会比较高。若预测结果不同甚至相反，管理者就要对这些结果进行认真分析，查找原因，纠正误差资料和数据，并进行再次预测。

4. 善于总结　护理管理者要在管理实践和临床实践中善于跟踪和总结预测结果的准确性。如果发现预测结果与事实悬殊甚至完全不符合，就要总结教训，从预测资料和数据、预测方法和程序、预测人员等方面查找问题的原因，以便今后预测时引以为戒。

二、决　策

西蒙认为，"管理就是决策"，一个完整的决策过程就是全部的管理过程。科学的决策起着避免盲目性和减少风险的作用，因此，管理者必须充分认识决策的重要性，掌握科学的决策程序和方法，以便正确地做出决策。

（一）决策概述

1. 决策的概念　决策是人们为了实现一定的目标，运用科学的理论和方法，系统地分清主、客观条件，提出各种可行方案，从中选择最佳方案的过程。这一定义中，决策的主体是管理者；决策的本质是一个选择的过程；决策的目的是解决问题或利用机会。

2. 决策的特征　科学的决策应具有以下特征：①目标性，任何决策都含有明确的目标，决策目标就是决策所需要解决的问题；②可行性，决策方案应切实可行；③选择性，决策必须具有两个以上的备选方案，通过比较来进行选择；④超前性，任何决策都是针对未来的，是为了解决将来可能会出现的问题；⑤过程性，决策是一个多阶段、多步骤的分析判断过程；⑥科学性，决策者要能透过现象看到事物的本质，把握事物发展变化的规律，做出符合事物发展规律的决策。

3. 决策的地位　决策是决定组织管理工作成败的关键。组织管理工作的成效大小，首先取决于决策的正确与否。决策正确，可以提高组织的管理效率和经济效益，使组织兴旺发达；决策失误，则一切工作都会徒劳无功，甚至会给组织带来灾难性的损失。因此，对每个决策者来说，不是是否需要做出决策的问题，而是如何使决策做得更好、更合理、更有效率。

4. 决策的作用　决策是实施各项管理职能的保证。决策贯穿于组织各个管理职能之中，每个管理职能要发挥作用都离不开决策。没有正确的决策，管理的各项职能就难以充分发挥作用。

（二）决策的类型

按照不同的分类方法，决策可以分为多种类型。认识不同类型决策的特点，有助于研究决策活动的规律，并采用适宜的技术方法进行处理。

1. 按决策内容的涉及面不同可分为战略决策、战术决策和业务决策　战略决策是事关组织兴衰成败、带有全局性、长远性的大政方针的决策。这类决策主要由组织的最高层领导制定，如医院领导班子制定医院的战略性决策；战术决策又称管理决策或策略决策，是指为了实现战略目标而做出的带有局部性的具体决策，主要由组织中层领导制定，如医院各个职能部门或临床专科的领导决策；业务决策又称日常管理决策，主要由组织基层管理者制定，如医院具体科室的主任或护士长做出的决策。

2. 按决策的重复程度不同可分为程序化决策和非程序化决策　程序化决策又称常规决策或重复决策，是指经常重复发生，能按照原来已规定的程序、处理方法和标准进行的决策。其决策步骤和方法可以程序化、标准化，重复使用。非程序化决策又称非常规决策、例外决策，是指具有极大偶然性、随机性，又无先例可循，且具有大量不确定性的决策活动，其方法和步骤难以程序化、标准化，不能重复使用。这类决策的正确与否在很大程度上依赖于决策者的知识、经验、洞察力、逻辑思维判断以及实践经验来进行等因素。

3. 按决策条件的可控程度不同可分为确定型决策、风险型决策和不确定型决策　确定型决策是指各种可行方案的条件都是已知的，并能较准确地预测它们各自的后果，最终选择哪个方案，取决于对各个方案结果的比较；风险型决策也称随机决策，是指各种可选方案的条件大部分是已知的，但每个方案的执行都可能出现几种结果，各种结果的出现有一定的概率，决策的结果只能按概率来确定，这种决策存在着风险；不确定型决策是指在不稳定的条件下进行决策，在这类决策中，每个方案的执行都可能出现不同的后果，且各种结果出现的概率是未知的，需要凭决策者的经验、感觉和估计做出的决策。

4. 按决策主体和决策权力制度不同可分为个体决策和群体决策　个体决策是决策者只有一个个体决策。其优点是速度快、创造性好。缺点是决策质量和可执行性完全依赖于决策者个人的知识水平、经验和态度等；群体决策是一个群体共同制定的决策。其优点是群体比任何个体拥有更广泛的知识、经验和信息，更易被接受、执行。缺点是倾向于折中、决策迟缓、责任不明。

（三）决策的基本原则

决策的基本原则是指所有决策者都必须遵循的指导原理与一般原则，是科学决策思想的反映，也是决策经验的概括。按照这些原则决策，可以大大减少决策失误。决策的基本原则主要包括：

1. 经济性原则　经济性原则有两个方面的含义，一是指决策成本的经济性，二是指决策结果的经济性。前者是指在整个决策过程应该尽量降低决策成本，包括费用成本、人力成本、时间成本等；后者是指决策的结果应符合以最小的投入取得最大的产出的要求，能够以较小的劳动消耗和物资消耗取得最大的成果，并且要把经济效益同社会效益结合起来。

2. 可行性原则　可行性原则的基本要求是决策者要努力寻找能够达到决策目标的一切方案，并分析这些方案的利弊，以便最后抉择。可行性分析是可行性原则的外在表现，是决策活动的重要环节。只有经过可行性分析后选定的决策方案，才是有较大把握实现的方案。

3. 民主性原则　民主性原则是指决策者要充分发扬民主作风，调动决策参与者甚至包括决策执行者的积极性和创造性，共同参与决策活动，并善于集中和依靠集体的智慧与力量进行决策。

4. 整体性原则　整体性原则也称为系统性原则，它要求把决策对象视为一个整体或系统，以整体或系统目标的优化为准绳，协调整体或系统中各部分或分系统的相互关系，使整体或系统完整和平衡。因此，在决策时，应该将各个部分或子系统的特性放到整体或大系统中去权衡，以整体或系统的总目标来协调各个部分或子系统的目标。

5. 预测性原则　预测是决策的前提和依据，是决策过程必不可少的环节。科学决策必须用科学的预见来克服没有科学根据的主观臆测，防止盲目决策。决策结果的正确与否，取决于对未来后果判断的正确程度。如果不能预测行动后果如何，常常会造成决策失误。

6. 科学性原则　科学性原则是一系列决策原则的综合体现。现代化大生产和现代化科学技术，特别是信息论、系统论、控制论的兴起，为决策从经验到科学创造了条件。决策科学性的基本要求是决策思想科学化、决策体制科学化、决策程序科学化、决策方法科学化。这几个方面是互相联系、不可分割、缺一不可的。只有树立科学的决策思想，遵循科学的决策程序，运用科学的决策方法，建立科学的决策体制，整个决策才可能是科学的。否则，就不能称为科学决策。

以上基本原则在决策活动中紧密联系、相互渗透、不可分割，任何决策过程都应该遵循这些原则。但在不同领域、不同事件的决策过程中，决策者可以在上述基本原则的基础上派生出一些具体原则，以便更具针对性地指导具体的决策过程。

（四）影响决策的因素

1. 环境因素　任何一项决策都是在一定时期内和特定的环境下做出的，必然受到该时期的客观环境影响。影响决策的宏观环境是指对本组织发展具有影响，但组织无控制力的客观环境，包括政治法律环境、经济环境、社会文化环境、自然环境以及技术环境等；微观环境是指与本组织的产、供、销、人、财、物、信息、技术等直接发生关系的客观环境，包括服务对象、竞争者、政府和公众等方面。

2. 组织自身的因素　组织自身的因素对决策的影响表现在三个方面：①组织文化，在保守型组织文化中，员工对任何带来巨大变化的行动方案都会产生抵触情绪，并以实际行动抵制；而在进取型组织文化中，员工则勇于创新和宽容失败。②组织的信息化程度，信息化程度对决策的影响主要体现在其对决策效率的影响上。③组织对环境的应变模式，如果组织对环境的应变方式趋于稳定，形成组织对环境特定的应变模式，变革型的决策方案则很不容易推行。

3. 决策问题的因素　决策问题的性质主要与两个方面有关：①问题的紧迫性。如果决策涉及的问题对组织来讲非常紧迫，急需处理，则这样的决策被称为时间敏感型决策；相反，如果决策涉及的问题对组织来讲不紧迫，组织有足够的时间从容应对，则这样的决策可称为知识敏感型决策。②问题的重要性。越重要的决策可能越容易引起高层管理者的重视，越重要的问题越需要决策者慎重决策。

4. 决策主体因素　决策主体对决策的影响体现在四个方面：①决策主体对待风险的态度；②决策主体的个人能力；③决策主体的个人价值观；④决策群体的关系融洽程度。这四个方面都影响决策过程。

5. 以往决策因素　多数情况，组织决策都不是"零起点"决策，而是对以往决策的完善、调整和改革。过去的决策是目前决策的起点，过去决策的正确与否直接影响着当前决策者的心理和决策过程，优秀的决策者会从过去的决策中吸取经验和教训。同时，当前决策者与过去决策者的关系密切程度也直接影响着目前的决策过程和决策结果。

（五）决策的过程

不管是哪一类型的决策，都要经历一个复杂的过程，都是一个发现问题、分析问题、解决问题的系统分析判断过程。决策过程通常包括以下步骤：

1. 诊断问题或识别机会 决策者首先要密切关注其责任范围内的相关数据和信息，判断实际状况与所预期状况的差异，以发现潜在的机会或问题。

2. 明确决策目标 目标体现的是组织希望获得的结果。目标的衡量方法有很多种，有定性的目标，也有定量的目标；有长期目标、中期目标，也有短期目标。没有正确的决策目标，决策活动就失去了方向。

3. 拟定备选方案 决策者要借助其个人经验、经历和对有关信息的把握来提出方案，这一步骤需要创造力和想象力。为了提出更多、更好的方案，需要从多种角度审视问题，并掌握科学的预测方法。

4. 评估备选方案并选定决策方案 这一步关键是确定所拟定的各种方案的价值或恰当性，并确定最满意的方案。筛选方案其实是很困难的环节，是决策过程中的艰难决策。需要注意的是，绝大多数情况下，十全十美的方案并不存在，所以方案只有满意与不满意，合适与不合适之分，不能苛求完美。

5. 执行决策方案 方案的执行需要足够的资源作为保障，而且在执行过程中将不可避免地对利益各方造成不同程度的影响，一些人的既得利益可能会受到损害。因而，管理者要善于适时恰当地协调利益各方的关系。

6. 评估决策执行效果 对方案执行效果的评估是将方案实际的执行结果与管理者当初所设立的目标进行对比，平衡偏差并找出偏差的原因。同时，管理者要与相关人员进行信息反馈和沟通，然后重新回到前面的步骤，对方案进行适应性调整。

（六）决策在护理管理中的应用

决策贯穿于护理管理过程的各个环节，对护理管理效果有极其重要的影响和意义。因而，各级护理管理者必须高度重视决策活动，并应注意以下问题。

1. 部门决策应与医院宏观决策相适应 护理管理决策应在医院宏观决策的基础上制定，并成为与之协调的有机组成部分。如果护理管理决策与医院宏观决策不相适应，甚至与之相悖，必然导致部门决策无法实施，或者实施结果违背医院的总体部署。

2. 谨慎制定风险型决策和不确定型决策 护士的行为直接关系着患者的安全，错误的行为可能导致无法挽回的后果和损失，而决策则决定着护士的行为。因而，科学的决策对护理管理极为重要。但是，在特殊环境下，护理管理者却必须进行风险型决策或不确定型决策。这时，决策者就必须尽可能地掌握全面而准确的信息，使用科学的决策方法和恰当的决策程序进行决策，以提高决策结果的准确性。

3. 恰当使用程序化决策与非程序化决策 一般来说，护理管理中进行程序化决策时应尽量采用群体决策的方式，尽量给管理人员甚至临床护士提供更多的参与决策的机会，发挥群策群力的积极作用，提高决策质量。而在遇见突发事件、紧急救治等紧急情况时，往往采取非程序化决策或个人决策。

4. 遵守决策的基本原则 决策的基本原则是在决策过程中具有指导性的一般原则，且几个基本原则之间相互联系、互为补充，共同为确保决策质量提供支持和保障。因而，护理管理者应主动自觉地运用这些基本原则，避免由于忽视基本原则而导致的决策失误和决策错误。

5. 主动提高自身的决策素质　影响决策质量高低的重要因素之一是决策者的决策素质，包括决策者的知识、经验、态度、价值观等。护理管理者一般是从优秀护士中产生的，护理知识和临床经验比较丰富，但对决策本身的知识未必了解多少。这就需要决策者主动地学习相关知识，并以正确的态度和价值观参与决策活动，以确保护理决策质量。

（郭小云　陈　静）

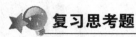 **复习思考题**

1. 计划对组织管理活动有哪些作用？
2. 简述目标管理程序与目标管理在护理管理中应用时的注意事项。
3. 时间管理的基本方法有哪些？在你身上是否存在时间浪费现象？如何改正？
4. 预测的常用方法有哪些？这些方法在护理管理中如何应用？
5. 护理管理中进行科学决策时应该注意哪些问题？

第 五 章

组织与组织管理

学习目标 ▮▮▮

识记：

组织、组织结构、组织设计、组织文化、团队的概念。

理解：

组织结构的基本类型、组织设计的基本程序。正式组织与非正式组织的特点及区别。

运用：

医院护理组织结构图。查阅资料，分享其他医院护理文化特色及团队建设的经验。

预习案例

小张系某重点大学护理专业硕士，在校品学兼优，毕业后被某医院护理部录用。上班的第一天她就下定决心好好干一番事业。于是，她积极主动承担了办公室大量工作，给部门其他同志减轻了许多压力，主任经常在会上表扬她。可聪明的小张发现，随着表扬次数的增多，同志们对自己越来越冷淡，她百思不得其解，便将自己的情况告知了另一部门的老师。该老师认为是其他同志出于嫉妒心理"枪打出头鸟"所致。从此，小张学"乖"了，一天能干完的事情至少要拖上 2 ~ 3 天，办公室是恢复了平静与和谐，但小张的苦恼却因主任的不满意而增加了。

案例思考

1. 分析上述案例中有哪几种组织类型？
2. 在护理管理中如何消除非正式组织的消极影响？

组织是管理的基本职能之一，组织管理是管理活动的一部分，也称组织职能。在管理的各项职能中，组织是进行人员配备、领导、控制的前提。组织结构、组织设计、组织文化与团队建设是组织管理的重要内容。因而，加强组织建设与组织管理是管理者的重要任务。

第一节 组织概述

一、组织的概念和职能

(一)组织的概念

组织一般是指有目的、有系统、有秩序地结合起来的人群集合体,也指为了实现共同目标而协作的人群活动系统。如医院、护理部、各护理单元、护理小组等。组织包含以下四层含义:

1. 组织是一个人为的系统 组织是由两个或两个以上的个体组成的集合体。管理学中的个体主要是指个人。组织是一个开放的系统,是由各个相互联系、相互影响的子系统构成的整体,并与其他组织发生联系,受到周围环境的影响。例如护理部与医务部存在各种业务关系,在很大程度上受医务工作的影响。

2. 组织有共同的目标 目标是组织存在的前提和基础,组织作为一个整体,首先要有共同的目标,才能有统一的指挥、意志和行动。例如医院各部门的目标都要以医院总目标为基础。

3. 组织内有不同层次的分工与协作 组织的目标是单独的,个体无法达到的,组织的高效率也是个体无法实现的。组织为了达到目标和效率,就必须分工与协作,根据管理跨度原则划分出不同的管理层次,规定不同层次的机构或成员职位、职责和分工,赋予相应的权力和责任,从而保证目标的实现。例如护士人员不同的职称结构、层级结构、专业结构等。

4. 组织不断发展和完善 组织不是自然形成的产物,而是为了实现某个目标进行分工合作,建立某种权责关系而形成的。当组织环境与目标变动时,组织也相应随之调整,才能发挥组织的最大功能。例如随着医疗市场的竞争、我国加入 WTO 以及医学模式的转变,护理模式也应随之调整、创新,以适应社会发展的需要。

(二)组织的职能

组织的职能是整合各种有效的资源,为实现管理目标而进行的活动。其目的是通过建立一个良好的环境,消除工作上的各种冲突,使组织成员都能在工作岗位上为组织目标实现做出应有的贡献。组织的职能包括:①组织设计,即根据组织目标设计和建立一套组织机构和职位系统;②组织联系,即联系组织内上下左右各部门,明确各层次之间分工协作关系,使组织成员了解自己在组织中的工作关系与所属关系;③组织运转,即与管理的其他职能相结合,以保证所设计和建立的组织机构有效地运转;④组织变革,即根据组织内外部要素的变化,适时地调整组织结构。

二、组织的基本要素

组织的要素是每个组织结构、组织活动以及组织维护生存和求得发展的最基本的条件,主要包括四个要素:资源、精神、时机和任务。

1. 资源 资源即组织内所需的人员、经费、房屋、设施、仪器设备等。例如在护理组织中,人员包括护理部主任、副主任及相关护理管理人员、科护士长、病区护士长及各科护士；经费包括开展护理工作的各项经费；房屋有护理部办公室、护士站等；设施指工作环境、休息环境等条件；仪器设备包括电脑及各科为患者提供护理服务的各类医用仪器和设备、各病室的基本设备等。这些都是保证护理组织实现自身目标必要和基本的资源。

2. 精神　精神是指组织内成员的职责、权力、工作规范、生活准则、服务精神、认同感及归属感等。例如医院的各项规章制度、各级人员的职责要求、护理服务宗旨、护理哲理及护理团队文化、护士的价值观和奉献精神等。

3. 时机　时机是指组织形成的时间和环境等。组织为达到目标，必须不断地与周围环境进行物质、能量和信息的交换，根据环境变化调整自身的运营机制。例如医院为增加护士的直接护理时间，完善了支持保障系统：消毒供应中心为病房提供下收下送服务，医院药房将患者的口服药品、静脉用药等统一配送到病房，后勤运送队负责患者陪检、送标本等，以达到将护士还给患者的目标。

4. 任务　组织是为实现组织目标而设立的，组织目标是组织机构、成员进行活动的行动指南和工作的努力方向，组织目标确定后，接下来就要为实现目标进行工作任务分配。任务是组织实现自己的使命，履行社会责任的基础。组织工作就是将自身的使命和社会责任加以归类、分工，给予分配任务的过程。护理组织中的任务一般分为两大类：一类是医院内护理服务，主要对象是患者及其家属；另一类是医院外延续护理服务，主要对象是出院患者、亚健康或健康人群。

三、组织的分类

根据切斯特·巴纳德（Chester Barnard）的观点和霍桑实验的结果，可将组织分为正式组织和非正式组织两类。现代管理学以正式组织为研究对象，而群体行为理论是以非正式组织为研究对象。

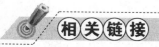

相关链接

组织的划分依据与类型

1. 依据组织自身目的不同划分　组织可分为营利性组织、非营利性组织和公共组织三类。营利性组织是指以获利为主要目标的组织；非营利性组织是公共组织之外的一切不以营利为目标的组织；公共组织即负责处理国家公共事务的组织。

2. 依据组织内在结构不同划分　组织可分为正式组织和非正式组织。

3. 依据组织形态不同划分　组织可分为实体组织和虚拟组织。实体组织是指有固定的组织层次和内部命令系统的组织；虚拟组织是指成员处于一个虚拟的空间，依赖现代通讯与信息技术实现远程的沟通与协调而构成的组织。

随着管理实践和社会的发展，又出现了学习型组织概念。学习型组织是指能熟练地创造、获取和传递知识的组织，同时也是善于修正自身行为，以适应新的知识和见解的组织。

（一）正式组织

1. 正式组织的概念 正式组织是指依据一定的法规制度，按照一定的程序组建的，具有一定结构、目标和特定功能的行为系统。该行为系统主要包括组织中各种职位或部门之间的责任、权力和利益关系，例如医院及其内部的医务部、护理部、后勤总务部、人力资源部等均属于正式组织。

2. 正式组织的特点 ①组织目标是具体的；②有明确的信息沟通系统；③有协作的意愿，即人们在组织内积极协作，服从组织目标；④讲究效率，以最有效的方法达到目标；⑤分工专业化，且强调协调和配合；⑥结构一般具有层级式的等级特点，赋予相应职权，下级必须服从上级；⑦强调群体或团队的功能和作用，不强调成员的独特性，组织成员的工作及职位可以互相替换。

（二）非正式组织

1. 非正式组织的概念 非正式组织是指人们在共同工作或生活过程中，以感情逻辑为行为规范，从而形成的一种松散的、没有正式结构的群体。该组织不由管理部门规定，也无特定目的，而是由于地理上相邻、兴趣相似或者利益相同等原因而自发形成的个人和社会关系网络。如一些人群在共同劳动中，为满足心理上的需要，部分人员在一起所形成的一种默契关系，如同乡、校友、牌友、驴友等。

2. 非正式组织的特点 ①自然或自发形成，一般无章程和确定的权利、义务。②成员间由共同的思想和兴趣互相吸引，彼此之间具有情感心理需要。③组织内成员一般都有自己的领袖人物。这种领袖人物是自然产生的，或因其本身具有无形的"吸引力""魅力"等，虽然不一定具有较高的地位和权力，但具有较强的实际影响力。④具有一定行为规范控制成员活动，有不成文的奖惩办法。⑤有较强的内聚力和行为一致性，成员间自觉进行互相帮助，但容易出现"抱团"现象，而表现出自卫性和排他性。⑥组织内部信息交流和传递具有渠道通畅、传递快的特点，并常带有感情色彩。

（三）非正式组织对正式组织的影响

非正式组织的存在及其活动，既可对正式组织目标的实现起到积极促进作用，也可能产生消极的影响。

1. 非正式组织的积极作用

（1）有利于成员间相互理解、支持和帮助：非正式组织是自发形成的，且能满足组织成员的情感心理需要。而这些需要的满足，对人们在工作中情绪的稳定及工作效率的提高有着非常重要的影响。如工作中或业余时间的频繁接触以及在此基础上产生的友谊，可帮助组织成员消除孤独感。

（2）有利于增强正式组织的凝聚力：人们在非正式组织中的频繁接触会使相互之间的关系更加和谐、融洽，有利于组织成员在工作中团结合作。

（3）有利于提高技能水平：尽管非正式组织是业余的、非工作性的关系，但仍重视各成员在正式组织中的工作情况。对于工作中有实际困难或技术不熟练者，非正式组织中的伙伴往往会自发地给予指导和帮助。这种帮助和指导可以促进组织成员技术水平的提高，从而在正式组织中发挥一定的培训作用。

（4）有利于加强沟通、规范行为、维护组织秩序：非正式组织是在一定的社会环境中存在的，社会的认可或拒绝会左右其行为。非正式组织为了群体的利益和在正式组织中树立良好的形象，往往会自觉或自发地帮助正式组织维护秩序。虽然有时会出现成员犯错误互相掩饰的情况，但为维护正式组织的形象，非正式组织对那些严重违反正式组织纪律的成员，通常会根据自己的规范，采取自己特殊的形式予以惩罚。

2. 非正式组织的消极作用

（1）目标冲突：非正式组织的目标如果与正式组织的目标相冲突，则可能对正式组织产生极为不利的影响。例如护理部组织护理技能竞赛，以达到提高护士技能操作水平，促进互相交流的目的，而医院内的某一同乡会想利用该时间进行活动。这些成员就有可能设法逃避竞赛，其结果必然会影响双方的关系或竞赛的效果。

（2）束缚个人发展：非正式组织要求成员行为一致，往往会束缚成员的个人发展，使个人才智不能得到充分发挥，甚至影响整个组织工作效率的提高。

（3）影响组织变革：非正式组织中的部分成员害怕组织变革会改变非正式组织赖以生存的正式组织结构，进而威胁到非正式组织的存在。因此非正式组织有可能抵触正式组织变革，从而影响组织的发展。

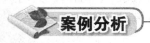 **案例分析**

护士队伍中的学习型组织

硕士毕业生小张完成病房轮训后进入护理部，担任护理教育干事，并在护理业务学习小组担任组长的职务。她十分珍惜这个机会，决心在护理系统建立学习型组织。她认为护理技能操作非常重要，故组织了一次全院的护理操作比赛。之后又准备实施全院不同年龄护士理论考试，提高护士理论水平。但她的做法却受到了部分护士的批评，认为这些做法不适应现代护理发展的需要，应该针对护士的具体情况，"缺什么，补什么"，并建议在活动实施前广泛征求护士的意见，开展一些护士喜闻乐见的活动。

请问：小张应该如何改善自己的工作思路？学习型组织的主要任务是什么？

四、组织工作

（一）组织工作的概念

组织工作是指在组织目标已确定的情况下，将实现组织目标所必需进行的各项业务活动加以分类组合，并根据管理宽度原理划分出不同的管理层次和部门，将监督各类活动所必需的职权授予各层次、各部门的主管人员，以及规定这些层次和部门间的相互配合关系。其目的就是要通过建立一个适于组织成员相互合作、发挥各自才能的良好环境，从而消除由于工作或职责方面所引起的各种冲突，使组织成员都能在各自的岗位上为实现组织目标作出应有的贡献。

（二）组织工作的内容

组织工作的具体内容包括以下四个方面：①根据组织目标，设计出合理的组织结构以及职位系统；②规定组织结构中的职权关系，确定各部门之间的协调原则、方法及沟通渠道，从而使上下左右有秩序地联系起来；③确立组织内各项工作，使所设计和建立起来的组织结构能够有效地运转；④根据组织内、外环境变化的需求，及时调整组织结构。

（三）组织工作的基本程序

组织工作的基本程序为：①确定组织目标；②分解目标，拟定派生目标；③确认为实现目标所必要的各项业务工作；④根据可利用的人、财、物等资源，采用最佳方法划分各项业务工作；⑤授予执行业务工作的人员适当的职责和权限，且为组织成员提供适宜的工作环境；⑥通过职权关系和信息系统，明确各层次、单位之间的分工与协作关系，使组织成员了解自己在组织中的工作关系和所属关系，使各单位、各部门、各成员之间相互连成一体，保证组织正常高效地运转；⑦随着组织的运转、变化，围绕组织目标进行组织调整。

组织工作结果的最终表现是一系列的组织系统图和职务说明书。组织系统图描述的是一个组织内部的各种机构（包括层次和部门），以及其中相应的职位和相互关系；职务说明书则是详细规定了各个职务的职权和职责，以及与其相关的上下左右的关系。

（四）组织工作的作用

组织工作的主要作用是发挥系统的整体功能。具体体现在：

1. 发挥系统的整体功能　组织工作可以把人们的协作愿望统一到组织目标上来，使组织内每个成员充分认识到自己工作的重要性，尽职尽责地完成任务，从而提高组织的效率和效益，促进组织的发展。

2. 进行合理的分工协作　组织工作是保证分工协作的基础，通过组织工作，使组织内成员明确自己的位置以及与组织其他成员间的关系，从而保证组织目标的实现。

3. 实行有效的统一指挥　统一指挥是组织达到共同目标的必要条件。如同一个乐队要想演奏出完美和谐的乐章就要有一个指挥一样，组织缺乏统一指挥，必然没有统一步调，任何目标都难以实现。

4. 促进组织的变革　组织要适应内、外环境的变化，必须不断地进行调整和改革。通过组织工作，可以及时调整并改善组织自身的结构，使其更加科学合理、效率更高，以适应客观环境的发展与变化。

（五）组织工作的方法

1. 组织工作方法介绍

（1）观察法：即工作人员在不影响被观察人员正常工作的条件下，通过观察将有关的工作内容、方法、程序、设备、工作环境等信息记录下来，最后将取得的信息归纳整理为适合使用的结果的过程。

（2）访谈法：即访谈人员就某一岗位，按事先拟定好的访谈提纲与访谈对象进行交流和讨论，从中获得有价值的信息的方法，包括个人访谈、群体访谈等形式。

（3）问卷调查法：即根据工作分析的目的、内容等事先设计一套调查问卷，由被调查者填写，再将问卷加以汇总，从中找出有代表性的回答，形成对工作分析的描述信息。

（4）工作日志法：工作日志法又称工作活动记录法，即任职者按照时间顺序详细记录下来自己的工作内容和工作过程，然后经过工作人员的归纳、提炼，获取所需工作信息的一种工作分析方法。

2. 组织工作分析方法的比较　组织工作的各种方法各具各色，各有优势，但也各有缺陷，因而适用于不同的组织工作，见表5-1。

表 5-1　常用组织工作分析方法的比较

工作分析方法	优点	缺点
访谈法	收集信息全面	耗时多，成本高，对调查员要求高
观察法	对工作时间估计更准确，较少受自我报告性偏见影响，能与其他记录进行比较，更客观	时间长，并不是所有任务都可以被观察到
问卷调查法	快速收集有用信息	问卷设计要求高，问题固定，收集的信息有一定限制
工作日志法	经济、方便	获得的记录和信息比较凌乱

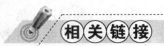 相关链接

德鲁克的组织工作分析法

管理大师德鲁克总结了组织工作的三种分析方法：

1. 业务活动分析　主要分析组织为实现目标该有哪些活动。只有利用严密的业务活动分析，才能使主管人员明确必须履行哪些任务，哪些任务属于同一类，以及应该如何着重强调每项业务工作的轻重缓急。

2. 决策分析　主要分析在各项业务活动中有哪些种类的决策，这些决策的重要程度如何，应该由哪一层次、哪一部门或人员作出，以及各级主管人员参与决策的方式和程度等。

3. 关系分析　主要分析组织内各部门、各岗位之间的职权关系、职责关系、负责关系、沟通关系等。

第二节　护理组织结构与设计

一、组织结构

（一）组织结构的概念

组织结构是指构成组织各要素之间相对稳定的关系模式。它表现为组织各部分的排列顺序、空间位置、聚集状态、联系方式，以及各要素之间相互关系的一种框架体系模式，以保证组织工作中的人流、物流和信息流的正常流通。组织能否顺利实现目标，在很大程度上取决于组织结构的完善程度。

（二）组织结构的描述

组织结构可用组织图或组织树来描述，表明组织整体结构、各个部门职权关系及主要职能。纵向形态显示权力与责任的关系，水平形态表示部门划分与分工的情况。从组织图可以了解纵向的各部门或各职位之间的指导、指挥、管辖等关系；也可以了解横向的各部门或各职位的分工和任务及人、财、物的流向；还可以了解组织的规模、集中与分散状况及管理的功能与范围。

（三）组织结构的特性

1. 复杂性　复杂性是指组织的分化程度和差异程度。组织的分工越细，纵向等级层次和横向部门越多，地理分布越广泛，组织进行活动和协调人员的管理越困难。

2. 规范性　规范性是指组织中各项工作的标准化程度，即组织依靠规则、规范和程序引导组织成员行为的程度。组织使用的规章制度和标准规范越多，组织结构越趋向于规范化。

3. 集权性　集权性也称分权性，是指组织内决策权力的集中程度。组织的决策权力越集中于高层，集权化程度越高，决策效率越高，但决策的科学性越差，越不利于调动员工的积极性和创造性。

（四）组织结构的基本类型

组织结构的基本类型包括：直线型、职能型、直线-职能型、参谋型、矩阵型等。在实际工作中，大部分组织并不是某一单纯的类型，而是多种类型的综合体。下面介绍几种常见而典型的组织结构类型：

1. 直线型结构　直线型是一种最简单的组织形式，见图5-1。它的特点是各级行政部门从上到下实行垂直领导，下属部门只接受一个上级的指令，各级主管负责人对所属部门的一切问题负责。组织不另设职能机构（可设职能人员协助主管人工作），一切管理职能基本上都由各级行政主管自己执行。其优点是组织关系简明，各部门目标明确，评价较为方便。缺点是组织结构简单，不适于规模大、业务复杂的组织。另外，由于权力过于集中在最高领导者，易导致主观专断，有滥用权力的倾向。该组织结构适用于小型组织。

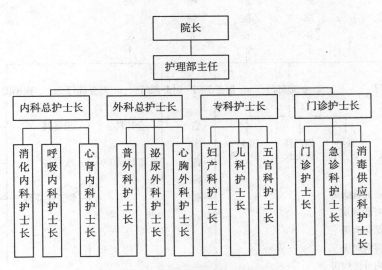

图 5-1　直线型组织结构图

2. 职能型结构　职能型组织结构是各级行政单位除主管负责人外，还相应地设立一些职能机构，见图5-2。该结构要求上级把相应的管理职责和权力交给相关的职能机构，各职能机构就有权在自己业务范围内向下级行政单位发号施令。因此，下级行政负责人除了接受上级行政主管人指挥外，还必须接受上级各职能机构的领导。其优点是管理分工较细，充分发挥职能部门专业管理作用，减轻上层管理者的负担。缺点是多头领导，不利于统一指挥，各职能部门间横向联系不够，环境改变时适应较慢。该组织结构适用于中小型组织。

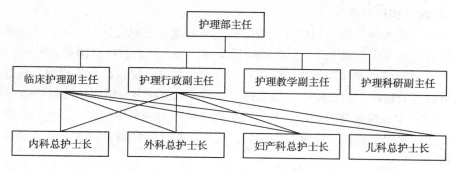

图5-2 职能型组织结构图

3. 直线-职能型结构　直线-职能型是一种下级成员除接受一位直接上级的命令外，又可以接受职能参谋人员指导的组织结构，见图5-3。直线指挥人员在分管的职责范围内拥有直接指挥权；职能部门可提供建议与业务指导，在某些情况下可以代替上级行使权力，并对直线主管负责。其优点是既可以统一指挥，严格责任制，又可根据分工和授权程度，发挥职能部门和人员的作用。缺点是如果职能部门和人员的权限过大，有可能破坏统一指挥原则。该组织结构适用于中型组织。

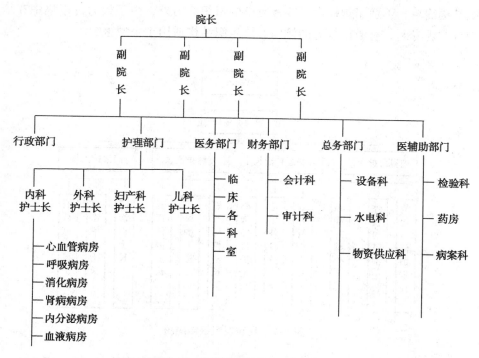

图5-3 直线-职能型组织结构图

4. 矩阵型结构　矩阵型结构是一种按组织目标管理与专业分工管理相结合的组织结构，见图5-4。该结构中，命令路线有纵向和横向两个方面。直线部门管理者有纵向指挥权，按职能分工的管理者有横向指挥权。其优点是机动、灵活，可随项目的开发与结束进行组合或解散，加强了纵向职能部门与其横向项目部门之间的配合和信息交流，各项工作有布置、有检查、有督促，有利于提升工作质量。缺点是横向项目负责人的责任大于权力，组织中的信息和权力等资源一旦不能共享，纵横部门之间势必会产生矛盾，也可能导致责任推诿，而作业人员则要接受双重指挥与领导，信息沟通和协调难度加大。该组织结构适用于大型组织。

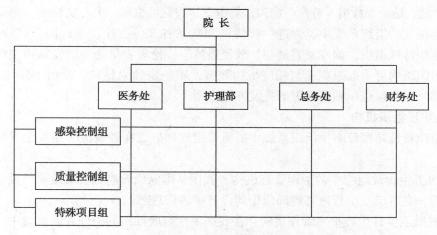

图5-4　矩阵型组织结构图

5. 委员会　委员会是组织结构中的一种特殊类型，它是执行某方面管理职能并以集体活动为主要特征的组织形式。实际中的委员会常与上述组织结构相结合，可以起决策、咨询、合作和协调作用。优点是：①可以集思广益；②利于集体审议与判断；③防止权力过分集中；④利于沟通与协调；⑤能够代表集体利益，容易获得群众信任；⑥促进管理人员成长等。缺点为：①责任分散；②有可能议而不决；③决策的人力成本和时间成本高。

6. 团队　团队由具有技术、决策和人际沟通能力的成员组成，其目的是为了共同完成一项任务，通过其成员的相互协作、共同努力，产生积极协同作用。团体成员的共同努力结果使团队的绩效水平远大于个体成员的绩效总和。常见的团队类型包括问题解决型团队、自我管理型团队、多功能团队等。优点是共同参与决策、相互信任、气氛民主和谐、组织形式灵活、反应迅速。缺点是人员组织相对松散。高效团队的规模一般不宜过大，一般认为以 7 ~ 10 人为宜。

二、医院与护理组织结构

（一）医院组织结构

我国医院的组织机构分医院行政管理组织机构和医院业务组织机构两大类。根据职能作用不同，医院的组织系统分为：

1. 党群组织系统　党群组织是指以党组织为核心的党务、群众部门，包括党委办公室、工会、共青团委、妇女、宣传、统战、纪检、监察等部门。

2. 行政管理组织系统　行政管理组织是指以院长为核心的行政、业务、后勤等管理和职能部门，包括院长办公室、医务部、护理部、门诊、医院感染控制、信息、评价、科研、教学、预防保健、设备、财务、膳食等部门。

3. 临床业务组织系统　临床业务组织是指从事临床业务工作的相关科室，包括内、外、妇产、儿、眼、耳鼻喉、口腔、皮肤、麻醉、中医、感染等临床业务科室。

4. 护理组织系统　医院内的护理组织是指从事临床护理以及与之密切相关的护理部门和岗位，包括病区、门急诊、供应室、手术室及其有关医技科室的护理岗位。

5. 医技组织系统　医院内的医技组织是指除临床直接治疗、护理以外的其他业务部门和岗位，包括药剂、检验、放射、理疗、超声、心电图、放射性核素、中心实验室、营养等部门。

在大型医院的组织系统中，为进一步协调和联系各部门工作，或行使一些特殊决策权，也可设立某些特殊组织，如专家委员会、教授委员会、伦理委员会等以专家为主的智囊团组织。这些组织机构可采取兼职或与相应机构兼容，不一定独立设置，平时不集中开展工作，只有在必要时以会议或单独咨询等形式发挥其作用。

（二）护理组织机构

护理组织系统是医疗卫生组织系统中的重要组成部分，在各级卫生组织中发挥重要的管理作用。

1. 各级卫生行政组织中的护理管理机构　我国从国家级政府到县级政府均设有专门的卫生行政部门。在各级卫生行政管理部门中均设有护理管理部门或岗位。

（1）国家卫生计生委护理管理机构：在我国卫生行政部门的护理管理系统中。国家卫生计生委下设了医政医管局，医政医管局下设置了医疗护理处是主管全国护理工作的职能机构，由一名副司长分管护理工作。其职能包括负责制定全国城乡医疗机构有关护理工作的政策、法规、人员编制、规划、管理条例、工作制度、职责和技术标准等；配合教育、人事部门对护理教育、人事等进行管理；通过下设的"医院管理研究所护理中心"进行质量控制、技术指导、专业骨干培训和国际合作交流，见图5-5。

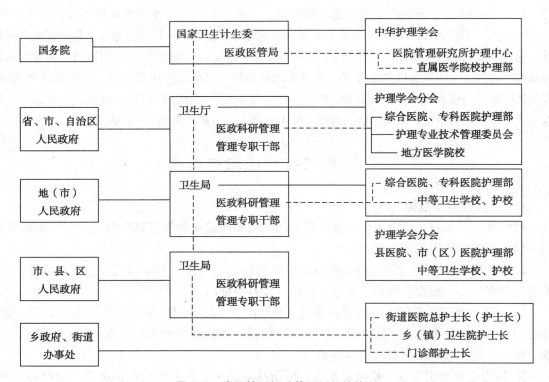

图 5-5　我国护理行政管理组织结构图

（2）各级政府和卫生行政部门的护理管理机构：各省（市）、自治区卫生厅（局）均有一名厅（局）长分管医疗和护理工作。多数地（市）以上卫生厅（局）普遍在医政处（科）配备了一名主管护师或以上技术职称人员全面负责本地区护理行政管理工作，并根据需要和条件，配备适当的助手。部分县卫生局也配备了专职护理管理干部，以加强护理管理。各级卫生行政组织中的护理管理机构与人员的职责和任务是：在各级分管负责人的领导下，根据实际情况负责制定并组织贯彻上级护理工作的具体方针、政策、法规和护理技术标准；提出并实施护理发展规划和工作计划，并检查其执行情况；组织护理经验交流；听取护理工作汇报，研究解决存在的问题；与护理学会各分会相互配合。

为加强护理专业技术指导和质量控制，在各省、自治区、直辖市卫生厅（局）的领导下，选拔质量管理经验丰富和专业技术水平高的专家组成"护理质量控制中心"，充当卫生行政部门在护理质量管理上的"抓手"，充分发挥专业技术人员的作用。另外，各级卫生行政部门要重视和支持各级护理学会的工作，积极开展学术活动。

2. 医院护理管理组织体系　自新中国成立以来，我国医院内的护理组织系统有过多次变更，直到20世纪70年代中期才得以逐步健全。之后医院护理管理体制逐步完善，护理部成为医院一个重要的职能部门和业务指导部门，统领全院护理管理工作，并参与整个医院的管理活动。

（1）医院护理管理组织架构：根据《关于加强护理工作领导，理顺管理体制的意见》的规定，要求县及县以上医院都要设立护理部，实行院长领导下的护理部主任负责制。

（2）护理组织管理层级：目前我国医院根据其功能、任务与规模，建立了独立完善的护理管理体系，其管理层级根据医院等级而设置：三级医院和300张床位以上的二级医院实行"护理部主任—科护士长—病区护士长"三级负责制；300张床位以下的二级医院、一级医院实行"护理部主任或总护士长—护士长"二级负责制。护理部主任全面负责医院护理工作，各科主任和护士长是专业合作关系。一般30～50张病床的病区或拥有5名护理人员以上的独立护理单元设护士长1名。护理任务重、人员多的护理单元，可设副护士长1名。

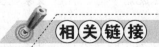

美国护理组织机构介绍

美国护理管理组织机构主要分三部分：①美国护士协会，主要职责是争取护士、患者的权力和立法；②美国护士学会，主要分为护理基金会、护理学院、护理资格学会，并管理相关事宜；③美国护理联盟，主要职能是研究护理教育、主管全美护理教育工作。

美国的医院护理管理体制为护理副院长、护理部主任、护士长三级管理。病房设有护士长、当班护士长、护士、护理员或患者服务助理。

三、护理组织设计的目的和基本原则

护理组织设计是指管理者将组织内各要素进行合理组合，建立和实施一种特定组织结构的过程。

（一）护理组织设计的目的

下面三种情况下需要组织设计：①新建的组织；②原有组织结构出现较大的问题或组织的目标发生变化，组织结构需要进行重新评价和设计；③为适应外部环境变化，组织结构需要进行局部的调整和完善。

护理组织设计的目的就是对组织结构和活动进行创构、变革和再设计，发挥整体大于部分之和的优势，使有限的人力资源发挥出最大功能，即通过创构柔性灵活的组织，动态地反映外在环境变化的要求，并在组织演化成长的过程中，有效积聚新的组织资源要素，同时协调好组织中部门与部门之间、人员与任务之间的关系，使护士明确自己在组织中应有的权力和责任，有效地保证组织活动的开展，最终保证组织目标的实现。

（二）护理组织设计的基本原则

组织结构是否科学合理对组织功能的发挥具有举足轻重的作用。护理组织设计应遵循以下原则：

1. 目标明确原则　任何组织的设计都应以实现组织目标为标准，根据目标确定组织发展方向，以目标来协调统一各层次、各部门的工作，从而设计组织架构和职责范围。

2. 集权与分权相结合原则　集权是指组织的决策权相对集中于高层管理者，分权则是指基层人员参与决策或自主决策。集权和分权各有利弊，集权有利于统一指挥，机构精干，提高效率；而分权则利于调动各级人员的积极性，从环境需要出发，灵活高效地完成组织任务。组织结构设计时主张集权与分权相结合，以利于调动各级人员积极性和提高工作效率。

3. 责、权、利相结合原则　在设计组织职务时，各级人员的责任、权力、利益三者应相适应。有权无责或权大责小，易产生官僚主义；有责无权无利或责大权小利小，则影响工作积极性，甚至无法履行职责。

4. 稳定性与适应性相结合的原则　组织的层次、结构和任务既要具有稳定性，以保证组织工作的正常运行，又要对内外环境的变化作出适应性反应。随着社会人口结构和疾病谱的改变，护理组织结构也随之发生相应的变化，例如病床管理中心、配送中心、社区及家庭服务中心等就是组织适应性变化的产物。

5. 分工与协作原则　分工是指按照提高管理专业化程度和工作效率的要求，把组织的任务、目标分解成各个层次、各个部门以及每个人的任务和目标，明确其应完成的工作以及完成工作的手段、方式和方法。分工是提高工作效率的重要手段。协作是指明确部门与部门之间以及部门内部的协调关系与配合方法。协作是各项工作顺利进行的保证。只有分工适度、协作密切、相互结合，才能确保组织的高效运转。

6. 有效管理幅度原则　管理幅度是指一位管理人员能直接有效地管理的下属人数。管理幅度过大，会使管理者对下属工作指挥监控不力；管理幅度过小，则会造成组织所需的管理部门、职位和层次增多，使组织内部协调困难和资源浪费。管理幅度的宽和窄，管理层次的多和少各有其优缺点，见表5-2。

表5-2 管理幅度宽窄优缺点比较

管理幅度	优点	缺点
窄	监控严密，专业化强，任务明确	上级过多地参与下级的工作；管理层次多；多层次引起高费用；最底层与最高层之间的距离过长，信息反馈迟钝
宽	节省管理人员，信息反馈快，效率高，管理人员全局意识强	上级负担过重，容易成为决策"瓶颈"；管理任务复杂，头绪多，监控难度大，对管理人员的素质要求较高

第三节 组织文化与团队建设

一、组织文化概述

（一）组织文化的概念

组织文化是指组织全体成员共同接受的价值观念、行为准则、团队意识、思维方式、工作作风、心理预期和团体归属感等群体意识的总称。广义的组织文化是指组织在建设和发展中形成的物质文明和精神文明的总和，包括组织管理中的硬件和软件、外显文化和内隐文化。狭义的组织文化是指组织在长期的生存和发展中所形成的为组织所特有的、且为组织多数成员共同遵循的价值标准、基本信念和行为规范等"软件"内容的总和及其在组织中的反映。

（二）组织文化的特征

狭义的组织文化具有以下特征：

1. 意识性 组织文化是一种抽象的意识范畴，作为组织内部的一种资源，属于组织的无形资产。它是组织内的一种群体意识现象，是意念性的行为取向和精神观念，但这种文化的意识性特征可以被概括性地表述出来。

2. 系统性 组织文化是由共享价值观、团队精神、行为规范等一系列内容构成的一个系统，各要素之间相互依存、相互联系。同时，组织文化总是以一定的社会环境为基础的，是社会文化影响渗透的结果，并随社会文化的发展而不断地调整。

3. 凝聚性 组织文化可以向人们展示某种信仰与态度，影响着组织成员的处世哲学和世界观，甚至影响着人们的思维方式。因此，在某一特定组织内，人们受组织文化的驱使，聚集在一起共同完成组织的任务和目标，组织文化起到了"黏合剂"的作用。同时，良好的组织文化意味着良好的组织气氛，能够激发组织成员的士气，有助于增强群体凝聚力。

4. 导向性 组织文化的深层含义是组织成员共同的行为准则与价值取向，因而对人们的行为有着持久而深刻的导向作用。

5. 可塑性 组织文化并非与生俱来，而是在组织生存和发展过程中逐渐总结、培育和积累形成的。组织文化可以通过人为的后天努力加以培育和塑造，而已形成的组织文化也并非一成不变，而是随着组织内外环境的变化不断调整。

6. 长期性 长期性指组织文化的塑造和重塑的过程需要相当长的时间，而且是一个极其复杂的过程，组织的共享价值观、共同精神取向和群体意识的形成不可能在短期内完成。

（三）组织文化的内容与形式

组织文化按其内容不同分为显性文化和隐性文化两种形式：

1. **显性组织文化**　显性组织文化是指那些以精神物化产品和精神行为为表现形式的，通过视听器官能直接感受到的、又符合组织文化实质的内容，包括组织的标志、工作环境、规章制度和经营管理行为等内容。

（1）组织标志：即指以标志性的外化形态来表示本组织的组织文化特色，并且与其他组织明显区分开来的内容，如医院的院牌、院服、院徽、院旗、院歌、商标、标志性建筑等。

（2）工作环境：即指组织成员在组织中办公、生产、休息的场所，如办公楼、病房、门诊、俱乐部及图书馆。

（3）规章制度：即组织运行所必需的章程、体制及各类管理制度，如组织章程管理体制、决策制度、民主制度、奖惩制度、产品和服务标准及规范等。

（4）经营管理行为：即组织为实现经营目的而进行的一系列管理和运营活动。如组织在生产中以"质量第一"为核心的生产活动、在销售中以"顾客至上"为宗旨的营销活动、组织内部以"建立良好的人际关系"为目标的公共关系活动等。

2. **隐性组织文化**　隐性组织文化是组织文化的根本和最重要的组成部分。隐性组织文化包括组织哲学、价值观、道德规范、组织精神等内容。

（1）组织哲学：组织哲学是全体组织成员所共有的对世界事物的一般看法。组织哲学是组织最高层次的文化，它主导、制约着组织文化其他内容的发展方向。组织管理发展过程中，组织哲学经历了"以物为中心"到"以人为中心"的转变。

（2）组织价值观：价值观是指人们对客观事物（包括人、事、物）是否具有价值以及价值大小的总的看法和根本观点。组织价值观是组织文化的核心内容，组织的理想、宗旨、作风、道德和礼仪等却是由价值观衍生出来的。组织的价值观包括组织存在的意义和目的、组织各项规章制度的价值和作用、组织中成员的各种行为和组织利益的关系等。

（3）组织道德规范：组织的道德规范是组织在长期的生产经营活动中形成的、人们自觉遵守的道德标准和习俗，包括是非的界限、善恶的标准和荣辱的观念等。

（4）组织精神：组织精神是指组织成员共同的心理定势、群体意识和价值取向，是组织的经营哲学、价值观、道德规范的综合体现和高度概括，反映了全体成员在长期生产经营活动的共同追求和共同认识。

此外，组织文化的隐性内容还包括组织的经营理念、审美意识、宗旨、风气、心理、思维方式等内容。

二、组织文化的结构

一般认为，组织文化分为四个层次，即物质层、行为层、制度层和精神层。

1. **物质层**　组织文化的物质层即以物质形态表现出来的表层组织文化，是形成组织文化精神层和制度层的基础。优秀的组织文化是通过重视产品开发和产品质量、组织生产环境、生活环境、文化设施等物质现象来体现的。

2. **行为层**　组织文化的行为层是指由组织行为所折射出来的组织行为文化，是组织成员在生产经营、学习娱乐行为中产生的活动文化。组织行为文化是组织经营作风、精神风貌、人际关系的动态体现，也是组织精神、核心价值观的折射。包括组织经营活动、公共关系活动、人际关系活动、文娱体育活动中产生的文化现象。

3. 制度层　组织文化的制度层即组织制度文化，它是组织文化的中间层次，把组织物质文化、行为文化和组织精神文化有机地结合成一个整体。组织制度文化集中体现了组织文化的物质层和精神层对成员和组织行为的要求，是具有组织特色的各种规章制度、道德规范和员工行为准则的总和。

4. 精神层　组织文化的精神层即组织精神文化，它是组织在长期实践中所形成的群体心理定势和价值取向，是组织的道德观、价值观的综合体现和高度概括，反映全体组织成员的共同追求和共同认识。组织精神文化属于隐性文化，是组织文化的核心和灵魂，是组织优良传统的结晶，是维系组织生存发展的精神支柱，主要包括组织领导和成员共同信守的基本信念、价值标准、职业道德和精神风貌。

组织文化的四个层次紧密联系。物质文化是一切文化产生和发展的基础和前提，是组织文化产生的土壤和源泉；行为文化是制度文化和精神文化的反映，并直接影响着物质文化的状态；制度文化是组织文化的集中体现，协调着组织成员的行为和组织的秩序；精神文化是组织文化的核心和灵魂，既是以往组织文化的结晶，又决定着未来组织文化的发展方向。

三、组织文化的功能

组织文化的功能是指组织文化发生作用的能力，是组织文化在组织生产、经营、管理活动中的作用。一旦形成较为稳定的组织文化，组织及其成员必然受其影响。而这种影响既有积极作用，也可能产生一定的消极作用。

（一）组织文化的积极作用

优秀的组织文化的积极作用是显而易见的，主要表现在可以提高组织承诺、影响组织成员、提高组织效能等方面。具体包括以下六种：

1. 导向功能　导向功能是指组织文化能对组织整体和每个组织成员的价值观和行为取向起引导作用，使之符合组织所确定的目标。组织文化是通过组织的共同价值观不断地向个人价值观渗透和内化，使组织自动生成一套自我调控机制，以适应性文化引导组织及其成员的行为和活动。

2. 约束功能　约束功能是指组织文化对每个组织成员的思想、心理和行为具有约束和规范作用。组织文化的约束往往不是制度式的硬约束，而是一种软约束，是通过弥漫于组织中的文化氛围、群体行为准则和道德规范而对组织及其成员产生约束作用。

3. 凝聚功能　凝聚功能是指当一种价值观被该组织员工共同认可之后，它就会成为一种"黏合剂"，从各个方面把其成员团结起来，从而产生一种巨大的向心力和凝聚力，而这正是组织获得成功的主要原因。"人心齐，泰山移"，凝聚在一起的员工有共同的目标和愿景，能推动组织不断前进和发展。

4. 激励功能　激励功能是指组织文化具有使组织成员从内心产生一种高昂情绪和发奋进取精神的效应。组织文化能够最大限度地激发员工的积极性和首创精神，且这种激励不是一种外在的推动，而是一种内在的引导，不是被动消极地满足人们对实现自身价值的心理需求，而是通过组织文化的塑造，使每个组织员工从内心深处产生强烈的荣誉感和自豪感，以及为组织拼搏的献身精神。

5. 辐射功能　辐射功能是指组织文化一旦形成较为固定的模式，不仅会在组织内发挥作用，对本组织成员产生影响，而且也会通过各种渠道对社会产生影响。组织文化向社会辐射的渠道很多，但主要是利用各种宣传手段和个人交往两种渠道。一方面，组织文化的传播对树立组织在公众中的形象有帮助；另一方面，组织文化对社会文化的发展有重要的影响。

6. 调适功能　调适功能是指组织文化可以调整组织内部的部门之间、成员之间的关系，以及组织与环境、社会、顾客、竞争与合作伙伴之间的关系，可以帮助新进成员尽快适应组织，使自己的价值观与组织的价值观相匹配。在组织变革的时候，组织文化也可以帮助组织及其成员尽快适应变革后的局面，减少变革阻力和因为变革带来的压力和不适应。

（二）组织文化的消极作用

任何一种组织文化都是一把双刃剑，既有积极的一面，也有消极的一面。即便是非常优秀的组织文化，发展到极点，其消极作用也有可能大于积极作用，成为组织发展的障碍。例如艰苦奋斗与勤俭节约本是应该提倡的、具有积极作用的文化，但如果一味强调这一点，就可能会产生降低组织形象、目光短浅等问题。组织文化的消极作用主要体现在：

1. 变革的障碍　社会的发展要求所有组织必须做出适应性变革。如果组织文化，尤其是组织的价值观与组织变革及提高组织效率的要求不相符合时，它就会对组织的发展产生阻碍作用。当问题积累到一定程度时，这种障碍就会严重阻碍组织变革，甚至给组织发展带来致命打击。

2. 跨文化障碍　任何组织要发展壮大，都必须顺应社会潮流，自觉接受外来文化的影响。但组织文化一旦稳固，就会本能地、不同程度地排斥异己文化，阻碍跨文化的形成，强势文化冲击弱势文化，主文化抑制亚文化。这种现象不利于组织文化的融合与更新，易使组织文化趋于僵化。

3. 组织融合障碍　组织融合是指组织通过兼并、收购、重组等方式改变组织规模、功能的组织整合活动。随着社会的快速发展，组织融合现象越来越多。参与融合的组织各有自己的组织文化，这些组织文化不可能完全相同。组织融合后，这些组织文化也不可能"平起平坐"或简单地叠加在一起，主文化必然本能的对亚文化产生排斥作用，从而给组织融合带来障碍。

总之，组织文化的优劣、利弊都是相对的。有些看上去很完美的组织文化，却不能拯救自己。同时，任何组织文化都存在适应性问题，某种组织文化是甲组织发展壮大的原因，却可能是乙组织走向毁灭的根源。因而，照搬照抄的组织文化是难以"生根开花"的。组织文化中的积极成分和消极成分很难截然分开，管理者应该因势利导，最大限度地发扬其积极作用，抑制其消极影响。

四、护理文化及其特点

作为社会文化的一部分，护理文化是在一定的社会文化基础上形成的具有护理专业自身特征的一种群体文化，是被全体护士接受的价值观念和行为准则，也是全体护士在护理实践中创造出来的物质成果和精神成果的集中表现。护理文化的特点主要体现在以下几个方面：

1. 文化性 文化性是相对于自然性而言的。文化性是组织文化区别于组织其他内容的根本点，也是组织最明显、最重要的特征之一。护理文化产生于人类多年的护理实践，并以特有的人文方式表现出来。相对于其他组织文化，护理文化更充满着对人性的关爱和升华。例如护理工作中严格的查对制度体现了护士对生命的尊重和敬畏，圣洁的燕尾帽代表着护理专业的特征，体现了护士特有的神圣使命与精神风貌。

2. 综合性 综合性是指护理文化作为一种独特的组织文化，既强调技术性，又重视人文性，是技术与人文的高度结合。"以人为本"的服务理念综合了护士的人生哲学、价值观、精神风貌、职业态度和技术水准。

3. 实践性 护理文化是一代代护士在照护患者的护理实践中逐渐形成的文化现象。护理行业属于实践性行业，护理文化的内容与护理实践密不可分。护理文化来自于护理实践，又服务于和指导护理实践。

4. 无私性 相对于医疗机构中的其他群体，护士群体的无私奉献精神表现得更为突出。例如，为了救治患者，护士会不顾自己的安危，牺牲自己的健康乃至生命。护士日夜陪伴于患者身边，从治疗疾病到对患者的生活与心理照护，却从不居功。

5. 纪律性 由于工作任务和工作性质的特殊性，在医疗领域，护士是最具纪律性、组织性和执行力的群体。他们时间观念强、程序观念强、行为规范、严格操作，认真执行医嘱和上级指挥。同时，护士有着强烈的合作意识、集体观念和团队精神。

五、护理文化的建设与管理

优秀的护理文化有利于树立良好的护士形象和医院形象，提高护理服务质量，吸引并留住优秀的护理人才，取得患者的信任，增强护理组织的发展后劲，促进医院的健康发展。护理文化建设与管理过程中应重点注意以下问题：

1. 外在文化是"脸面" "脸面"是给人第一印象的载体，是个人和组织形象的外在表现。护理文化中的物质层和行为层都可以被人们直观地感受到，因而都属于外在文化。在护理文化建设中，管理者应从外在文化建设入手，如改善就医环境和工作环境，护士站应干净、整洁、宽敞、明亮，护士的工作服和燕尾帽要款式新颖、洁净、适时、合体，显示出护士"天使"般的高雅气质，注重培养护士的仪表、仪容、礼仪、礼节、语言等。尽管这些都属于外界形象，是护理文化的外壳，却首先并直接影响到患者的就医心理和护士的工作心态。

2. 中层文化是"骨架" 中层制度文化好比人体的骨架，支撑着整个文化体系。加强制度文化的建设，应从建章立制入手。管理者一是要根据相关法律法规实现依法管理；二是要在此基础上制定出既符合本院实际，又符合行业要求的各项护理管理制度、操作规范、道德规范和行为准则；三是要体现以人为本，尊重护士、关心护士、激发护士的主观能动性。同时要注重落实，加强监督，及时完善，使制度文化在整个文化体系中起到支撑作用。

3. 深层文化是"心脏"　深层的精神文化是整个文化体系的"心脏"，起着发动机和指挥中枢的作用。护理精神文化的核心是组织和护士的价值观，因而正确的价值观对构建优秀的护理文化至关重要。护理哲学指导着组织及其成员的处事态度。优秀的护理哲学应该能指导人们实事求是，脚踏实地，老老实实做人，踏踏实实做事，注重实效，严谨从事，不计较小得失而追求大结果，为患者提供优质服务、为护士提供发展良机，组织和成员都应该自省、自觉、自律、自主、自我完善，用健康的思想和超凡的智慧演绎治病救人的神圣使命，实现组织和个人的社会价值。因此，管理者必须高度重视精神文化建设，尤其是要确定正确的护理哲学和价值观，唯有如此，才能引领组织不断修正其制度和行为，最终建设成优秀的护理文化。

总之，在护理文化建设与管理过程中，管理者应不断汲取和借鉴国内外护理文化建设的先进经验，结合本地区、本组织的实际，提出明确的思路、方向和措施，取得全体护士的认可和高层的支持，并与医院文化总目标相吻合，才能真正建设成优秀的、理想的护理文化。

六、护理团队与护理团队建设

（一）护理团队概念

团队是由若干成员为了实现共同目标而组成的共同体。团队建设的目的是合理利用每一个成员的知识和技能，协同工作，解决问题，发挥整体功效，实现共同目标。团队一般由成员、目标、定位、权限和计划等要素构成。根据设立目的不同，团队可以分为问题解决型团队、自我管理型团队、多功能型团队等类型。

护理团队是指由相互协作的护士为了实现特定护理目标而组成的正式群体。护理团队一般是由若干护士和护理管理者组成的一个共同体，如护理科研团队、护理教学团队、重大活动项目组、特殊患者抢救小组、突发事件抢救小组等。有些团队是临时性的，如重大活动项目组、专项课题科研组，活动和科研任务一旦结束，团队也就自行解散。而有些团队则是永久性的，如护理教学团队、一个护理单元的护理团队等，即便个别人员有调整，但团队不会解散。

（二）护理团队建设

对于永久性的护理团队来说，团队建设是一项长期而又复杂的系统工程，常因管理者和成员的认识差异、成员素质高低、医院自身文化底蕴及其他因素的不同而具有不同工作特性和建设要求。因此，护理团队建设过程中应注意以下问题：

1. 制定团队目标　目标是构建高效团队的首要任务。团队成员应本着以人为本、以病人为中心的护理理念，一起探讨并制定团队共同的目标，其中包含近期、中期和远期目标。制定的目标要符合实际情况，具体实施计划要具有可操作性。同时，管理者要有意识地引导护士将个人职业规划和团队目标保持一致，使护士在追求自身利益和价值的同时向团队目标靠拢。团队成员的个人成长可使护理组织的整体素质不断提高，更有利于实现团队目标。

2. 确立共同愿景和价值观　确立共同愿景是护理团队发展的导航标。学习型组织理论之父彼得·圣吉（Peter M. Senge）认为，共同愿景是指组织中人们所共同持有的意象或景象，是人们心中一种令人身受感召的力量，它由目标、价值观和使命感三要素组成。管理者应高度重视共同愿景和价值观的意义和作用，以医院文化为基础，将护士的共同愿景定位在建立一支让患者满意、护士满意、组织满意及社会满意的护理队伍，实现提高护理服务质量、提高护士自身价值、提高护理组织和医院竞争力的目标。

3. 建立顺畅的团队内部沟通机制 医院可酌情组建类似护理工作委员会的机构，委员可由院领导及各层次的护士共同组成，他们能代表护士的利益，能够及时与医院各部门进行沟通和反馈，反映临床一线护士的诉求和意见。一方面使医院的各项工作更加贴近临床、贴近员工，另一方面也增加了护士以及整个团队的主人翁意识。

4. 建立完善的团队培训机制 有效培训是打造高效团队的关键。管理者应将护士继续教育和在职培训列入医院总体人才培养规划和专项经费预算，让护士继续教育和在职培训贯穿于护士整个职业生涯，并成为一种福利，促使整个护理队伍建设成为一个学习型团队。

5. 采取合理的激励措施 管理者应重视对护士的激励，采取物质激励、精神激励与信息激励相结合的方式，努力提高护士的工作积极性。其中提高一线护士待遇，根据服务数量和质量分配奖金和荣誉，增设优质护理服务病房津贴、重症和化疗等特殊岗位津贴，提高护士夜班费，实行带薪休假制度，为护士组织专场心理咨询和心理讲座，提高护士群体的地位等，使护士有体面的收入、良好的待遇、舒适的心情，从而使护士自动自发地为团队贡献自己的力量。

6. 加强团队情商的营造 团队情商是营造和谐环境、创建温馨服务的催化剂。护理团队的工作氛围、精神风貌以及凝聚力对工作绩效有着深刻的影响。因此，管理者应把提高团队情商作为重要的管理内容，在科室和医院营造一个和谐而又温馨的氛围，以提高团队成员的亲和力和凝聚力，从而为患者提供优质的护理服务。

一个团队的战斗力不仅取决于每一个成员的水平，也取决于成员与成员之间协作与配合的紧密度，以及管理者给每位团队成员提供的工作平台。因此，只有全体护士各尽所能、齐心协力，各科室齐头并进，才能促进护理团队整体的发展，实现一流的护理服务。

（罗艳华）

 复习思考题

1. 简述组织的功能。
2. 正式组织与非正式组织的特点有哪些？两者有何区别和联系？
3. 护理组织设计的目的和原则有哪些？
4. 如何建设和发展医院的护理组织文化？
5. 当今社会进行护理团队建设需要注意什么？

第 六 章

领导与激励

学习目标 ▮▮▮

识记：

领导与领导者的概念，领导者影响力的来源和种类，领导效能的基本内容和类型，激励的概念和原则。

理解：

领导与管理的关系，各经典领导理论、激励理论的主要内容，领导艺术。

运用：

不同领导风格、领导艺术、激励理论与方法运用于护理管理实践。

预习案例

某大学附属医院在护理质量管理过程中，除了加强组织建设、制度建设、岗位管理与分级管理、常规质量控制和风险管理以外，重点采取了逐级授权与参与式质量控制：各层级管理者逐级授权与分配任务，使护理部、科护士长、区护士长、护士（包括责任护士、执行护士和辅助护士）均获得参与质量监督与评价的权力，同时承担相应的质量控制责任。2年来，该措施的实施极大地调动了护士工作的积极性与主动性，护士的参与意识与责任意识不断增强，护理不良事件发生率大幅降低，护理质量和患者满意度不断提高。

案例思考

1. 授权的作用和注意事项有哪些？
2. 根据领导生命周期理论，护理管理者如何授权才能提高护士的满意度？

领导是管理的一项重要职能，领导的任务是将组织中的独立个体组织起来，共同实现组织目标。激励是实施领导活动的重要手段之一，激励的目的在于激发人的正确行为动机，调动人的积极性和创造性，充分发挥人的智力与潜能，创造出最大业绩。

第一节　领导概述

一、领导与领导者

（一）领导

1. 领导的概念　不同学者从不同的研究角度对领导一词的解释不同。一般认为，领导是指管理者通过影响下属实现组织目标的行为过程，其目的是使下属心甘情愿地为组织目标而努力工作。领导是人与人之间因为工作而产生的互动，是动态的过程，并且涉及权力运用问题。

2. 领导的构成要素　领导的构成要素主要包括以下四个方面：

（1）领导行为的主体：领导行为的主体是指实施领导行为的个人或集体，即领导者。领导者在领导行为中起关键性作用。

（2）领导行为的客体：领导行为的客体即领导对象或领导者的下属、追随者或被影响者，也是个人或群体。没有领导对象就无法实施领导活动，领导工作就失去意义。

（3）领导目的及实现目的的手段：领导目的是目标的预期。领导目的实现手段主要有指挥、激励、沟通等领导艺术。

（4）领导力量：领导力量是指领导者具有的影响下属的能力。正是由于影响力的存在，领导者才能对组织活动施加影响，并使下属随从，使领导过程成为可能。

（二）领导者

1. 领导者的概念　领导者是一种社会角色，是指在正式的社会组织中经合法途径被任用而担任一定领导职务、履行特定领导职能、掌握一定权力、承担某种领导责任的个人或集体。彼得·德鲁克（Peter Drucker）认为，"领导者的唯一定义就是其后面有追随者"。

2. 领导者与被领导者　领导者是一种特殊影响力的承载者，是领导行为的主体，在领导活动中起主导作用，在组织中居核心地位。与之相对应的是被领导者，被领导者是领导者执行职能的对象，两者相互依存，相互影响。在领导过程中，领导者通过指导、激励等影响被领导者，同时被领导者给领导者信息来修正其行为。领导职能的完成，需要与他人交流和沟通，而且人的感受、能力和心态不断变化，领导者与被领导者的关系和行为也需要不断调整。因此，领导是一种双向的动态过程。

（三）领导与管理

人们习惯将领导和管理当作同义词来使用，似乎领导过程就是管理过程，领导者就是管理者。但从严格意义上来讲，领导和管理既有联系，又有区别。

1. 领导与管理的联系　主要体现在以下三个方面：①领导是管理职能之一；②管理和领导具有复合性，即主体身份复合和行为性质复合；③领导与管理相辅相成。

2. 领导与管理的区别　领导与管理的区别主要体现在以下五个方面：

（1）目标不同：领导的目标主要是抽象的、宏观的社会目标，集中表现为战略性，而管理的目标主要是具体的、微观的工作目标，主要表现为战术性；领导的意义在于对路线、方针、政策的引导和确定，而管理则是在路线、方针、政策已经确定的前提下，采取各种有效措施，使既定的方针政策得以落实。

（2）基本职能不同：领导的基本职能主要是制定决策和推动决策的执行，实现最大的效益。重点是以人为中心，处理好人际关系，从而发挥人的积极性和创造性。管理的基本职能主要是计划、组织、领导和控制，使人、财、物等各种资源得到合理配置，充分提高管理效能。所以，领导只是管理的一项职能。

（3）活动方式不同：领导职能是制定战略决策，因此领导活动不拘泥于程式化的领导方式，而具有一定的灵活性和随机性。管理是贯彻实施领导决策，必须具备规范性、程序性和模式化的基本特点。

（4）实践对象不同：领导活动的实践对象是特定的组织成员，而管理活动的实践对象是特定的规则、程序和组织的各类资源；领导通过特定的影响力激励组织成员，实现组织目标，而管理则是通过资源的合理配置来完成特定的管理目标。

（5）评价标准不同：领导活动的评价标准是领导效能，既包括领导活动的效率和效益，也包括领导过程中的用人效能、时间效能和整体贡献效能等。管理活动的评价标准一般是效率和效益，可以采用较为客观的、数据化的测评方法来评价。

（四）领导者与管理者

理想的情况是管理者就是领导者，但在管理实践中，多数情况下并非如此，有时管理者并不是领导者，因为仅有组织提供给管理者某些权力并不能保证他们实施有效领导。也有些人具有领导才能但不是管理者。如医院中的护理部主任、科护士长、护士长都是护理管理者，但不一定是护士群体的领导者。要想成为高效护理管理者，就要成为具有领导才能的管理者。领导者与管理者各有不同的才能和技能的组合，见表6-1。

表6-1　领导者与管理者的才能

领导者	管理者
组织的灵魂	组织的骨干
热情、有经验	理性、有能力
长远目标与宏观目标	具体目标
有职位、有人格魅力	有岗位（权力与责任）、有制度保证
凝聚人心、鼓舞人心	整合资源、解决问题
有创造力和想象力	有执行力
强调个人力量	强调成员参与

二、领导者的影响力

领导者重要的任务是"影响"个体或群体的行为。领导者的影响力是指领导者在与下属交往过程中，影响或改变下属心理和行为的能力。

（一）领导者影响力的来源

美国管理学家弗兰奇（French）和瑞文（Raven）根据权利来源的基础和使用方式的不同，把权力分为职位权力和个人权力两大类。

1. 职位权力　职位权力即职权，是指组织根据管理者所处的职位给予其影响下属和支配组织资源的权力，由组织正式授予，受制度保护。该权力与职位并存，有职位就有权力，失去职位，权力也随即消失。职权包括以下三类：

（1）法定权力：即组织内各领导职位所固有的、合法的、正式的权力，其内容包括决策权、指挥权、人事权、经济权等，也是组织的等级指挥链所固有的一种权力形式。

（2）奖赏权力：即履行有形奖励（如薪酬、晋升等）和无形奖励（如口头表扬、赞许、尊重等）的权力。由于被领导者感觉到领导者有能力使他们的需求得到满足，因而愿意追随和服从领导。

（3）强制权力：即建立在惧怕基础上的、对不服从要求或命令的人进行惩罚的权力。组织中常用的强制权的措施主要有口头谴责、分配不称心的工作、降职、减少报酬、解雇等。

2. 个人权力　个人权利是源于个人特征的权力，可能与职位有关，也可能与职位无关，包括以下两类：

（1）专家权力：这是来源于专长、特殊技能或知识的一种影响力，可用于指导下属完成工作任务、实现个人或组织目标。

（2）参照权力：参照权力的基础是对个人所拥有的独特智谋或特质（个人品质、魅力、经历、背景等）的认可，这些智谋或特质可以得到下属的尊重、敬佩和忠诚，从而下属能够接受其影响。

（二）领导者影响力的种类

根据性质不同，领导者影响力可以分为权力性影响力和非权力性影响力。与职位权力有关的影响力属于权力性影响力，与个人权力有关的影响力属于非权力性影响力。

1. 权力性影响力　权力性影响力是指领导者运用上级授予的权力强制下属服从的一种能力，具有强制性。如护士长要求护士操作前进行查对，这是合法的要求，护士必须遵守。权力性影响力主要由以下三种因素构成：

（1）职位因素：领导者在组织中的职位越高，权力越大，下属对他的敬畏感就越强，领导者的影响力也越大，如护理部主任要比护士长的影响力大。

（2）传统因素：这是源于长期以来人们对领导者所形成的一种历史观念，认为领导者不同于普通人，他们有权、有才干，比普通人强，使人们产生了对他们的服从感。

（3）资历因素：资历的深浅在一定程度上决定着领导者的影响力。如有多年管理工作经验的老护理部主任与新任的年轻护理部主任比较，老主任在管理职位上资历较深，往往使人产生一种敬重感，其言行容易使下属从心理上信服，影响力也比新任护理部主任要大。

2. 非权力性影响力　非权力性影响力是指由领导者自身素质和现实行为形成的自然性影响力。它既没有组织的正式规定，也没有强制性约束力，被影响者更多地表现为主动顺从和依赖。这种影响力主要由以下四类因素构成：

（1）品格因素：一个人的品格主要包括道德、品行、修养、个性特征、工作与生活作风等方面。下属敬重的品格可以形成极大的人格魅力，进而对他人产生重大影响。

（2）能力因素：领导者的能力反映在工作成效和解决实际问题的有效性方面，主要包括观察力、忍耐力、知人能力和人际关系协调能力等。比如工作能力很强的领导者，下属会发自内心地服从和接受。

（3）知识因素：丰富的知识、经验为实现组织目标提供了保证。一个人掌握的知识越丰富，对下属的指导就越正确，越容易使下属产生信赖感。这种影响力与领导者职权发挥协同作用，可以大大提高领导者的工作效能。

（4）感情因素：感情是人对客观事物（包括人）好恶倾向的内在反映。人与人之间建立了良好的感情关系，便会产生亲切感，进而就会产生影响力。平时待人和蔼可亲、体贴关怀下属、与下属关系融洽的管理者往往会有较大的正向影响力。否则，则会产生负向的影响力。

在领导者的影响力中，非权力性影响力占主导地位，起决定性作用。非权力性影响力制约着权力性影响力。当领导者的非权力性影响力较大，其权力性影响力也会随之增强。因此，提高领导者影响力的关键在于不断提高其非权力性影响力。

三、领导者的素质与能力

领导者是实现领导过程的一个基本要素。领导者较高的素质和能力是实现有效领导的前提条件。领导者的高素质和高能力与领导者的权力结合起来会产生强大的影响力，从而极大地提高工作绩效。

（一）领导者的素质

1. 文化素质　文化素质即知识素质，包括基础知识素质与行业知识素质。

（1）基础知识素质：即领导者应具有的、与本岗位相适应的基础文化知识水平和语言文字表达能力。该素质的高低直接关系到领导效能。丰富的文化知识是领导者解决问题的有力武器，良好的语言文字表达能力是领导者进行信息沟通的重要基础。

（2）行业知识素质：即领导者在某一行业或部门的专业知识方面应达到的水平。现代领导在很大程度上是能力领导、技能领导和知识领导。因此，每个领导者应根据自己的分工需要，系统掌握相关专业知识和技能，使自己拥有组织能力、行政能力和变革能力，充分发挥领导者的作用。

2. 品德素质　品德素质是指领导者在生活和学习过程中形成的、用以调节同他人相互关系的、充满价值内容和主观取向的精神内涵，是按照一定的道德原则和道德规范，通过自我领悟逐步形成的道德情操和道德境界。品德素质具体包括以下内容：

（1）正直：领导者通过真诚与言行的高度一致，与员工建立相互信赖的关系。孔子讲："己身正，不令而行；己身不正，虽令不从"，就是这个道理。

（2）预见力：领导者应高瞻远瞩，能够准确预见组织未来的发展。要具备良好的预见力就要能够做到：①提出正确的问题；②依靠科学与直觉；③积极主动；④善于联想；⑤全面洞察；⑥统揽全局。

（3）自信心：领导者为了使下属相信他的目标和决策的正确性，必须表现出高度的自信，这样下属才会忠诚地追随他实现既定目标。

（4）感召力：感召力是领导者动员下属行动的源泉。富有感召力的领导者应根据下属的情况调整自己的领导风格，以自己的行动鼓励下属。

（5）进取心：领导者要有强烈的进取心，具有较高的成功愿望。这类领导者的首要特征是胸怀远大、积极挑战自我、敢于拼搏、不断向目标奋进。

（6）意志力：领导者要实现组织目标，必须表现出坚强的意志和顽强的斗志。即使是遇到了危机或困境，也会不屈不挠。

（7）魄力：领导者的魄力，对其个人来说是实现有效领导的必备条件，对其追随者而言则是一种鼓舞和驱动力。

（二）领导者的能力

1. 与人合作的能力 这是指领导者自身应富有合作意识与合作能力，即对下属不用压服，而用说服来赢得合作，同时要能够有效地帮助下属完成本职工作。

2. 科学决策能力 领导者在决策时要统筹全局、高瞻远瞩，能够根据客观实际情况做出科学决策，避免盲目决策和决策失误。

3. 组织能力 领导者不仅要善于发掘，并能够充分发挥下属的才能和智慧，还应具备有效地组织和利用人力、物力和财力等资源的能力。

4. 学习与批判能力 在学习型的社会中，学习能力是领导者的核心能力之一。领导者必须是善于学习的人，只有不断学习才能掌握工作所需的足够知识。领导者还必须是勇于批判的人，只有勇于批判才能正确地观察、思考、评价与借鉴他人的经验与教训。

5. 变革与创新能力 变革与创新能力是领导能力的关键，体现在领导者的随机应变、争取先机、抓住机会等方面。领导者的工作是推动改革、勇于创新、追求发展、鼓舞士气。因此，领导者应该能适应新的形势，不断完善自己的思维方式与行为方式，不断提高个人的创新能力。

6. 授权和服务能力 适度授权既能使领导者超脱于具体事务性工作，又能充分发挥下属的工作热情和聪明才智。只有适度授权，领导者才能有更多的时间和精力为下属提供服务，包括提供良好的工作条件和环境。

四、领导者的作用与领导效能

（一）领导者的作用

领导者的作用主要表现在以下几个方面：①根据组织内外环境变化，及时、正确地把握组织前进的方向；②确立组织的宗旨、价值观、管理目标、行为标准；③建立健全组织结构与管理制度；④科学选拔和合理配备人才，培训、培养人才，与组织成员进行有效沟通，协调下属的意见和行为，激励下属，鼓舞士气；⑤制订并不断完善组织计划，指挥、执行计划，并检查执行情况；⑥及时发现工作中的偏差，正确地行使控制功能，恰当地利用组织资源纠正偏差。

（二）领导效能

领导效能是指领导者在实施领导活动过程中，实现领导目标的能力与所获得的领导效率、领导效果、领导效益，以及所引起的组织状态、组织环境和组织关系的有效变化的系统综合。领导效能是组织领导活动的出发点和归宿，是评价领导活动优劣的综合尺度。

1. 领导效能的基本内容

（1）时间效能：即领导者在合理运用时间，提高工作效率方面的效能，主要体现在领导者、下属和组织整体的时间利用率方面。

（2）用人效能：即领导活动中对人的选配和使用所产生的效能，即选配、组织和使用有关人员的能力和效果。主要体现在领导者能否选择适当的人员从事适当工作，并使各类人员合理配置、组合，能否充分调动各类人员的积极性和创造性。

（3）决策效能：即及时、正确地制定决策，并有效地组织实施的效能。决策是否科学、高效直接决定着组织的领导效率、效果以及社会影响。科学、高效地决策是组织健康、快速发展的前提，而组织的失败往往源于错误的决策。所以，组织最大的成本是决策失误所导致的损失。

（4）组织整体贡献效能：即组织整体目标的实现程度，整个组织的总体目标实现程度，是衡量领导效能高低的最重要的尺度。领导效能不仅反映在个人所主持、负责的部门工作和单项领域之中，更重要的是反映在全局工作和整体贡献上。用人、时间、决策等效能最终都将体现为组织整体贡献效能。

2. 领导效能的类型

（1）依据领导效能层次划分：领导效能分为宏观领导效能和微观领导效能。前者是指领导活动在社会整体中所达成的效能，包括社会效能和经济效能等。后者是指领导过程中所显示的具体效能，包括时间效能、用人效能、决策效能、组织整体贡献效能。

（2）依据领导效能性质划分：领导效能分为正效能和负效能。正效能是指组织的获得大于投入，负效能是指组织的获得小于投入。无论是宏观效能还是微观效能，都有正负之分。

3. 领导效能的测评　领导效能的测评是指特定的测评主体根据一定的标准、遵循一定的原则、按照一定的程序、通过一定的方法对领导活动的能力与效果进行综合测试与评价的过程。

（1）测评内容：通常包括领导者的德、能、勤、绩四个方面。

（2）测评原则：除遵循实事求是的总原则外，还应坚持：①主观测评与客观测评相结合原则；②静态测评与动态测评相结合原则；③直接测评与间接测评相结合原则；④定性测评与定量测评相结合原则；⑤整体测评和局部测评相结合原则。

（3）测评程序：①宣传与组织准备；②内容确定和方法设计；③自我总结和群众评议；④综合分析并得出结论；⑤结论反馈与复核修正；⑥结果公布与资料存档。

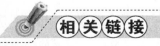 相关链接

领导效能的测评方法

1. 调查研究法　即测评主体通过典型调查、走马观花、解剖麻雀、抽样统计等方式，对被测评的领导者的领导效能进行调查，并做出判断。

2. 民意测验法　即通过投票、对话与问卷等方法对被测评的领导者的领导效能进行评议，以获得其某一方面或总体的情况。

3. 目标测评法　也称目标对照法，即由测评主体按照领导活动中预先设定的目标或指标体系，检查领导活动完成情况，从而评定工作成效的方法。

4. 比较测评法　也称相对比较法，即在常规的测评中加入比较因素，通过选择一定的参照系来对比评价某位领导者的领导效能。

5. 模拟测评法　即让被测评的领导者进入一个模拟的工作环境，要求他按照既定的条件进行模拟操作，同时运用多种方法观察其行为方式、心理素质、反应能力等，并根据这些观察的结果来评价其领导效能。

第二节　领导理论与领导艺术

一、领导特质理论

领导特质理论也称伟人理论，是研究优秀而成功的领导者具备的内在品质与领导相关行为及绩效之间关联性的理论。其出发点是：领导者的个人特质是决定领导效能的关键因素，领导效率的高低主要取决于领导者的特质。

（一）中国传统的领导品质观

中国历史上有许多有关领导品质的经典论述，其中最具代表性的是儒家和道家的观点。这里仅孔子和老子的经典观点作一简要介绍。

1. 孔子的领导品质观　据《论语》记载，孔子曾提出了君子（领导者）应该具备的品质："尊五美，屏四恶，斯可以从政矣。""五美"是指"惠而不费，劳而不怨，欲而不贪，泰而不骄，威而不猛"。意思是说，君子（领导者）应该具有这样的能力，给了百姓恩惠而不使自己有过大损失，让百姓劳作而不使百姓产生怨恨，有欲望而不贪婪，泰然处事而不骄躁，威严而不使人恐惧；"四恶"是指"不教而杀谓之虐；不戒视成谓之暴；慢令致期谓之贼；犹之与人也，出纳之吝谓之有司"，即不经教化就严厉惩罚是虐待；不先告诫就要求立刻成功是强暴；起先懈怠而突然限期完成就是邪恶；同样是给人财物，却出手吝啬，那就是小气。

孔子说，人如果具备了"恭宽信敏惠"五种美德就可以成为一个仁义的领导者。"恭则不侮，宽则得众，信则人任焉，敏则有功，惠则足以使人。"就是说，恭敬就不致遭受侮辱，宽厚就会得到大众的拥护，诚实就会得到别人的信任，勤敏就能建功立业，慈惠就能更好地使唤人。一个人做到上述五点，就会成为社会的强者，一个有益于社会和百姓的人。

"尊五美，屏四恶"和"恭宽信敏惠"是孔子有关执政方略和为官者素质思想的精髓，是儒家治国平天下的方法论，值得当代所有领导者引以为鉴。

2. 老子的领导品质观　老子曾说："江海所以为百谷王者，以其善下之，故能为百谷王。是以圣人欲上人，以其言下之；欲先人，以其身后之。"意思是说江海之所以能成为数百条河流的归顺之处，是因为它在河水的下游。因此，要想作万民之君王，必须在言语上表示谦下；要想站在百姓前面，必须先把自己放在百姓后面。

老子认为："不自见故明，不自是故彰，不自伐故有功，不自矜故长。"意思是说不固执己见就能明察事理，不自以为是就能彰显功业，不诋毁他人就能有功劳成就，不傲慢气盛就能成为领导。

老子说："我有三宝，持而宝之。一曰慈，二曰俭，三曰不敢为天下先。慈故能勇，俭故能广，不敢为天下先，故能成器长。今舍慈且勇，舍俭且广，舍后且先，死矣！"意思是说我有三件始终不放弃的法宝，一是仁慈，二是节俭，三是不敢为百姓之先。有了仁慈所以能勇武，有了节俭所以能大方，不敢居于天下人之先所以能成为万民的首长。现在丢弃了仁慈而追求勇武，丢弃了节俭而追求大方，舍弃退让而追求争先，必然走向灭亡。

老子的这些观点说明，谦虚柔和是立身处事之根本原则，宽厚仁慈是安心立命之根本保证，清心寡欲是修身养性之首要品质。这些为官之道同样值得所有领导者深刻思考和借鉴。

（二）西方现代领导品质观

20世纪20~30年代，西方有关领导理论的研究重点关注领导者的个性特征，其出发点是：领导效率的高低取决于领导者的特征，找出不同领导者的个人特征差异，由此确定优秀的领导者应具备哪些特征。只要对比领导者是否具备这些特征，就能断定他是否为优秀的领导者。较为经典的特征领导理论有领导个人因素论和领导条件品质论。

1. 斯托格笛尔的领导个人因素论　美国管理学家斯托格笛尔（R. M. Stogdill）考察了124项研究，查阅了5000多种有关领导素质的书籍和文章后，将领导者应具备的个人特征归为六类：

（1）五种身体特征：精力、外貌、身高、年龄、体重。

（2）两种社会背景特征：社会经济地位和学历。

（3）四种智力特征：果断性、说话流利、知识渊博、判断分析能力强。

（4）十六种个性特征：适应性、进取心、热心、自信、独立性、外向、机警、支配力、有主见、急性、慢性、见解独到、情绪稳定、作风民主、不随波逐流、智慧。

（5）六种与工作有关的特征：责任感、事业心、毅力、首创性、坚持、对人关心。

（6）九种社交特征：能力、合作、声誉、人际关系、老练程度、正直、诚实、权力的需要、与人共事的技巧。

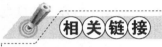 **相关链接**

通用汽车公司首位首席信息官的个性特征

拉尔夫·斯金达（Ralph Szygenda）刚到通用汽车公司时，公司的信息技术系统过于陈旧、死板，集成效果很差，根本无法运转。但是斯金达非常喜欢挑战，相信坚持和决心是自己最优秀的品质。作为通用汽车公司的首位首席信息官，经过近10年的努力，他带领下属近乎实现了"建设第一家完全联网的汽车公司"的目标。如今，公司位于全球各地的员工能够通过网络对共同项目进行沟通和协调，凯迪拉克生产部门可以访问别克装配线的营销数据，顾客可以查询汽车是否发到经销商的仓库以及具体地点，等等。他是一位严厉的领导者，总是制定高标准，并希望每个人都像自己一样倾全力完成目标。但是，他并不是坚持"按我说的做，否则就走人"，而是喜欢和下属一起关注问题并展开讨论。所以，他手下的管理团队普遍认为他是一位要求严格，但是能为下属提供支持的上司。

2. 鲍莫尔的领导条件品质论　美国著名经济学教授威廉·杰克·鲍莫尔（William Jack Baumol）认为，领导者应具备以下十项品质才是合格的。

（1）合作精神：即愿意与他人共事，能赢得他人合作，对人不是压服而是感动和说服。

（2）决策能力：能根据客观实际情况，而不是凭主观臆断做出决策，具有高瞻远瞩的能力。

（3）组织能力：能发掘下属的潜能，善于组织人、财、物等资源。

（4）精于授权：能驾驭好职位权力，适当授权、敢于授权、善于授权。

（5）善于应变：机动灵活，积极进取，不墨守成规。

（6）敢于求新：对新事物、新环境和新观念有敏锐的感受能力。

（7）勇于负责：对上下级、组织及整个社会抱有高度的责任心。

（8）敢担风险：敢于承担组织发展不景气的风险，有努力开创新局面的雄心和信心。

（9）尊重他人：能虚心听取他人的意见和建议，不盛气凌人。

（10）品德高尚：有高尚的品德修养，被组织内外的人员所敬仰。

领导特征理论的内容为领导者培养个人特征指明了方向。如果护理管理者能够具备以上特征，无疑将有利于护理管理工作的开展。

20世纪中期，随着心理学行为学派的兴起，西方的领导特征理论在解释领导行为方面遇到了困境，因而受到了质疑。研究发现，特征理论存在六个方面的缺陷：①忽视下属，而下属对领导者成功与否有着重要影响；②没有指出不同品质和特征在领导工作的相对重要性；③没有对因与果进行区分，例如是领导者的自信导致了成功，还是领导者的成功建立了自信；④忽视了情景因素，没有考虑到环境对个性的影响；⑤特征难以衡量，无法去度量领导者个性所具有的程度；⑥随着研究的不断深入，所得出的领导者特征越来越多，导致了理论上的争执和混乱。

二、领导行为理论

20世纪50~60年代，行为科学家和心理学家将研究的重点转向了对领导行为的研究，着重研究和分析领导者在工作过程中的行为表现及其对下属行为和绩效的影响，以确定最佳的领导行为。代表性理论有领导方式理论、领导行为四分图理论和管理方格理论。

（一）领导方式理论

美国著名心理学家库尔特·卢因（Kurt Lewin）和他的同事们通过对团体气氛和领导风格的研究，认为领导者在领导过程中表现出来的工作作风分为独裁型、民主型和放任型三种领导风格。

卢因等人的最初研究发现，民主型领导风格的工作效率最高，不仅可以完成工作目标，而且成员间关系融洽，工作积极主动，有创造性；独裁型领导风格虽然达到了工作目标，但成员没有责任感，士气低落，情绪消极；放任型领导风格工作效率最低，只达到社交目标而达不到工作目标。但后来的研究发现了更复杂的结果，认为三种领导风格各具特色，分别适用于不同的环境。领导者要根据所处的管理层次、工作性质和下属的条件等因素灵活地选择主要的领导风格，并辅之其他领导风格。

（二）领导行为四分图理论

1945年，美国俄亥俄州立大学工商企业研究所开展了一项关于领导行为的研究。研究人员收集了大量有关下属对领导行为的描述，罗列了1000多种刻画领导行为的因素。经过筛选概括，最终将领导行为的内容归纳为两个维度，即对组织任务的关注和对组织员工的关心。两个不同的维度互相结合，形成四种基本的领导风格，即高任务低关心人、高任务高关心人、低任务高关心人、低任务低关心人，称为领导行为四分图，也称二维构面理论（图6-1）。许多研究发现，高任务高关心人的领导风格，相对于其他3种领导风格更能使员工在工作中取得高绩效并获得工作满足感。不过，这种领导风格也并不总是产生积极效果，工作需要有张有弛，因而，周期性的低任务高关心可使员工获得更高的满足感。进一步研究还发现，领导者的直接上司给该领导者的绩效评估等级，与领导者对下属的关心程度呈负相关。

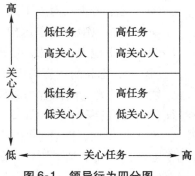

图6-1 领导行为四分图

（三）管理方格理论

在领导行为四分图理论的基础上，美国德克萨斯大学的管理心理学家罗伯特·布莱克（Robert R. Blake）和简·莫顿（Jane S. Mouton）提出了管理方格理论，并构造了管理方格图（图6-2）。横坐标表示领导者对生产的关心程度，纵坐标表示领导者对人的关心程度。将关心程度各划分为9个等份，纵横坐标共组成81个小方格，每一方格代表一种领导风格，其中有5种领导风格具有代表性，分别是1.1型（即贫乏型）、1.9型（即乡村俱乐部型）、9.1型（即任务型或权威型）、9.9型（即协作型或团队型）、5.5型（即中庸型）。这些代表性领导风格中，1.1型领导效果最差，1.9型次之，5.5型和9.1型在不同情景下效果不同，9.9型领导效果最好。

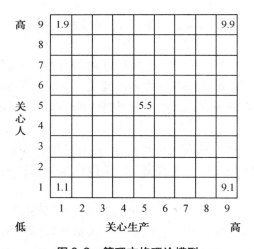

图6-2 管理方格理论模型

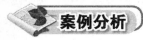 案例分析

关于护理部主任领导风格有效性的思考

甲是某三甲医院的护理部主任，她为医院护理临床、教学和科研工作制定了宏伟的目标和严格的标准，并定时检查和监督，口头禅就是"如果你达到目标了，你就得到奖励，否则我就必须寻找新人来代替你"。

乙是另一家三甲医院的护理部主任，她认为领导者对待下属的方式，要像自己希望护士对待患者的方式一样。她亲自在医院护士长培训班上任教，不仅仅教护士长如何管理，还教他们如何生活得更好。她要求所有的病区和办公室都要清洁、明亮和空气清新，希望护士们有舒适的工作环境，她相信所有这一切都会转化为优质的服务。她的口头禅是："我喜欢将患者和护士都作为完整的人来对待。"

请思考：两位护理部主任的领导风格各属什么类型？不同的领导风格有什么优缺点？你认为两位护理部主任应该如何调整自己的领导风格？

三、领导权变理论

行为领导理论虽然在特征理论的基础上有较大的发展，但仍然有局限性。领导活动能否成功，绝不仅仅取决于领导者具有某些特征和某些行为，认为行为领导理论存在着忽视环境因素对领导有效性的影响。科学家们开始进行环境因素对领导有效性影响的研究，形成了权变领导理论。其代表性观点有以下三个：

（一）LPC（least-preferred co-worker，LPC）权变理论

美国华盛顿大学心理学家、管理学家弗莱德·费德勒（Fred Fiedler）经过 15 年深入而广泛的研究，提出了有效领导的权变理论。他指出，领导是一个动态的过程，领导的有效性不仅取决于领导者的特征和行为，还取决于领导者所处的具体环境。不可能有一种适用于任何环境的领导方式，任何领导方式都可能有效，关键要与环境相适应。这一理论的关键在于界定了领导者的领导风格以及不同的情境类型，然后使领导风格与情境相适应。

费德勒提出领导的风格分为任务导向型和关系导向型，并开发了"最难共事者"调查问卷。通过对最难共事的同事的评价打分来反映和测试领导者的领导风格（表 6-2）。费德勒认为，如果以相对积极的词汇来描绘最难共事的同事（得分大于 64），则说明作答者对人宽容，乐于与同事形成良好的人际关系，属于关系导向型。反之，如果以相对消极的词汇来描绘最难共事的同事（得分小于 57），则说明作答者对人要求严格，更关注生产和任务，属于任务导向型。

表 6-2 LPC 问卷

快乐	8	7	6	5	4	3	2	1	不快乐
友善	8	7	6	5	4	3	2	1	不友善
拒绝	1	2	3	4	5	6	7	8	接纳
有益	8	7	6	5	4	3	2	1	无益
不热情	1	2	3	4	5	6	7	8	热情
紧张	1	2	3	4	5	6	7	8	轻松
疏远	1	2	3	4	5	6	7	8	亲密

续表

冷漠	1	2	3	4	5	6	7	8	热心
合作	8	7	6	5	4	3	2	1	不合作
助人	8	7	6	5	4	3	2	1	敌意
无聊	1	2	3	4	5	6	7	8	有趣
好争	1	2	3	4	5	6	7	8	融洽
自信	8	7	6	5	4	3	2	1	犹豫
高效	8	7	6	5	4	3	2	1	低效
郁闷	1	2	3	4	5	6	7	8	开朗
开放	8	7	6	5	4	3	2	1	防备

在此基础上，费德勒又提出了影响领导有效性的三种情境因素：

1. 上下级关系　上下级关系是指上下级之间的信任、尊重、喜爱程度，以及下属愿意追随领导者的程度。如果双方高度信任、互相支持，属相互关系好。反之则属关系差。这是最重要的因素。

2. 任务结构　任务结构是指下属所承担任务的规范化和程序化程度。当任务是常规、具体、明确、容易理解，有章可循，属任务结构明确性高。反之，当任务复杂、无先例，没有标准程序，则属任务结构明确性低或不明确。这是次重要因素。

3. 领导者职权　领导者职权是指与领导者的职务相关联的正式权力，以及领导者在整个组织中从上到下所取得的支持程度。如果领导者对下属的工作任务分配、职位升降和奖罚等有决定权，则属职位权力强；反之，则属职位权力弱。这是最不重要的因素。

费德勒将三种情境因素组合成了八种情境类型。三个条件都具备是最有利的环境，三个条件都不具备是最不利的环境。不同的情境类型适合的领导风格不同，两者有良好匹配，才能取得有效的领导。当情境条件处于最好和最不好的两个极端时，都适宜采取任务导向型领导风格。而中间状态的情境，则适宜采取关系导向型领导风格，见图6-3。

对领导的有利性	有利			中间状态				不利
上下级关系	好	好	好	好	差	差	差	差
工作任务结构	明确	明确	不明确	不明确	明确	明确	不明确	不明确
领导者职权	强	弱	强	弱	强	弱	强	弱
领导方式	指令型			宽容型				指令型

图6-3　费德勒权变理论模型

由于费德勒认为领导者的领导风格是固定不变的，因此，要提高领导效率只有通过选择领导者以适应情境或者改变领导情境以适应领导者两种途径来实现。

（二）领导生命周期理论

领导生命周期理论也称情境领导理论，最初由俄亥俄州立大学心理学家科曼（A. Korman）于 1966 年提出，后由管理学家保罗·赫塞（Paul Hersey）和肯尼斯·布兰查德（Kenneth H. Blanchard）发展完善。该理论的主要观点是：成功的领导取决于合适的领导方式，而领导方式的选择则取决于下属的成熟度水平。

成熟度是指个体对自己的直接行为负责任的能力和意愿的大小，包括工作成熟度和心理成熟度。工作成熟度是指一个人从事工作所具备的知识和技术水平。工作成熟度越高，在组织中完成任务的能力越强，越不需要他人的指导。心理成熟度是指从事工作的动机和意愿。人的心理成熟度越高，工作的自觉性越强，越不需要外力激励。工作成熟度与心理成熟度相互结合，可以组成四个成熟度等级。

1. M_1（不成熟）　工作能力低，动机水平低。下属缺乏接受和承担任务的能力和意愿，既不能胜任工作，又缺乏自信。

2. M_2（初步成熟）　工作能力低，动机水平高。下属业务能力差，缺乏完成任务的技能，但有承担任务的意愿。

3. M_3（比较成熟）　工作能力高，动机水平低。下属具备了工作所需要的技术和经验，但缺乏足够的动机和意愿。

4. M_4（成熟）　工作能力高，动机水平高。下属不仅具备了独立工作的能力，而且愿意并具有充分的信心来主动完成任务，并承担责任。

该理论将领导行为分为工作行为和关系行为两方面，又将这两方面分为高低两种情况，从而组合成了四种领导风格。领导风格与下属成熟度水平成一定的对应关系，见图 6-4。

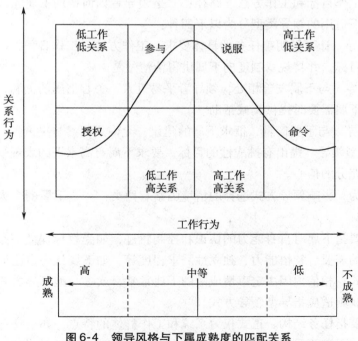

图 6-4　领导风格与下属成熟度的匹配关系

1. 命令型（高工作—低关系） 强调直接指挥，与下属采取单向沟通的方式，明确规定工作目标和工作规程，告诉他们做什么、如何做、何时做、在何地做等。适用于不成熟（M_1型）的下属。

2. 说服型（高工作—高关系） 领导者除了向下属布置任务外，还与下属共同商讨工作如何进行，以双向沟通的方式对员工的意愿和热情加以支持，并向员工说明决定，通过解释和说服获得下属的认可和支持。适用于初步成熟（M_2型）的下属。

3. 参与型（低工作—高关系） 上级与下级共同进行决策，领导者给下属提供支持，加强交流，鼓励下属参与决策，对下属的工作尽量不做具体指导，促使其搞好内部的协调沟通。适用于比较成熟（M_3型）的下属。

4. 授权型（低工作—低关系） 领导者充分授权下属，鼓励下属自己做决定并承担责任。适用于成熟（M_4型）的下属。

该理论认为，要实现有效领导，必须针对不同成熟程度的员工采取不同的领导方式。领导者对待下属，既要重视培训技能，提高工作能力，又要重视改善态度，提高工作积极性，即创造条件帮助员工从不成熟逐渐向成熟转化。

（三）路径—目标理论

路径—目标理论由加拿大多伦多大学教授马丁·埃文斯（Martin Evans）首先提出，由其同事罗伯特·豪斯（Robert House）和华盛顿大学教授特伦斯·米切尔（Terence Mitchell）予以扩充和发展。该理论认为，领导的主要职能是帮助下属实现工作目标，并提供必要的指导和支持，以确保他们各自的目标与组织的目标相一致；领导者的效率是以能激励下属达到组织目标，并在工作中使下属得到满足的能力来衡量的。路径—目标理论关注两个方面：一是下属如何建立工作目标和工作方法、路径；二是领导者如何帮助下属完成工作路径—目标循环。不同环境下适用的领导类型分为以下四种：

1. 指导型领导 让下属明确任务的具体要求、工作方法、工作日程，领导者能为下属制定出明确的工作目标，并将规章制度向下属讲得清清楚楚。

2. 支持型领导 与下属友善相处，领导者平易近人，关心下属的福利，公平待人，尊重下属地位，能在下属需要时提供真诚帮助。

3. 参与型领导 与下属商量，征求下属的建议，允许下属参与决策。

4. 成就导向型领导 提出有挑战性的目标，要求下属有高水平的表现，鼓励下属，并对下属的能力表示充分的信心。

该理论还认为，影响领导方式选择的情境因素有两类：一是下属的个人特点，二是工作场所的环境特点。

个人特点主要指下属对自身能力的认识和控制轨迹，如受教育程度、参与管理和承担责任的态度、成就的需要、领悟能力、独立性需求程度等。如下属认为自己能力不强，通常喜欢指导型领导方式；相信内因决定事情成败的下属常常喜欢参与型领导方式，而相信外因决定事情成败的下属则适应指导型领导方式。

环境特点主要指任务结构、正式权力系统和工作群体的特点。如果任务结构、正式权力系统都很明确，就不需要采用指导型领导方式；如果组织不能为个人提供足够的工作支持，则支持型的领导方式就更有效。

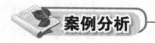 **案例分析**

烦恼的医院院长

某二级康复医院由医疗、护理、财务、膳食、杂物和药剂共六个工作部门组成，各部门均有一位负责人。院长发现，护理部门人员对他和医疗部门人员抱有敌意，他们的紧张关系几乎总是在每月一次的护理管理会议上达到顶点。护理管理人员抱怨没有衡量工作绩效的标准，以及护理团队受到了太严格的监督。同时，一些患者却抱怨护士态度不好。经过几个月的破坏性和爆炸性的会议后，院长开始反思自己的领导方式。

请思考：院长和护理部门管理人员间的不良关系的根源是什么？作为院长，是否有必要考虑运用权变领导理论？为什么？

四、领导艺术

（一）领导艺术的概念

领导艺术是指领导者在履行领导职责的过程中表现出来的，在一定的知识、经验和辩证思维基础上创造性地运用领导原则和方法的才能。领导艺术既是领导者的学识、智慧、胆略、经验、作风、品格、才能等因素的综合体现，也是领导者对领导方法出神入化的运用，是领导技巧和领导原则的有机统一。

（二）常见的领导艺术

1. 授权艺术　授权是指在不影响个人原来的工作责任的情形下，将自己的某些任务委派给另一个人（一般是下属），并赋予执行过程中所需要的职务上的权力。授权者对被授权者有指挥权、监督权，被授权者对授权者负有汇报情况及完成任务之责。授权时应该能做到能收能放，收放自如。同时，双方都应该信守授权承诺，不可变幻无常。

护理管理者适当授权有以下作用：①可以使管理者从日常事务中解脱出来，专心处理重大问题；②可以提高下属的工作积极性，增强其责任心，并提高工作效率；③可以增长下属的才干，有利于后备管理人员的培养；④可以充分发挥下属的专长，以弥补管理者自身才能的不足。

2. 创新管理艺术　创新由著名美籍奥地利经济学家约瑟夫·熊彼特（Joseph Alois Schumpeter）于1912年在其著作《经济发展概论》中首次提出，之后多位学者开展了相关研究，由最初的经济学概念拓展到工业、商业、管理等多个领域，甚至有学者认为创新是管理的职能之一。创新是形成一种创造性思想并将其转换为有用的产品、服务或作业方法的过程，创新具有新颖性和适用性。创新包含两类情况：一类是在旧事物的基础上进行改良革新，另一类是通过创造灵感产生独特的新事物。组织在运行过程中的创新涉及许多方面，大致可以归纳为技术创新、制度创新、环境创新、管理创新和文化创新。

随着现代社会、科技与经济的迅猛发展，医疗护理行业面临着许多新的挑战，管理创新成为护理管理者必备的领导艺术之一。

3. 权力运用艺术　在组织中，每位成员都掌握着为实现组织目标而开展相应活动的权力。而作为领导者，还拥有对组织其他成员产生影响的权力，这些权力包括法定权、奖酬权、强制权、专家权、参照权等。领导过程就是权力运用的过程。如何将上述权力恰当、适度地运用好，是所有领导者都应该谨慎对待的重要问题。多数情况下，专权独断、过于强势，或放任自流、放弃权力，均不是好的用权策略。领导者应该针对不同的情境采取不同的用权策略，让权力发挥出最大的效能。

4. 团队管理艺术　团队是指作为一个组织中执行与工作有关的任务、职能和活动的一组成员。团队强调集体的绩效、共同的责任、积极的合作和相互补充的技能。按照不同的分类方法，团队可以分为工作团队、管理团队、自我管理团队、关系团队、虚拟团队等类型。创建高效能团队需掌握以下要领：

（1）科学地设定目标：这是团队建设的首要任务。团队目标既是团队建设的起点与归宿，又是凝聚团队成员、合作协调的纽带。

（2）打造团队文化：团队文化是团队建设的灵魂。要引导成员确立正确的价值观，通过多种手段使成员主动融入积极向上的团队文化。

（3）促进跨部门整合与技能互补：团队目标的实现需要多部门、多技能人才的共同努力，因而要实现各成员优势互补，以形成团队的整体优势。

（4）维持最佳团队规模：团队规模应大小适宜，规模过大将难以实现有效沟通，决策困难，凝聚力差。规模过小则难以形成整体优势。

（5）重新设计奖酬制度：奖酬应与团队绩效紧密相连，利益与风险共担，成为真正的利益共同体。成员之间实行效率优先、兼顾公平的分配原则。

5. 提升领导执行力艺术　领导执行力是指领导者在带领下属实现组织目标的过程中，能借助组织自有的运行机制有效整合多方积极因素，化解消极因素，最大限度地实现组织目标的能力。常见的妨碍领导执行力的因素包括：①工作目标和任务不确定；②资源短缺；③制度障碍；④领导者或被领导者素质低；⑤缺乏执行文化。针对上述因素，提高领导执行力应采取如下措施：

（1）设计明确的工作目标和任务：组织目标与任务不仅要明确，还要进行分解，使每个部门、成员都清楚自己的具体目标和任务。

（2）有效整合资源：充分整合并利用组织内外一切可能的资源，发挥出所有资源的最大优势，避免资源浪费。

（3）建立健全制度：通过民主方式建立实现目标所必需的制度与标准，避免无"法"可依、"法"不适宜现象，弥补缺陷，消除障碍。

（4）提高领导者和被领导者素质：领导者和（或）被领导者素质难以满足工作目标要求，就会影响领导执行力，因而要努力提高双方的素质。

（5）形成执行文化："执行"涉及每一层级、每个成员，只有在组织内形成积极、主动的"执行"氛围，才能取得理想的"执行"效果。

6. 用人艺术　人力资源是组织中最重要的资源，用好人力资源是领导者最核心的工作。用人艺术主要体现在如何用人、激励人和治理人等方面。

（1）科学用人：领导者要知人善任，唯以德才选人，用人所长，避人所短，量才适用，放手使用，合理授权，并帮助员工找到最适合的岗位。

（2）恰当激励：适时了解员工需要，知人所爱、帮人所爱、成人所爱。恰当使用物质激励、精神激励和信息激励手段。

（3）适度管治：领导者在帮助下属克服错误行为的过程中，要掌握事实真相，选择恰当的批评时机、场合和方式，以达到治理目的。

就激励与管治，一般可遵循"大张旗鼓地表扬，偷偷摸摸地批评"的原则。

7. 协调艺术　协调就是通过各种调整活动使组织中部门间、人员间的工作和谐有序。领导者需要做好组织内部协调、上下级间的协调和与相关组织的协调。协调工作需要遵循整体目标原则、适当授权原则、预先计划原则、动态平衡原则。主要的协调方法与手段有通过组织目标协调，通过制度协调，通过组织结构协调，通过会议协调，通过文件、书信协调，通过人际关系协调，等等。要做到对上级主动请示汇报，对下级积极指导解释，对相关部门耐心礼让谦和。

8. 处事艺术　领导者需要负责制定决策、组织实施、现场指挥等大量的功能工作。要想使这些工作有条不紊地进行，领导者就要掌握一定的处事艺术。

（1）做自己该做的事：做自己该做的事是提高领导工作效率的首要措施。领导者应该把主要精力放在想做、擅长做、必须做的事上，其他事情应根据情况决定取舍，不让精力和各种组织资源消耗在与组织目标无关的事情上。

（2）多做最为重要的事：领导者应善于辨别事情的轻重缓急，学会抓主要矛盾和次要矛盾的主要方面。在做事情之前先思考，该项工作能否取消？能否与其他工作合并？能否用更简便的工作替代？能否在其他时间做？等等。

（3）不断总结经验教训：领导者要善于从工作实践中总结经验教训，同时要学会借鉴他人所长、借用他人之力发展自己。

9. 领导风格运用艺术　多种领导风格各具优势和局限性，不存在绝对好或绝对不好的领导风格。领导者应该根据自身个性特征和组织内外环境的变化，采用动态的、适宜的领导风格，不可在任何情况下、面对所有人都固步自封、机械僵化地坚守一种领导风格。改变原有的领导风格可能很痛苦，但相对于因为固守某种不适宜的领导风格而给组织带来很大损失，甚至灾难，这点痛苦是应该付出的。事实上，如果领导者深谙领导风格理论，并能够自觉地学习与运用，忘掉自己的"面子"，放下自己的"架子"，并能够不断总结升华，灵活掌握并运用领导风格并不是难事。

第三节　激励与激励理论

一、激　　励

激励是指利用外部诱因影响人的内在需求或动机，从而加强、引导或维持某种行为的活动或过程。激励的根本目的是通过目标导向，使人们出现有利于组织目标的优势动机，并按照组织所希望的方向行动，从而提高组织的整体效率。

（一）激励的模式

激励的基本模式为：需要—动机—行为—目标—需要被满足或未被满足—新的需要或需要调整，通过反馈构成循环（图6-5）。

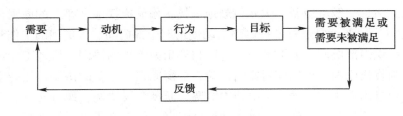

图6-5　激励的基本模式

在这一激励模式中，需要是激励的起点与基础；动机是直接推动个体行动以达到一定目的的内在动力和主观原因；行为是个体有意识的行动，是个体对外界刺激做出的反应，也是个体通过一连串动作实现其预定目标的过程；反馈是根据需要是否被满足而判断个体的行为是否起作用。因而，激励的过程就是满足需要的过程。管理者通过满足下属的需要，激发其潜能，向着预定的组织目标奋斗。

（二）激励的原则

1. 目标结合原则　在激励机制中，设置目标是一个关键环节。目标设置必须同时满足组织目标和满足员工需要，否则激励会偏离实现组织目标的方向，也无法提高员工的目标效价，达不到理想的激励效果。

2. 物质、精神、信息激励相结合的原则　激励过程中要注意物质动力、精神动力与信息动力的相互关系，注重三种激励方式的结合，并针对不同的人、在不同的时期，选取重点的激励方式。

3. 引导性原则　正确的引导是激励过程的内在要求。激励措施产生的效果不仅取决于激励措施本身，还取决于被激励者对激励措施的认识和接受程度。领导者只有引导被激励者从内心接受某种激励措施，才能达到应有的激励效果。

4. 合理性原则　所谓合理有两层含义：一是激励要适度，即管理者要根据所实现目标本身的价值大小确定适当的激励量，激励量过大或过小都会影响到激励的效果；二是激励要公平，即对于取得同等成绩的员工，要获得同等层次的奖励。激励不公平会影响员工的工作情绪，进而影响工作效率，甚至产生负面效应。

5. 时效性原则　领导者要善于把握激励的时机，"雪中送炭"和"雨后送伞"的效果是不一样的。激励越及时，越有利于将人们的激情推向高潮，使其创造力和潜能充分而有效地发挥出来。

6. 正负激励相结合原则　正激励是指对员工符合组织目标的期望行为进行奖励。负激励是指对员工违背组织目的非期望行为进行惩罚。只要运用得当，正负激励都是必要而有效的，不仅作用于当事人，也会间接地影响其他人。

7. 按需激励原则　激励的起点是满足员工需要。不同的人，或同一人在不同时期的需求是不同的，领导者在激励时如未能掌握员工的需求，则不能够产生期待的结果，甚至产生反作用。因此，管理者应该根据不同员工实际需求，选择相应的激励方式和激励内容，以便达到事半功倍的效果。

8. 明确性原则 激励的明确性原则包括三层含义：一是明确，即激励的目的是需要做什么和必须怎么做；二是公开，即激励的内容和方式应提前公布于众；三是直观，即实施各种奖励时要直观地表达出指标和程度，直观性与激励影响的心理效应呈正相关。

二、内容型激励理论

内容型激励理论是对激励原因与发挥激励作用的具体内容进行研究的理论。具有代表性的内容型激励理论的有马斯洛的"需要层次论"、赫茨伯格的"双因素理论"、大卫·麦克利兰（David Mcclelland）的"成就需要激励理论"和克莱顿·奥德弗（Clayton Alderfer）的ERG理论。其中前两个理论已经在本教材的第二章介绍，这里不再赘述。

（一）麦克利兰的成就需要激励理论

1. 成就需要激励理论的内容 心理学家麦克利兰认为，在生存需要基本得到满足的前提下，人最主要的需要有三种，即成就需要、亲和需要和权力需要。成就需要是指争取成功，追求优越感，希望做得最好的需要；亲和需要是指建立友好亲密的人际关系，寻求被他人喜爱和接纳的需要；权力需要是指影响或控制他人，且不受他人控制的需要。麦克利兰认为，这三种需要在人们的需要结构中可有主次之分，也可以并存。其中成就需要的高低对人的成长和发展起到特别重要的作用，所以该理论也称为成就需要理论。在不同的个体身上，会体现出三种需求的不同强度组合，从而形成个体独特的需求结构，影响其追求与行为。

2. 成就需要激励理论在护理管理中的应用

（1）营造满足三种需要的工作环境：根据成就需要论，具有激励作用的工作环境应该是：①适当授权，在一定程度上满足权力需要比较强的护士的欲望；②对于重视亲和需要的护士，管理者应特别注意营造良好人际关系氛围；③对于成就需要比较强的护士，管理者应让其承担具有一定挑战性的工作，并将其工作效果给予及时反馈，确认其工作进步与成就。

（2）重视三种需求结构的组合：护理管理者应考虑到不同的护士在不同的时期三种需求的内容和强度是有差异的，要发现并尽力满足每位护士独特的需求。如对权力、成就欲望较高的护士，护理管理者可将成就带来的荣誉、权力分成等级，根据贡献大小，给予相应的荣誉与权力，以激发护士的工作热情。

（二）奥德弗的ERG理论

1. ERG理论的内容 奥德弗认为，人存在三种核心需要，即生存的需要、相互关系的需要和成长发展的需要。生存的需要指的是全部的生理需要和物质需要。组织中的报酬，对工作环境和条件的基本要求等均属于生存的需要；相互关系的需要是指对人与人之间的相互关系和联系的需要；成长发展的需要指一种个体要求得到提高和发展的内在欲望，即个体不仅要求充分发挥个人潜能，有所作为和成就，而且还有开发新能力的需要。

2. ERG理论在护理管理中的应用

（1）建立完善的保障系统：护理管理中应建立公平合理的薪酬激励机制，满足护士的物质需要，同时要创造安全、舒适的工作环境。

（2）帮助护士构建和谐的人际关系：与护士相关的人际关系包括上下级、护士之间、护士与其他医务人员之间的关系以及护士与患者之间的关系。护理管理者应注意为护士营造良好的人际关系和情感归属，以保证工作的高效率、高质量。

（3）构建有效的再教育制度：护理管理者要为护士建立有效的人员培训机制，鼓励和帮助护士发挥专业特长，满足护士职业发展的需要。

（4）重视护士的需要受挫—回归现象：受挫—回归现象是指当一个人的高层次需求难以得到满足时，作为替代，低层次的需求可能会增强。所以，护理管理者应深入分析护士的需要，尽量满足护士的高层次需求。

三、行为改造型激励理论

行为改造型激励理论研究的重点是激励目的。该理论认为，激励的目的是为了改造和修正人的行为，因而应研究如何通过外界刺激对人的行为进行影响和控制。该理论具有代表性的是伯尔赫斯·弗雷德里克·斯金纳（Burrhus Frederic Skinner）的强化理论和弗里茨·海德（Fritz Heider）的归因理论。

（一）斯金纳的强化理论

1. 强化理论的内容　斯金纳认为，人们作出某种行为，或不做出某种行为，只取决于行为的后果。人为了达到某种目的，会采取一定的行为作用于环境。当这种行为的后果对他有利时，这种行为就会在以后重复出现；否则，这种行为就减弱或消失。人们可以用强化的方法来影响行为的后果，从而修正其行为。因而，该理论也称为行为修正理论或行为矫正理论。

强化是使个体操作性反应频率增加的一切刺激。管理学中的强化是指采用有规律的、循序渐进的方式引导出组织所需要的行为，并使之固化的过程。在管理中，应用强化理论改造行为一般包括四种形式：

（1）正强化：正强化也叫积极强化，是通过奖励组织上需要的行为，从而加强这种行为，如发放奖金、表扬、改善工作条件、提升、给予学习和成长的机会等。

（2）负强化：负强化也叫消极强化，是通过厌恶刺激的排除来增加反应在将来发生的概率，即减少或取消厌恶刺激来增加某行为在以后发生的概率，如撤销批评和处分以及其他惩罚等。

（3）惩罚：惩罚是指对不符合组织目标的消极或错误行为给予否定和不良刺激，从而消弱这种行为，如批评、处分、降级、罚款、扣发工资和奖金等。

（4）消退：消退也称自然消退，是指某种行为出现后，不给予任何形式的反馈，以表示这种行为毫无价值，从而减少这种行为出现的频率。消退是一种无强化的过程，其作用在于通过强化的取消来降低某种反应在将来发生的概率，以达到消除某种行为的目的。

2. 强化理论在护理管理中的应用

（1）尽量使用正强化：在四种行为改造方式中，正强化最能激发员工的工作热情，因而是最佳手段。护理管理者要擅长运用正强化来激励护士朝向组织目标实现的行为。例如护理部用某种具有吸引力的结果（如奖金、带薪休假、晋级、表扬等），以表示对护士优秀行为的肯定，从而强化该护士的优秀行为，并引导其他护士的行为。

（2）适度使用惩罚：护理管理者在实施惩罚措施时，一定要让护士明白错在了哪里，为什么要进行惩罚，否则便起不到纠正不良行为的作用。对护士惩罚要注意程度和场合，比如过重的惩罚可能会使某些护士丧失信心与工作热情，而当众斥责可能会使护士产生屈辱感和抵触情绪，并可能引起工作团队内其他成员的不满。有人说要"大张旗鼓地表扬，偷偷摸摸地批评"，不无道理。

（3）适时运用负强化：负强化一般运用于惩罚之后。护士工作中出了差错已经很感惭愧或悔恨，再受到某种惩罚，便可能会灰心丧气，失去工作的主动性与积极性。这时他们最渴望的就是被撤销惩罚，恢复工作岗位、声誉及其他待遇。所以，管理者要适时运用负强化，以恢复护士的工作积极性。

（4）恰当使用消退：如果护理管理者不希望护士出现某种无意义的行为，而这种行为出现后又不适合予以惩罚，便可以采取消退的方式，即不予理睬，让护士自己感觉到管理者对该行为不感兴趣，从而降低这种行为出现的概率。

（5）及时对护士的工作予以反馈：管理者反馈不及时会影响护士的行为，而长时间得不到来自管理者的反馈，护士可能会变得无所适从。特别在使用正、负强化方式时，护理管理者要善于把握时机，及时给予反馈。

在护理管理实践中，各种行为改造方式的使用不能简单化和绝对化，合理使用各种方法是领导艺术的体现。管理者应根据护士的年龄、性格、价值观、人生观、需求及场合与环境，采用不同的方式，从而更好地激励护士的工作积极性。

（二）海德的归因理论

1. 归因理论的内容　归因是指个体根据有关信息、线索对行为原因进行推测与判断的过程。归因理论是关于人的某种行为与其动机、目的和价值取向等属性之间逻辑结合的理论。该理论的创始人是海德，他在《人际关系心理》中指出，人的行为的原因可分为内部原因和外部原因。内部原因是指存在于行为者本身的因素，如需要、情绪、兴趣、态度、信念、努力程度等；外部原因是指行为者周围环境中的因素，如他人的期望、奖励、惩罚、指示、命令、天气的好坏、工作的难易程度等。

海德认为，人们归因时通常使用不变性原则，就是寻找某一特定结果与特定原因间的不变联系。如果某特定原因在许多条件下总是与某种结果相关联，特定原因不存在，相应的结果也不出现。这就可把特定结果归结于那个特定原因。不变性原则的思想方法是科学的，用这种方法可找到某种行为或其结果的关键原因。

归因包括内源性归因和外源性归因。把行为的原因归于内部因素称为内源性归因，把行为的原因归于外部因素称为外源性归因。如果是前者，行动者就要对其行为结果负责。如果是后者，则行动者可以对其行为结果不负责。

2. 归因理论在护理管理中的应用　养成正确的归因习惯、进行正确地归因是护士健康成长、取得理想的工作效果的必要条件。错误的归因会误导护士的思想和行为，极有可能导致错误的结果。

（1）养成正确的归因习惯：不同的人有不同的归因习惯，对成功和失败有不同的归因。如果对成功总是进行内源性归因，会导致护士独占功劳、独享荣誉，不利于护士群体的团结；如果对失败总是进行外源性归因，会导致护士养成推脱责任、躲避风险的习惯。因而，护理管理者应引导护士进行正确归因，成功的原因主要是个人努力与能力，但也不能忽视他人的帮助与支持，以及机会的因素；失败的原因固然可能有客观条件不足，或难度过大，或缺乏机遇等原因，但个人的因素同样不可忽视。总之，只有正确归因，才能让护士正确对待成功与失败。

（2）巧妙利用归因产生的情绪反应：不同的归因会导致不同的情绪反应和行为表现，归因于努力比归因于能力会产生更强烈的情绪体验。护理管理者应该让护士体验到因努力而成功的愉快和自豪，不努力而失败的难过和羞愧。正向的情绪反应可以予以褒扬，负向的情绪反应可以予以鼓励。如对于付出努力而实际工作效果不佳的护士，应对其努力进行鼓励，并帮助护士寻找真正的原因，以期在今后的工作中进行弥补，提高工作效率。

四、过程型激励理论

过程型激励理论是着重研究人从产生动机到采取行动的过程的激励理论，其主要任务是找出对行为起决定作用的某些关键因素，理清它们之间的相互关系，以便预测、支持或控制人的行为。本教材重点介绍维克托·弗鲁姆（Victor H. Vroom）的期望理论与斯塔西·亚当斯（J. Stacy Adams）的公平理论。

（一）弗鲁姆的期望理论

1. 期望理论的内容　期望理论又叫"效价—手段—期望理论"，是由美国著名心理学家和行为科学家弗鲁姆于 1964 年在《工作与激励》中提出来的激励理论。期望指个体对于特定活动可能导致的特定结果的信念。弗鲁姆认为，人们之所以采取某种行为，是因为他觉得这种行为可以有把握地达到某种结果，并且这种结果对他有足够的价值，激励水平的高低取决三个变量。一是期望值，即个体对自己行为和努力能否达到特定结果的主观判断。影响个人期望值的因素有个体过去的经历、自信心、任务的难易程度等。二是关联性，即工作绩效与所得报酬之间的联系。三是效价，即所得报酬对行为人的吸引程度。激励水平的高低可以由以下公式表达：

$$激励水平（M）= 期望值（E）× 关联性（I）× 效价（V）$$

从公式可以看出，只有当期望值、关联性和效价三个值都比较高时，激励水平才会很高。

2. 期望理论在护理管理中的应用

（1）目标高度和难度应适宜：护理管理者在设置目标时应重视目标的高度或难易程度。一般来讲，目标应带有挑战性，适当地高于既往目标和个人的能力。但如果目标设置过高或过难，护士将可能望而生畏，失去取胜的信心。目标也不能过低或过易，否则将失去内在动力，降低激励效果。

（2）报酬与工作绩效应一致：护理管理者应该让护士清楚什么样的工作绩效能得到什么样的报酬（包括物质性报酬和精神性报酬），使护士看到报酬与自己的工作绩效是密切相关的。这样护士才会为了获取某种报酬自觉地工作，努力取得良好的业绩。

（3）重视护士的个人效价：护理管理者应意识到，不同护士对同一水平的报酬的看法是不同的。报酬既有客观价值，也有主观价值。1 万元的奖金对甲极具吸引力，而对乙可能没有吸引力，乙想要的可能就是"优秀"名誉。因此，护理管理者在给予激励时要重视护士的个人效价，提供多样化、个体化的报酬方式，不能只从客观指标以及社会上的一般标准来确定报酬的内容。只有满足激励对象的心理需求，才能真正起到激励作用。

（二）亚当斯的公平理论

1. 公平理论的内容　公平理论又称社会比较理论，它是美国行为科学家亚当斯在 20 世纪60年代提出来的一种激励理论。该理论侧重于研究报酬分配的合理性、公平性及其对职工生产积极性的影响，主要内容包括：人的工作积极性不仅与个人实际报酬多少有关，而且与人们对报酬的分配是否感到公平更为密切。人们总会自觉或不自觉地将自己付出的劳动代价及其所得到的报酬与他人进行比较，并对公平与否做出判断。公平感直接影响职工的工作动机和行为。因此，从某种意义来讲，动机的激发过程实际上是人与人进行比较，做出公平与否的判断，并据以指导行为的过程。公平理论可用于组织的奖惩制度、工资调整、职务晋升等许多方面。

亚当斯认为，个体在判断自己是否受到公平待遇时，比较的方式有两种，即横向比较与纵向比较。横向比较是将自己获得的报酬与自己的投入（包括教育程度、努力程度、工作时间、精力和其他无形损耗等）的比值与组织内其他人或组织外情况类似的人进行比较；纵向比较是将自己目前的报酬与投入比值，与自己过去状况进行比较。

2. 公平理论在护理管理中的应用 由于人们对公平的判断带有明显的主观性，这就给管理者增加了较大的管理难度。尽管不可能做到绝对公平，但护理管理者还是应该通过各种措施和方法，尽量做到相对公平。

（1）对护士的业绩与投入进行公平判断：公平判定是公平分配的前提。由于管理者在对他人进行判断时会受到绩效值、关注点、观察过程、情感等多种因素的影响，这就使得公平判断的难度很大。因而，护理管理者应尽量消除主观性，综合考虑多方面的因素，多使用客观指标对护士的业绩与投入进行判断，力争达到绝大多数人认同的公平。

（2）引导护士正确理解公平：护理管理者要引导护士正确地理解公平，培养护士的奉献精神，注意尽量消除护士判断的主观性。判断投入与收获的多少、投入与收获两者是否均衡属于个体的主观心理活动，一般人容易对自己的投入过高估计，而对自己的收获估计偏低。同时，要引导护士选择合适的比较对象，以获得更高的公平感。

（3）公平不是平均主义：绝对的平均不是公平，公平不等于平均主义。个人对组织的贡献大小不同，所获得的报酬也应该有差异，要让贡献大、付出多的护士得到更多的报酬。

在使用公平理论时，管理者还应该注意，员工的物质报酬应该与组织的业绩成正相关。组织的总体业绩提高时，员工的报酬也应该适当提高。同时还应注意，一旦员工产生了不公平感，就要及时引导员工通过适当的方式予以消除。否则，便会对该员工以及其他相关人员的工作积极性产生负面影响，进而影响组织业绩。

（顾　炜）

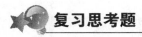

复习思考题

1. 如果你是领导者，你将如何提升自己的领导效能？
2. 如何看待权力性影响力与非权力性影响力？为什么说非权力性影响力的作用更大？
3. 作为领导者，你会因为情境的变化改变自己的领导风格吗？为什么？
4. 在护理管理过程中实施激励时应坚持什么原则？
5. 你认为本教材介绍的几个激励理论是否适用于你的工作实践？为什么？

第 七 章

护理风险管理与危机管理

学习目标

识记：

护理风险、风险管理、护理危机、危机管理的概念。

理解：

护理风险的特点、产生原因及处理方法，护理危机与护理风险的关系，护理危机产生的原因、发展阶段，常见的护理危机，护理危机管理的原则。

运用：

护理风险管理的程序，护理危机管理的方法。

预习案例

某女性患者，65 岁，肥胖，患慢性关节炎和糖尿病近 10 年，因腰痛到某医院门诊治疗。在接受腰部热疗过程中，因热疗垫使用时间过长，不幸发生皮肤 II 度烧伤。医护人员给予药膏局部外敷，并嘱其 1 周后复诊。因患糖尿病，患者创面演变为溃疡，却未在要求的时间内复诊。直到 1 个月后，患者才因溃疡面扩大、组织坏死而住院，并施行清创术和植皮术。2 周后，伤口愈合，但背部却留有数条瘢痕，最长的达 12cm。患者认为上述伤害是医院的治疗失误所致，遂向医院提出赔偿。经法院审理，医院赔偿患者 15 万元。

案例思考

1. 在该案例中，医护人员有没有过失？为什么？
2. 在临床护理工作中应如何避免类似风险事件的发生？

医疗护理是高技术、高风险的行业。由于行业的特性，患者一旦进入就医环节，就可能会面临其内在的、固有的临床风险，而解决这些问题的专业方法和长效机制是建立和实施医院的风险管理。通过一系列主动的、以预防为导向的专业活动，最大限度地降低临床风险，减少医疗事故，保证患者安全，同时降低因医疗护理风险而导致的医院经济损失和名誉损害。

第一节　护理风险管理

护理是一项高风险工作。如何提高护士的风险意识，采用有效的方法和手段降低医疗护理风险，保证患者安全，是所有护理管理者必须高度关注的问题。

一、风险与风险管理

（一）风险与风险管理概念

风险是指在未来的某一时间发生某种不良事件的可能性。风险管理是研究风险发生规律和风险控制技术的一门新兴管理学科，它是在风险识别、风险评估的基础上，采用各种风险管理技术，对风险实施有效控制和妥善处理风险所致损伤的后果，期望达到以最小的成本获得最大安全目标的管理过程。

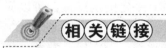

相关链接

风险管理的起源及发展

风险管理最早起源于美国。20世纪30年代，由于受到1929—1933年的世界性经济危机的影响，美国约有40%的银行和企业破产，经济倒退了约20年。为应对经济危机，风险管理的思想理论开始萌芽，美国许多大中型企业都在内部设立了专业的风险管理部门。但是，当时的风险管理主要是依赖保险手段。之后，风险管理逐渐以学科的形式发展起来。20世纪50年代，风险管理在美国逐步形成了独立的理论体系，并在企业中得到高度重视和积极推广。

中国对于风险管理的研究开始于20世纪80年代后期，一些学者将风险管理和安全系统工程理论引入中国，并在少数企业开始试用，且取得了比较满意的效果。20世纪末期东南亚金融风波和2003年"非典"暴发以后，我国不少大型企业和政府部门开始重视风险管理。但是，直到今天，我国大部分组织仍缺乏对风险管理的认识，也没有建立专门的风险管理机构。作为一门学科，风险管理学在中国仍处于起步阶段。

（二）风险的分类

1. 按风险损害的对象分类

（1）财产风险：财产风险是指导致财产发生毁损、灭失和贬值的风险。例如房屋有遭受火灾、地震的风险，机动车有发生车祸的风险，财产价值因经济因素有贬值的风险，等等。

（2）人身风险：人身风险是指因生、老、病、死、残等原因导致身体、心理和经济损失的风险。例如，因为年老而丧失劳动能力，或由于疾病、伤残、死亡、失业等原因导致经济收入减少，或给家庭带来其他灾难的风险。

（3）责任风险：责任风险是指因个人或组织的疏忽或过失行为，造成他人（包括个人和组织）的财产损失、人身伤亡或名誉损害，依照相关法律、制度、契约应承担的责任性风险。例如，患者在住院期间发生跌倒受伤，如果是由于护士的过失造成的，那么按照法律责任规定，就需要对患者给付赔偿金。

（4）信用风险：信用风险是指在经济交往中，权利人与义务人之间由于一方违约或犯罪而给对方造成经济损失的风险。例如，医院承担的极个别患者拒绝交费或无能力付费而造成的经济损失。

2. 按风险的性质分类

（1）纯粹风险：纯粹风险是指只有损失可能而无获利机会的风险，即造成损害可能性的风险。其所致结果有两种，即损失和无损失。例如，交通事故只有可能给当事人的生命财产带来危害，而不会有利益可得。在现实生活中，纯粹风险是普遍存在的，如水灾、火灾、疾病、意外事故等都可能导致巨大的损害。但是，这种灾害事故何时发生，损害后果多大，往往无法事先确定。

（2）投机风险：投机风险是指既可能造成损害，又可能产生收益的风险。其所致结果有三种：损失、无损失和获利，如赌博、股票交易等，这种风险都带有一定的诱惑性，可以促使某些人为了获利而甘愿冒这种风险。

（3）收益风险：收益风险是指只会产生收益而不会导致损失的风险。例如接受教育可使人终身受益，但是，由于个人因素、客观条件和发展机遇各不相同，使得不同的受教育者即使接受了同样的教育，付出了相同的代价，其收益也可能是大相径庭的。

3. 按损失的原因分类

（1）自然风险：自然风险是指由于自然现象所导致的风险。例如洪水、地震、风暴、火灾、泥石流等所致的人身伤亡或财产损失的风险。

（2）社会风险：社会风险是指由于个人行为反常或不可预测的团体过失、疏忽、恶意等不当行为所致的损害风险。例如盗窃、抢劫、罢工、暴动等。

（3）经济风险：经济风险是指在产销过程中，由于相关因素变动或估计错误而导致的产量减少或价格涨跌的风险等。例如市场预期失误、经营管理不善、消费需求变化、通货膨胀、汇率变动等所致的经济损失风险。

（4）技术风险：技术风险是指伴随着科学技术的发展、生产方式的改变而发生的风险。例如核辐射、空气污染、噪声、或因使用先进医疗技术与设备而导致的不良反应等风险。

（5）政治风险：政治风险是指由于政治原因，如政局变化、政权的更替、政府法令或决定的颁布实施，以及种族和宗教冲突、叛乱、战争等引起社会动荡而造成损害的风险。

（6）法律风险：法律风险是指由于颁布新的法律或对原有法律进行修改，以及运用法律等原因而导致经济、社会及政治风险。

4. 按风险设计的范围分类

（1）特定风险：特定风险是指与特定的人或组织有因果关系的风险，即由特定的人或组织引起，而且损害对象仅涉及特定的个人或组织的风险。例如盗窃、火灾等都属于特定风险。

（2）基本风险：基本风险是指其损害波及社会的风险。基本风险的起因及影响都不与特定的人有关，至少是个人所不能阻止的风险。例如与社会或政治有关的风险，与自然灾害有关的风险，都属于基本风险。

特定风险与基本风险的界限，会因时代背景和人们观念的改变而有所不同。过去被认为是特定风险，而现在可能被认定是基本风险。

二、护理风险概述

（一）护理风险的相关概念

1. 护理风险　护理风险是指因护理行为，如操作、处置、配合抢救等各个环节所引起的，导致医院、患者或护士遭受损失和伤害的可能性。护理风险是一种职业风险，即护理服务过程中，具有一定的发生风险的频率，并由该从业者或医疗护理机构承受的风险，包括经济风险、技术风险、法律风险、人身安全风险等。护理风险除具一般风险的特性外，还具有风险水平高、风险不确定性、风险复杂性、并存在于护理工作的各个环节，风险后果严重等特性。

2. 护理风险事件　护理风险事件是指护士在为患者提供护理服务过程中有可能发生的一切不安全事件。如因侵入性操作、仪器和设备的使用、药物过敏、患者意外跌倒等原因而引发的事件。

3. 护理风险管理　护理风险管理是指对现在和潜在的护理风险进行识别、评估、处理、评价，有组织、有系统地消除或减少护理风险事件的发生及风险对医院或患者带来的危害和经济损失，以最低成本实现最大安全保障的管理活动。

4. 护理风险管理体系　护理风险管理体系是指构成护理风险管理的全部要素的有机整体，各要素在这个统一体中相互联系、相互作用，共同发挥对护理风险的管理作用。它包括护理风险管理的组织机构体系、流程管理体系和规章制度体系三个方面。

5. 护理安全　护理安全是指在实施护理服务全过程中，患者不发生法律和规章制度允许范围以外的心理、生理结构或功能上的损害、障碍、缺陷或死亡，包括避免一切护理缺陷和清除一切安全隐患。

（二）护理风险的分类

护理风险可分为直接风险和间接风险。直接风险常来自于护士直接对患者的操作过程，例如给错药、住院期间发生压疮、冷热疗时发生的冻伤及烫伤等；间接风险常来自于后勤支持系统，例如输液器的质量不合格、医疗设备故障、护理用品供应不充足，以及安全保卫、医疗设施安全、防火、防爆、防盗、防自然灾害等方面的缺陷，也可能来自行政管理系统，例如聘用护士离职、制度不健全等。

（三）常见的护理风险事件

1. 意外事件　护理意外事件常常是由无法抗拒的因素而导致的难以预料和防范的不良后果，例如药物注射所引起的过敏性休克。有些药物虽然按操作规程进行了过敏试验，但仍有个别过敏试验结果为阴性者发生过敏反应。另外非护士与医院责任的患者跌倒、烫伤、导管脱落、化学药物外渗、自杀等现象也属意外事件。

2. 并发症　并发症是指在诊疗护理过程中，患者发生了现代医学能够预见但却不能避免和防范的不良后果，例如产妇分娩出现的羊水栓塞等。由于并发症能够预见，所以医护人员需要事先向患者及其家属说明，让其有一定的心理准备。

3. 错误执行治疗　错误执行治疗指在护理工作中，护士因责任心不强、不严格执行规章制度或知识与技术水平差等原因而错误实施护理行为的现象。临床上比较常见的有因执行医嘱不当发生给药错误（包括忘记发药、药物发错患者、用药时间错误、药物剂量或给药途径错误等），因护士对患者查对不当引发的执行医嘱错误，因护理操作不当给患者造成的伤害等。

4. 护理记录缺陷　护理记录是保证护理质量和患者安全的主要依据，也是发生护患纠纷时重要的法律文件。研究数据显示，护理记录中存在许多缺陷，包括关键内容记录不全或无记载，记录不规范、涂改、与医嘱不符等。这些缺陷有可能导致患者安全风险和护患纠纷。

5. 职业安全事件　由于医院工作环境的特殊性，护士在执行医疗护理活动过程中也存在很多可能危及护士身体安全的因素。这些危险因素包括物理性因素、化学性因素和生物性因素。例如针刺伤、化疗药物伤害、血源性感染等。

6. 护患纠纷　临床上，护士是与患者接触最多的医务工作者。如果护士工作态度差、责任心不强、技术操作水平差，很容易导致患者及其家属的不满意，进而引发投诉，甚至引发护患纠纷。

7. 护理管理不善引发的事件　由于护理管理不善，例如临床护士数量配备不足、规章制度不健全、物品配备不充足、抢救物品未处于备用状态、与护理相关的费用有误等，有可能导致护理不安全事件。

8. 仪器、设备故障　医院的仪器设备在使用过程中有可能突然发生故障，从而影响检查与治疗，甚至失去对患者的抢救机会。

（四）护理风险的特点

1. 多样性和广泛性　护理服务过程涉及药物治疗、护理技术操作等，由于每个患者的病情和身体特性不一样，对治疗、护理的反应可能不同。因此，护理风险具有多样性，且广泛存在于患者入院至出院护理的全过程。这也决定了护理风险管理工作应该持续贯穿于患者住院的全过程。

2. 难以预测性　护理风险的难以预测性是指护理风险的发生带有极大偶然性、突然性和个体差异性。难以预测不等于不能预测，有的风险是可以预测的，有的风险即使难以预测，但是通过努力，也可以预测到发生的可能概率。所以，护理管理者应尽可能预测风险发生的概率和结果，做到有备无患。

3. 难以防范性　有些风险经过努力防范之后，仍然不能避免风险事件的发生及其对患者的伤害。例如患者跌倒的防范，尽管护理管理者及护士采取多方面的防范措施，患者依然存在跌倒的风险。因此在预测到风险有可能发生时，护士应对患者及家属做好告知。同时，在实施护理行为之前尽可能做好准备，采取积极的防范措施，并制定应对风险发生时的应急预案，以便风险真正发生时能及时妥善处理。

4. 难以归因性　难以归因性是指医院的医疗、护理服务是由多专业、多部门、多名医护人员协作完成的，同时治疗结果与某项医疗护理服务技术措施之间的因果关系往往是很难明确的，这就使得风险发生以后很难将其原因归咎于某一方面或某个环节。

5. 原因的累积性　护理风险事件的发生往往是由多方面原因或多种缺陷造成的，是多种风险事件累积的结果。例如一个患者在办理入院手续时就可能对护士的服务态度不满意，后来在治疗护理过程中对护士的服务态度也不满意。如果最后治疗结果低于患者的期望值，所有这些不满累加在一起就可能促使患方提起争议。而如果患者对护士的服务比较满意，即使最后的治疗结果低于期望值，患方提起争议的可能性也会大大降低。

6. 后果的严重性 由于药物本身的毒副作用、有创的介入性检查治疗等原因，导致一些护理风险一旦发生，其结果可能是加重病情，或对患者造成新的伤害，甚至对患者生命造成威胁。

（五）护理风险管理的重要性

1. 直接关系到患者的安全 护理风险与护理安全并存，两者存在紧密关联。在护理风险系数较低的情况下，护理安全系数就较高，反之护理安全系数就降低。护理活动可能会产生两种截然不同的结果，要么使疾病向好的方向转化，要么向不好的方向转化。无论是何种结果，均是多种风险因素作用于护理活动的效果。加强风险管理可以降低护理活动中的风险，保障患者的安全。

2. 影响医疗资源的消耗 如果护理风险管理不善，将可能会导致患者病程延长及治疗护理方法的复杂化，从而增加物质消耗，提高医疗成本，增加患者经济负担，甚至会使医院的形象受到损害。

3. 直接影响护士的自身安全 护理风险管理的好坏不仅直接影响患者的身心安全，还会影响到护士自身的健康与安全。医疗场所的各种污染、放射性危害，各种有毒作用的药物和化学试剂等，都有可能对护士造成伤害。通过完善各种职业防护措施，可以提高护士的职业安全。

三、护理风险产生的原因

（一）护理工作方面的因素

1. 护士人群因素 由于知识、技术的不断更新，护理工作中复杂程度高、技术要求高的内容不断增多，给护士带来较大的工作压力，导致技术风险增大。新毕业、低年资、护理操作不规范、知识老化、责任心不强、专业水平低下、刚轮转工作科室的护士、实习护士等属于风险发生的高危护理人群。

2. 护士主观因素 由于个别护士职业道德观念不强、安全意识薄弱、法制观念淡薄等原因，使护理风险增大。①护士职业道德素质差，遇事容易情绪化，对患者态度生硬或语言、行为不当给患者造成不安全感或不安全后果；②不尊重患者的知情同意权，进行一些有创的诊疗或操作前没有及时履行，或没有充分履行告知义务，从而引发护患纠纷；③工作责任心不强、注意力不集中、疏忽大意或过于自信等而违背了医疗卫生法律法规、护理规范制度等，从而导致护理服务工作出现失误，增加护理风险的机会。

3. 工作时段因素 治疗及抢救危重患者、工作繁忙、交接班前后、中午、夜班、节假日等是护理风险发生的高危时段。例如在手术科室，中午往往是手术患者返回病房的高峰时段，如果这个时段的护士人力不足或护士的经验不足，容易发生护理风险事件。

4. 临床经验因素 护士的临床经验建立在对大量病例的护理实践体会之上。临床经验丰富、业务水平高的护士，会从患者早期不典型的症状、体征中推测出疾病的本质及发展变化的动向，并进一步追踪观察，一旦发现新的症状、体征与原诊断存在矛盾或者不符，便会立即报告医师。而临床经验缺乏、业务素质较差的护士可能会将典型的症状、体征看作正常现象，容易错失抢救、治疗的机会。

（二）患者本身的因素

1. **患者个体差异与病情的复杂性**　人体是一个复杂的系统，疾病的发生、发展与转归在每个人身上是不同的，并呈现出多样性和复杂性。患者的个体差异和疾病的复杂性与严重程度决定了护理质量的不确定性和相应的风险性。例如高度过敏体质的患者有应用药物时发生过敏反应的风险，老年患者及婴幼儿患者因视、听、触觉等感知能力差也会产生不安全因素，使护理过程风险加大。此外，因疾病的自然过程或发展而导致不幸的情况时有发生，而这些情况有时会被患者或其他非医疗人员误认为是医疗事故，例如患有急性心肌梗死的患者，可能会因与疾病有直接关系的心律失常而导致死亡。

2. **患者不合作或遵医行为依从性差**　护理活动是一项需要护患双方共同参与的活动，有赖于患者的密切配合和支持。患者的就医动机和行为对疾病转归有着重要影响，如若患者有冒险行为、不健康的生活方式或采取不合作的态度，护理风险将会上升。例如心肌梗死的患者住院期间在行动与饮食方面都有严格的要求，如果患者及其家属不能遵从医护人员的嘱咐，则有可能发生再次心肌梗死。

3. **患者和家属对医护结果的期望值过高**　无论医学技术如何发达，医务人员对于疾病的诊断及治疗能力总是有限的。但部分患者及家属却对医院抱着很高的期望值，无论多么严重的疾病，总希望患者能完全恢复正常。例如，在矫形外科领域，美容整形手术后，因为患者期望值过高经常引发医疗纠纷。护士在给婴幼儿穿刺时，家长也总是希望能一针见血，但由于患儿血管细、肥胖、哭闹等原因，很多时候难以一次穿刺成功，因而可能会招致部分家长的不理解、谴责，甚至辱骂。

（三）医疗器械、药品、血液等因素

医疗检查设备、治疗设备、辅助运行设备的使用也是护理风险增大的原因。例如呼吸机、除颤仪、麻醉机、吸痰器等设备一旦出现故障，可能延误抢救时机，甚至导致患者死亡；医院的消毒灭菌器械出现故障，可导致医用器械、卫生材料不合格，造成大规模医院感染；医院的计算机系统未建立可靠的后备系统，也可能导致医疗运作信息的失败，发生信息丢失、错误等事故。药品的毒副作用在临床上也是难以避免的客观风险。再好的药物，用药的时机不当、剂量不当或方法不当，都可能会对患者造成伤害。临床使用的血液及血液制品及其保存运输环节也可能出现风险。

（四）管理因素

1. **系统性因素**　所谓系统性因素是指医院整体协调管理、人力资源管理、设备与环境管理、安全保障制度的建设等方面的因素。这些因素都可能直接或间接给患者或护士造成伤害。例如，如果护士缺乏必要的培训、人员配备不足、管理监督不严，那么对患者或护士造成伤害则具有必然性。研究者认为，改进医院系统及流程可以减少或有效预防不良事件的发生。

2. **护理技术常规不健全或不完善**　医院各项护理技术操作常规是医院对护士护理行为的科学规范，它不仅可以保证护理技术质量，而且还起到规避护理风险的作用。如果一个医院的护理技术操作常规不健全或不完善，就会导致护士的行为出现盲目性和随意性，出现护理风险的机会也会增加。

3. 护理管理制度不健全或有缺陷　护理管理制度是保证护理服务运作质量、防范护理风险的基础。护理管理制度包括各种相关的卫生法律、法规，以及医院的各种规章制度，任何一种制度不健全或有缺陷都会带来护理风险。如果没有护士从业的准入制度，在治疗、手术配合、基础护理等护理行为中，必然造成因护士水平不合格的护理风险；同样，没有医疗护理用物的审批、准入制度，也存在护理风险的可能性。

（五）医疗技术的局限性因素

现代医学虽然有了很大的发展，但由于人体的特异性和复杂性难以完全预测，人们对许多疾病的发生机制认识不全面、不彻底，因而现代医学科学诊疗技术仍存在一些不可预知或不能完全避免的风险。例如，肿瘤患者使用化疗药物时，虽然杀死了癌细胞，但同时也杀死了大量人体所必需的正常细胞。这就使得本来就很虚弱的身体遭受了新的伤害，从而增加了患者死亡的风险。

（六）护患沟通因素

护士沟通技巧不够全面、对病情和诊治风险解释不足或患者及其家人沉浸在悲痛之中未能明白、理解或接纳护士的解释，都会导致沟通不畅的问题。同时，不少护士的观念和行为仍停留在功能制护理模式上，不注重通过全面了解患者的生理、心理状况，护患沟通不及时、不全面、不彻底，导致护理诊断、护理决策、护理措施错误，从而引发护理风险。

四、护理风险管理的程序

护理风险管理是一个不断完善的过程。由于科室护士不断更替，新技术、新药物、新设备和新程序不断出现，疾病谱和社会文化特征在不断演变，法律环境也在不断发展，因而诱发了新的护理风险。护理风险管理包括护理风险识别、护理风险评估、护理风险处理和护理风险管理效果评价，四个阶段构成了一个风险管理的周期循环过程，见图7-1。

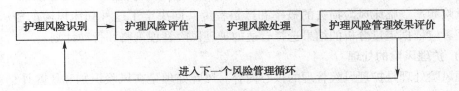

图7-1　护理风险管理的周期循环过程

（一）护理风险识别

护理风险识别是对潜在的和客观存在的各种护理风险进行系统地连续识别和归类，并分析产生护理风险事故原因的过程，是护理风险管理基本程序的第一步。由于护理服务过程中患者的流动、设备的运转、疾病的护理都是一个动态的过程，因此，风险的识别实际上也是一个动态监测过程。

1. 护理风险识别主要关键点　①建立非惩罚性的不良事件报告制度；②审查医疗记录和护理记录；③观察临床医疗和护理活动；④分析患者的投诉信息；⑤审查诉讼与赔

偿记录；⑥分析访谈记录（面向患者或医护人员）和调查问卷；⑦审查常规的临床绩效数据。

2. 护理风险识别的主要方法　识别护理风险的方法有多种，这些方法通常结合在一起加以实施。

（1）及时搜集相关信息：鼓励护士及时呈报风险事件，掌握已经发生和可能发生的风险事件信息。不同科室的患者病情、护理工作量及复杂程度不同，因此风险发生的频率也不尽相同，而频率的高低则在一定程度上反映了护士面临风险的大小。风险呈报的目的在于及时收集信息，以利于进一步掌握全院风险事件的动态，发出风险预警，制定防范风险的措施，使风险事件不再发生。

（2）分析掌握风险规律：护理工作过程中有一些环节和时段风险比较高，且具有一定的规律性。如治疗抢救、交接班、患者调换床位等，属于高危环节；工作繁忙、护医团队合作、交接班前后、中午、夜班、节假日等，属于高危时段。分析和明确各类风险事件的易发环节和人员，能使护理管理者抓住管理重点，针对薄弱环节加强质量控制，防范风险事件的发生。

（3）预测防范护理风险：通过模拟一种危重患者的诊疗护理情境，也可以预测护理风险。例如，医院开展一种新的外科手术项目，可以模拟接受新手术患者的诊疗护理情境，确认实施路径中的主要措施和步骤，然后设想每一措施和步骤可能发生的不良事件，从而更好地加以防范。

（二）护理风险评估

护理风险评估是在风险识别的基础上进行定量分析和描述，通过对这些资料和数据的处理，发现可能存在的风险因素，确认风险的性质、损失程度和发生概率，为选择处理方法和确定风险管理措施提供依据。

1. 护理风险描述　风险评估一般运用概率论和数理统计方法来完成，其中期望值和标准差是描述某个特定风险损失概率分布特征的重要指标。一般来说，频率高、幅度小的损失标准差小，频率低、幅度大的损失标准差大。

2. 护理风险定量分析　定量分析是护理风险评估常用的方法。风险的危险性＝风险严重程度×风险频率。临床风险损失的概率和严重程度共同决定了这种临床风险的等级，因而，护理管理者应依据定量分析的结果选择合适的护理风险管理策略和行动计划。

（三）护理风险的处理

护理风险处理是护理风险管理的核心内容。风险处理是在风险识别和风险评估基础上采取的应对风险事件的措施。

1. 护理风险预防　护理风险预防是在风险识别和风险评估的基础上，在风险事件出现前采取的防范措施。在护理风险预防方面应落实的工作包括：

（1）建立护理风险管理制度：实施护理风险控制的前提是制定完善的、有执行力的政策、制度和程序，包括护理风险管理的组织建设、护理风险的报告、分析评价和控制制度、教育制度、临床护理常规和操作规程、护理紧急风险预案，等等。

（2）加强护士风险教育：护理管理中首先应将风险教育纳入新毕业护士的岗前培训计划中，对在职护士进行持续的风险警示教育和风险意识培养，使护士对容易造成护理风险的工作环节提高警惕；其次要依据护理规范、操作程序进行培训，让护士掌握规避护理风险的方法。护理风险培训应该持续、定期进行，但每次的重点可以根据各医院护理风险控制的具体情况而有所不同。每次的护理风险教育项目开展之后还必须对教育的效果进行考核和监控，并有相应的奖惩措施来保障。

（3）加强护士对国家医疗护理法律法规的培训：护理部应有计划地组织医疗护理相关法律法规、医疗纠纷与医疗事故的预防等方面的报告或讲座，让护士以法律法规来规范自己的行为。而护理管理者更应该熟悉国家医疗护理法律法规的变化，一方面便于在护理管理各环节进行监控，另一方面可以在思想上先行，从管理层次上督促护士加强法律法规的学习。

（4）加强患者安全督导：对患者安全目标落实情况进行定期、不定期的督导，特别要关注危重患者的风险管理；将督导过程中发现的高发或高危护理风险环节和事件进行通报，并对护理不良事件进行分析、讨论，查找原因。通过对护士专业知识和技能进行定期考核，对护理行为进行现场督查，对护士服务态度满意度进行测评等活动，及时发现风险、防范风险。

（5）充分发挥不良事件报告系统的作用：为了确保护理不良事件呈报准确、及时、全面，护理管理部门应采取相应的措施，如不将风险事件作为奖惩的依据，在呈报中不涉及具体的姓名，不要求当事人进行书面检查，仅呈报事件发生的客观过程，将风险事件如实呈报作为对护士长考核的一项内容，等等，以督促风险呈报制度的落实。

（6）加强护理记录管理：护理管理部门应经常进行护理文件书写格式、内容等方面的培训，对典型的护理记录书写案例进行讨论。定期进行护理文书督查，对共性和重要个性问题进行汇总和分析，使护理记录达到客观、真实、准确、及时、完整的要求，并体现护士对患者进行观察及为患者提供治疗、护理的措施。以避免因护理记录缺陷而导致的护理风险的发生。

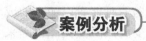 案例分析

透析技术掌握不熟练而致患者死亡

杨某，女，50岁，2004年5月被诊断为"尿毒症，慢性肾衰竭"。医师建议其做血液透析治疗，时机成熟时可以做肾移植手术。次日，患者在该医院血液透析室第一次接受血液透析治疗时却发生透析膜破裂漏血，家属随即叫来值班护士。护士见此情形，随即停机关闭负压泵。停机后，未经消毒处理的透析液经破裂的透析膜进入血液一侧。之后，该值班护士又重新开机启动了机器，这时已经混有透析液的血液迅速进入全身循环。几分钟后，患者发生严重反应。1小时后，患者经全力抢救无效而死亡。

评析：血液透析技术是一门比较成熟的技术，然而并不是所有医院都拥有这样的设备，也不是每一位护士都掌握了这项技术。因此，医院在开展此项技术之前，必须对相关护士进行技术培训。在护士全面熟练掌握该项技术，尤其是能正确处理各种突发事件后方可独立操作。本案中值班护士由于血液透析经验不足，尤其是缺乏处理突发情况的能力，所以在危机到来时未采取正确措施，最终导致患者死亡。

2. 护理风险控制 风险管理要着眼于控制，护理风险控制的重点是预防和阻止患者安全事故及其他侵权行为的发生，避免医院风险损失或降低风险损失的程度，包括护理风险规避、护理风险预防、降低护理风险损失、护理风险转移等策略。

（1）护理风险规避：护理风险规避是一种能够完全避免患者护理风险发生、彻底消除护理风险损失可能性的一种风险控制策略。例如医院通过建立有效的护理绩效考核分配方案、护士在职培训方案、护士晋升考核方案等激励机制，做好护士人力储备，降低因护士流失而导致的风险。

（2）护理风险预防：护理风险无处不在，我们不仅要承认临床风险难以避免的客观现实，还要积极采取增进患者安全、预防护理风险的系统化方案，在医院的护理服务过程中既要尽力减少个人的临床失误，又要及时监测、控制、阻止或拦截临床护理风险。

（3）降低护理风险损失：如果说护理风险规避和护理风险预防是在护理风险事件发生前而采取的护理风险控制策略，那么努力降低护理风险损失就是在护理风险事件发生后所采取的护理风险控制策略。努力降低护理风险损失的目的是使护理风险损失最小化，以降低护理风险的不良后果。

（4）护理风险转移：即利用某种方法或途径将医院可能面临的风险转由其他团体或个体来承担，医疗保险就是风险转移的方法之一。美国、澳大利亚、日本、新西兰等国都普遍开展了医疗风险保险业务，由医疗机构或医师协会向保险公司购买医疗风险保险。一旦发生风险，经法庭判决经济赔偿后，由保险公司负责赔偿。1999年，我国已有数家保险公司开设了医疗责任保险业务，部分医院已经为医院及其医务人员购买了风险保险。

（四）护理风险管理效果评价

护理风险管理效果评价是对风险管理方法、措施和手段的效益性和适用性进行分析、检查、评估和修正的活动，其目的是为下一个周期提供更好的决策。常用的护理风险管理效果评价方法，主要有以下两个：

1. 采用效益比值判断风险管理效益的高低 该方法主要看护理风险管理能否以最小的成本取得最大的安全保障。效益比值等于因采取某项风险处理方案而减少的风险损失除以因采取某项风险处理方案所支付的各种费用。若效益比值<1，则该项风险处理方案不可取；若效益比值>1，则该项风险处理方案可取。效益比值越大，说明管理越有效。

2. 对护理风险管理效果进行信息统计及反馈 风险管理效果信息统计一般是采取前后对照的方法，对各个临床科室在采取风险管理措施前后，潜在护理风险的减少情况、不良事件的发生情况、患者的满意度等进行评价。通常采用调查问卷法、安全指标监测、不定期组织护士理论考试等方法来完成。采集的数据全部录入计算机进行分析和总结，使护理风险管理更为有效率。例如评价患者满意度、护理记录合格率是否提高，护士的法律意识和防范风险意识是否增强等，以便为今后的风险管理提供参考依据。

第二节 护理危机管理

随着我国社会转型的不断深入，社会环境变得日益纷繁复杂，各种矛盾不断凸显，导致危机事件频繁发生，政府以及各类社会组织的危机管理能力面临着严峻挑战。由于行业功能的特殊性，医院在运营的过程中既要应对公共卫生领域的危机，还要面对医疗市场、人才竞争等引发的其他危机。如何有效化解这些危机，维护医院的正常运转，是医院管理者必须考虑的重要问题。

一、危机与危机管理

危机管理直接关系到医院的医疗护理质量、信誉与效益。危机管理是一种超前管理，所管理的对象大多是虚拟的。对护理管理者来说，有效地预防和处理护理危机，是保证医疗护理质量、为医院赢得信誉和效益的前提。

（一）危机与危机管理的概念

1. 危机　一般意义上讲，危机是指严重危害到组织或个人成败生死的紧要关头和紧急事件。罗森塔尔（Rosenthal）和皮恩伯格（Pijnenburg）认为："危机是指具有严重性、不确定性和有危机感的情境"。在具体的领域，危机有其特定和明确的含义，如在社会领域，经济危机、旱情、水灾、疫情等都属于危机的范畴。

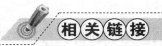

相关链接

危机的其他定义

危机管理先驱查尔斯·赫尔曼（Charles F. Hermann）认为：危机是威胁到决策集团优先目标的一种形势，在这种形势中，决策集团做出反应的时间非常有限，且形势常常向令决策集团惊讶的方向发展。

荷兰莱登大学危机研究专家罗森塔尔认为：危机就是对一个社会系统的基本价值和行为准则架构产生严重威胁，并且在时间压力和不确定性极高的情况下，必须对其做出关键决策的事件。

学者劳伦斯·巴顿（Laurence Barton）认为，危机是"一个会引起潜在负面影响的具有不确定性的大事件，这种事件及其后果可能对组织及其人员、产品、服务、资产和声誉造成巨大的损害"。

医院危机是由于某种突发事件的出现和暴发而打破医院原有的平衡状态，超出了医院常态的管理范围，要求医院采取特殊措施加以应对的紧急状态。护理危机是医院危机的一部分，是指发生在护理业务范围内，能够对医疗护理质量或医院声誉及正常运营造成潜在破坏的护理突发事件。

2. 危机与紧急事件、突发事件、风险的关系

（1）危机与紧急事件、突发事件的关系：危机一般具有紧急、突发的特点。但紧急事件强调事件的时间紧迫，突发事件强调事件发生的不可预测性。两者均不一定具有破坏性，而危机则具有明显的破坏性。

（2）危机与风险的关系：风险是危机的前提和诱因。对风险防范不善，造成的危害达到

较大程度时，风险就变成了危机。对风险进行有效的评估和管理，可以防范危机的发生。如医护人员对患者的并发症熟视无睹，或者对于已经认识到的各种风险不采取有效的防范措施，风险就可能会演变成危机。但并非所有的风险都会引发危机。只有当风险所造成的危害达到一定的程度时，才会演变为危机。

3. 危机管理　20世纪60年代，美国学者提出了"危机管理"概念。该概念首先应用于外交和国际政治领域，后逐渐引入其他领域。危机管理就是为应付各种危机情景所进行的规划决策、动态调整、化解处理、员工训练等活动过程。危机管理是专门的管理科学，是为了应对突发的危机事件，抗拒突发的灾难事件，尽量使损害降至最低点而事先建立的危机预警、防范、化解的全过程。

医院危机管理是指医院管理者为应对各种危机情景所进行的规划决策、动态调整、化解处理、职工训练等活动的过程，其目的在于消除或降低危机对医院所带来的威胁。一旦发生危机，能有条不紊地化解危机，重新恢复信誉和市场的一整套机制。护理危机管理属于医院危机管理的重要内容，是指针对护理危机而制定并实施的有计划、有组织的预防、调控方法和措施，以及在护理危机暴发后以迅速有效的方法控制解决危机事件，尽量避免或减少危机产生的危害，并尽可能从危机中获利的一系列活动。

（二）危机的特征与发展阶段

1. 危机的特性　一般来说，危机具有六大特性：①威胁性，危机可能造成重大的直接或间接损失，有可能影响到国家、社会大众、组织、个人目标或利益；②持续性，危机虽然是瞬间发生，但其影响经常会持续一段时间；③复杂性，危机事件并非单一因素即可说明，也非短时间可以理清；④不确定性，危机是否会暴发，以及在何时、何地、以何种方式暴发，暴发后破坏程度及影响后果都具有不确定性；⑤应急性，危机事件突然发生时，往往急需快速做出决策，并且以现有的人员、物质资源和时间来迅速做出回应；⑥双面效果性，危机是危险与威胁，如任其恶化或不能及时化解，势必遭受严重损失，甚至面临失败。但危机也隐含着转机或契机，如能应对得当，反而能学到经验。

2. 危机发展的阶段　危机的发展一般要经历四个阶段：

第一阶段：危机潜伏期。所有危机在暴发前都有一些预警信号，只是这些信号的强弱程度、典型程度、时间长短不同，人们对这些信号的敏感性不同。这一阶段是危机处理最容易的时期，如果人们能成功地捕捉到危机信号，加以认真分析，并采取有效的防控措施，多数危机是可以在这一阶段被化解的，能成功地避免许多危机暴发，或者在危机不可避免地暴发时能够及时有效地应对，从而减少损失。

第二阶段：危机突发期。这一阶段事件会急速发展，突如其来的严峻态势对人们的心理造成严重的冲击。突发期有四个典型的特征：①在强度上事态逐渐升级，由不为人所知达到引起公众广泛注意；②烦扰之事不断干扰正常的活动；③事态引起越来越多媒体的注意；④事态影响了组织的正面形象和团队声誉。此阶段应及时做出反应，"危机处理小组"应立即作出反应，采取各项积极挽救措施，争取在最短的时间里遏制危机发展的势头。

第三阶段：危机蔓延期。此时危机对组织或个人造成的破坏已经十分明显，并在进一步蔓延，甚至在引起一系列连锁反应。这一阶段时间一般比较长，但是如果危机管理得力，将会大大缩短这一时间。此阶段主要是采取恰当的应对措施，理智地纠正危机突发期造成的损害，运用各种资源防止事态的进一步恶化，使已经无法避免的危机造成的危害降到最低限度。

第四阶段：危机解决期。危机暴发后会导致许多"后遗症"，如人员、财产损失，形象、信誉受损，业绩大幅下滑，以及对人们心理造成的重大创伤，等等。在此阶段，危机管理者应帮助人们从对危机的恐怖中解脱出来，采取积极有效的措施，尽量减少或消除危机的负面影响，使组织早日恢复元气。同时，要认真总结教训，查找原因，解决问题，并对负有重大责任的相关部门和人员给予必要而适当的处分，以避免类似危机再次发生。

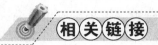

相关链接

罗伯特·西斯的4R危机管理理论

美国危机管理专家罗伯特·希斯（Robert Sith）提出了4R危机管理理论。他将危机管理划分为缩减（reduction）、预备（readiness）、反应（response）和恢复（recovery）四个阶段。

（1）缩减：是指减少风险发生的可能性和危害性。缩减管理属于前馈控制，为4R理论的核心内容，贯穿于整个风险管理过程。

（2）预备：即在风险发生前对处理各种风险所作的准备，其目的是加强组织对风险的应对能力。提升预备力的策略包括：预警、培训和演习。

（3）反应：这是指组织面对风险情景时的反应，即在风险来临时应该采取何种办法或策略加以应对。组织的高反应力体现在对风险作出正确的判断和及时的应对两个方面。

（4）恢复：是指风险问题被控制后，管理者对组织的恢复工作所作的安排及相关经验的归纳总结。恢复过程包括人员的恢复和系统的恢复。

引自：罗伯特·西斯. 危机管理. 北京：中信出版社，2001.

（三）危机管理的步骤

1. 危机预防　危机预防是危机管理的第一步。"千里之堤溃于蚁穴"，日常管理应注意细节的漏洞，防患于未然。

预防危机的重要方法是建立危机预防与管理机制，包括建立健全机构，制订计划和应急方案（预案）等。危机预防与管理机构（包括决策机构、咨询参谋机构和执行机构）是危机管理的中枢，其职责范围包括：①负责危机预防、预警、准备应急预案、购置危机管理的相关设备、组织危机处理演习等；②利用危机指标体系，结合各方面的实际情况和国内外管理危机的经验教训，制定相应的危机管理战略计划和应急方案；③根据可能发生的各种危机制订应变计划、应急方案，计划和方案必须具有可操作性；④针对可能发生的危机组织模拟演习，锻炼危机管理人员的应变能力。

2. 危机确认　明确引起危机的真正原因。首先，危机的全面暴发一般具有特定的导火索，致使危机事态的发展达到一定的"点火温度"。其次，危机事件进入紧急状态，直至最终全面暴发，必然经过一个危机的升级过程。要迅速收集信息，判断危机的主要影响利益方，确立隔离危机阶段工作优先顺序。坚持以人为本，把对人的影响放在第一位，人员的生命安全为最核心目标。简单评估事件严重性、紧迫性和未来发展趋势。

3. 危机控制 在危机管理的中期，也就是危机发生过程当中，是预防或者避免危机进一步扩大的时机，如果能够有效地预知危机事件的整体状况，采取积极的措施弥补，就能够把危机事件带来的损失降低到最小程度。而要做到这些，这就需要应对预测控制。所谓应对预测控制是指在事件发生的第一时间，在相应的应对预案已经启动的情况下，加入对已发生事件的动态监测和发展控制环节。

4. 危机处理 危机一旦发生，危机管理机制应及时启动，发挥处理危机的中枢作用。危机处理速度是关键，必须由危机处理核心小组统一指挥，协调一致。该小组应由最高决策层人士挂帅，或与最高决策层建立畅通的联系渠道，具有处理危机的最大权限，包括：①设立前线指挥部，掌控危机现场，全面了解危机现况，判断危机的危害程度，提出处理方案；②启动应急机制，派遣危机处理人员，动用危机处理设备和物资；③确保信息畅通及处理命令得到完全执行；④统一由发言人向外界和媒体及时通报相关信息，避免外界的肆意猜测和媒体的歪曲报道，争取民众的理解与支持；⑤召集相关人员对危机发生的原因和处理过程进行分析讨论，总结经验教训，并及时向最高层汇报，向有关部门和人员通报。

5. 从危机中获利 吸取危机处理的经验教训，完善危机管理预防与管理机制，亡羊补牢，努力转移和降低危机造成的损失，利用危机事件加强正面宣传，力争变坏事为好事，消除危机发生的根源，避免类似危机再度发生。

二、常见的护理危机

1. 护理服务危机 在日常护理工作中，由于护理技术本身存在的风险，护士业务能力差、缺乏临床经验和责任心、不注重护患沟通、人员数量不足，或护医、护护缺乏合作与协调等原因，难以保证和满足临床护理的要求和患者的需求，容易引发护理危机。

2. 护患关系危机 护患关系受很多因素影响，其中沟通不到位是影响护患关系的重要原因。护患关系危机的原因主要包括患者及家属对护士的不信任、遵医依从性差，以及护患纠纷、患者投诉不断增加等方面。这些原因有些来自护士方面，有些来自患者方面。其中部分护士服务态度差，部分患者的过度维权或维权方法不当、对医疗期望值过高、对医疗护理质量和医疗费用认识有分歧，是诱发护患关系危机的重要原因。

3. 护理缺陷危机 尽管所有医院都在强化护理质量管理，但由于多种因素的影响，护理缺陷仍然难以杜绝。部分严重的护理缺陷有可能对患者造成严重伤害，甚至发生护理事故，从而引发护理危机。

4. 管理不善危机 管理不善表现在人、财、物等许多方面。例如，对人员管理不善，有可能因为护士流失而引发人才危机；对消毒物品管理不善，有可能导致院内感染，从而引发医院感染危机；对医院信息网络管理不善，有可能导致网络系统瘫痪，严重影响医疗护理进程和质量，患者不能及时查询、交费、结账，从而引发网络危机，等等。

5. 突发自然灾害、公共卫生事件危机 突发性自然灾害、公共卫生事件会使大量伤员、患者骤然汇聚到医院，护士应接不暇，医院的正常工作秩序也会受到严重影响。此时如果缺乏外援，或者内部沟通渠道不畅、协调合作不力，均可能诱发护理危机和院内危机。

三、护理危机管理的原则与方法

（一）护理危机管理的原则

1. 预防为主原则　避免危机发生是危机管理的最高境界。有效预防是降低危机发生概率和危机破坏性的重要手段。护理管理者应建立护理信息收集系统和护理危机管理系统，拟订护理危机事件处理程序与应对计划，加强危机意识教育和危机防范知识培训，建立护理危机管理预案和预警系统，努力避免护理危机。

2. 及时主动原则　危机事件通常具有突发性、紧迫性的特性。危机一旦暴发，第一时间处理最为关键。护理管理者应尽快做出反应，根据危机管理预案采取适当措施，在最短的时间内投入到危机的处理中，及时控制事态的发展，设法将危机带来的危害降到最低限度，将负面影响限制在最小范围。

3. 实事求是原则　在处理护理危机过程中，任何遮掩或哄骗都可能造成严重后果，或带来更大的危机。因此，护理管理者必须本着实事求是原则尽快查明真相，确定危机造成的不良后果的性质、程度，正确把握危机的基调，主动向患者和上级讲明事实真相，争取患者的理解、配合与信任，以及院方的支持和帮助。

4. 患者至上原则　以人为本、以病人为中心是护士工作的宗旨，危机发生时更应该如此。一般来说，患者是护理危机暴发时的主要受害者。因而，护理管理者在处理危机事件时应该把患者利益放在首位，以实际行动表明解决危机的诚意，尽量为受到影响和伤害的患者弥补损失，取得其理解和支持。

5. 积极沟通原则　在处理危机时，护理管理者应积极、主动地同患者及其家属、媒体，以及相关组织进行沟通，采取公开、坦诚的方式提供相关情况和事实材料，掌握舆论的主导权。尽量减少危机带来的"后遗症"，降低危机给医院带来的负面影响，努力尽快恢复医院声誉。

对管理者而言，危机的发生往往是难以完全避免的，但危机既是挑战也是机遇。通过危机管理，一方面尽力避免危机的发生，另一方面变已经发生危机为动力，变危机为机遇，这才是护理危机管理的真正意义所在。

（二）护理危机管理的方法

1. 全员牢固树立危机意识　在临床护理工作中，绝大多数危机都是有前兆、有过程、可以预防的。只要全员树立牢固的危机意识、普及危机管理知识、提高危机识别能力、严格执行各项护理操作规程、强化责任心、不断提高护理质量，就能有效提高抵御危机的能力，最大限度地发现、化解潜在的危机，减少危机事件的发生。

2. 建立、健全护理危机管理机制　护理系统应建立完善的危机管理组织和管理制度，统一指挥、协调危机管理工作。危机管理机构应与风险管理机构密切配合，根据医院、科室的性质和所处的环境，深入分析临床护理中的风险及引发危机的各种潜在因素，并随时监察可能出现的危机，研究、制定防范措施。一旦危机发生，能迅速、及时、高效地采取应对措施，协调危机引发的各种问题。

护理危机管理机构主要由三部分组成，即信息系统、决策系统和运作系统。信息系统负责及时有效地获取风险和危机信息，适时、适度地发布警情和公示，为下一步的决策和处理提供真实可靠的依据；决策系统负责制定危机管理计划和处理预案，制定切实可行的危机管理措施，现场处置危机事件；运作系统负责敏捷、全面地贯彻危机管理措施，执行危机决策，及时反馈执行结果。

危机管理计划应根据医院内外环境的变化随时做出适当调整，即根据科室布局、设施设备状况、火险隐患、患者群体、疾病谱变化、社会环境等因素的变化随时有针对性地修正和充实危机管理计划。

3. 建立护理危机预警机制　英国危机管理专家迈克尔·里杰斯特（Michael Regester）说："预防是解决危机的最好方法"。护理管理者要在危机管理中赢得主动权，就必须建立护理危机预警系统，对临床护理工作中的变数进行分析及在可能发生危机的警源上设置警情指标，及时捕捉警讯，随时对护理服务的实际状态进行监测，对危害患者安全的问题进行事先预测和分析，并根据护理管理的特点，制定切实可行的预警方案，以达到防止和控制护理危机的目的。危机管理预警机制包括三个方面：

（1）危机监测：即对可能引起护理危机的有关信息进行严密监测，搜集有关护理危机发生的信息，充分发挥护理不良事件上报系统的作用，及时掌握危机变化的第一手资料。

（2）危机预测和预报：即对监测得到的信息进行鉴别、分类和分析，使其更有条理、更突出地反映出危机的变化，对未来可能发生的危机类型及其危害程度做出评估，并在必要时发出危机警报。例如，定期进行护理不良事件分析，及时发现安全隐患，赢得危机处理的时间。

（3）危机预防和控制：即针对可能引发护理危机的因素和危机类型、性质制定各种有效预案，并采取应对措施，尽量避免危机发生或使危机造成的损失降到最低。

4. 进行危机应急演练　根据可能发生的危机、模拟可能出现的状况进行针对性应急训练，是危机管理必不可少的环节。模拟训练可强化护士的危机意识，提高应对危机的能力。训练时应考虑到危机发生时的各种情况，从可能出现的最坏状况出发，研究出相对完善的解决方案。此外，还应注意收集护理危机处理成功或失败的案例，从中吸取成功的经验或失败的教训。

四、护理危机的处置方法

1. 深入现场，协调指挥　护理危机发生之后，危机管理人员应迅速到达危机现场，统一指挥，组织力量，协调处理。要采取一系列积极的补救行动，将危机事件对患者及对医院的伤害减少到最低程度。及时如实向上级和有关部门报告危机事件真相。

2. 分析情况，确定对策　在控制危机范围和危害程度的前提下，危机管理人员应安排专业人员保护现场和原始资料，调查事故原因和人员伤亡、财产损失等情况。掌握了危机事故的第一手资料后，管理人员要认真研究和确定应采取的对策、措施。确定对策时应以患者利益为中心，重点救助、安抚患者和其他受到伤害的人员，降低各方损失，缩小负面影响。

3. 联络媒介，引导舆论　危机事件发生后，各种传闻、猜测都可能会发生，媒介也会纷纷介入并报道。危机管理机构应主动联络相关新闻媒体，并由"发言人"统一对外界与媒介发布信息。其他工作人员由于对事件的缘由和进展不一定全面了解，所以一般不要接受采访，不要随意向外界传播不全面、不真实的信息，更不能无端猜测。对于首先报道事件的媒体，"发言人"要尽可能以最快的速度填补缺失的信息，引导媒体正确报道事实真相，尽量发挥媒体在危机处理中的积极作用，掌握舆论主导权。

4. 总结调查，吸取教训 危机事件处理告一阶段后，危机管理机构应该对危机处理情况作全面调查评估，包括对患方的赔偿、安慰、关怀，调查危机发生的原因、相关责任部门和责任人，评估危机造成的有形损失、无形损失和处理效果，等等，并将危机评估结果及时向上级汇报。通过总结检查，吸取经验教训，修正危机管理计划，完善危机管理措施，强化薄弱环节，教育全体护士强化危机意识，防范危机风险。

（郭小云　王佳琳）

 复习思考题

1. 简述护理风险的概念和分类。
2. 如何做好护理风险管理？
3. 简述护理危机与护理风险的关系。
4. 如何运用护理危机管理的原则和方法进行危机管理？

第 八 章

护理人力资源管理

预习案例

某护士，女，副主任护师，1996 年毕业于国内某名牌大学护理系。毕业后分配至一所三级甲等医院从事临床护理工作，曾在心胸外科、泌尿外科等工作 3 年有余，之后出国进修临床护理、护理管理 2 年。回到医院后，分别在临床和医院感染控制办工作 2 年和 3 年。为继续深造，该护士考取了国内某名牌大学，攻读护理学硕士学位。毕业后因不满原医院对护士的管理和使用而辞职，并应聘到一家知名外资医院工作 1 年余。之后，以人才引进的方式进入某医学院校从事护理教育工作。

案例思考

1. 如果你是该护士，将如何规划自己的职业生涯？

2. 如果你是护理部主任，将采取什么措施留住这位护理硕士毕业生？并帮助其做好职业生涯规划？

人力资源是组织中最重要的资源之一，人才就是财富。人力资源是组织在激烈竞争中赖以生存和发展的特殊资源，一个组织的成败主要取决于人员配备及管理。对于医院来说，人才同样是最大的财富和资本，也是医院的核心竞争力。因此，护理人力资源管理是护理管理的重要任务，也是医院发展最为关键的问题之一。

第一节 护理人力资源管理概述

护理人力资源管理是卫生服务组织为提高服务质量、实现组织目标，对护理人力资源进行规划、招聘、培训、考核、开发和利用的管理活动。其目的是为组织寻求高素质护理人才，并使其在组织中得到支持和发展，实现医院目标，同时提升护士自身职业价值，达到组织和成员利益最大化。

一、护理人力资源管理的内容

护理人力资源管理的基本内容包括护理人力资源规划与编配、护士招聘与录用、护士培训与使用、护士排班、护士绩效评价及薪酬管理等。

（一）护理人力资源规划与编配

1. 护理人力资源规划 护理人力资源规划是护理人力资源管理的首要任务，是医院人力资源管理部门和护理职能部门根据护理业务范围评估和确认护理人力资源需求，并做出决策的过程。护理人力资源规划主要包括护理人力资源现状评估，依据组织发展战略、目标、任务，利用科学方法对未来人力资源供给和需求做出预测，制定人力资源开发工具与管理政策等。科学的护理人力资源规划可帮助医院明确护理部门哪些岗位需要护士、需要什么资格的护士以及什么时间需要护士。

2. 护士编配 护士编配是护理人力资源管理的重要环节，是指根据医院服务目标，合理分配，科学组合护理人力的管理活动。护士编配需要遵循满足需求、高效合理、岗位对应等原则，同时考虑以下影响因素：

（1）任务轻重：工作数量和质量要求是影响护士编配的主要因素，工作量大、质量要求高、任务重，则需要更多数量、更高质量的护士。护理工作量主要与医院开放病床数、床位使用率、周转率、门急诊患者人次，以及危重患者、疑难患者、手术患者数量等因素有关。

（2）人员素质：护士素质体现在其业务、身体、心理、思想等各个方面。如果护士训练有素、技术操作熟练、理论水平高、身体素质好、专业思想稳固、具有奉献精神、工作积极主动，则护士数量可以适当减少；反之，护士数量则需要适当增加。

（3）工作环境：工作环境包括硬环境和软环境。硬环境主要指医院的基础设施、设备、仪器、空间布局等物理环境；软环境主要是指医院的管理体制、规章制度、人际关系等文化环境因素。良好的环境可激发护士的工作积极性、主动性和创造性，可适当减少护士数量。否则，则需要增加护士数量。

（4）政策规定：国家相关法律、法规、政策，地方卫生管理部门的相关制度，医院资深的管理理念及制度，例如产假、计划生育、探亲、培训、病事假等制度也可影响护士编配。

（二）护士招聘与录用

1. 护士招聘的基本要求 护士招聘是指医院根据工作需要和应聘者条件采取科学有效的方法，选择并录用具备资格的护理专业人员的活动。其基本要求有：

（1）成立招聘小组：招聘组成员由主管院长、护理部主任、科护士长及人事科科长组成，由人事部门负责具体实施招聘工作。

（2）拟定招聘计划：护理部评估护理人力需求情况，综合考虑护士自然减员、辞职、病房扩充、专科发展等因素，根据岗位、学历和资历需求制订护士招聘计划后，护理部与人事部门共同商议确定招聘人员的数量。

（3）招聘方式：招聘方式包括个人直接申请、内部推荐、广告招聘、职业介绍机构推荐、院校推荐等方式。

2. 护士招聘及录用程序

（1）初步筛选：招聘单位根据应聘者的简历资料进行资格审查，并初步筛选符合要求的人员。

（2）招聘考试：根据岗位需要选择相应的考试内容，一般包括本专业基础理论、基础知识和技能，以及必需的人文社会类知识和理论。考试形式有笔试和操作。

（3）面试：考试合格者进入面试环节。通过面试招聘小组可以对应聘者的专业知识、沟通表达能力、判断能力、思维能力以及相貌、性格、气质等条件进行全面的审核。

（4）入围确认：根据应聘者条件、考试成绩及面试情况综合确认入围者人选。

（5）体格检查：对入围人选进行体格检查，确认应聘者的健康状况，判断其能否胜任护理岗位工作。

（6）试用与录用：经过上述程序，招聘小组与符合录用条件的护士在双方自愿的条件下签订聘用合同。合同期限和具体岗位、待遇均由双方协商确定。合同期限含试用期，但试用期最长不能超过 6 个月。试用期满经考核合格，即转为正式录用。目前我国多数医院将录用的护士分为"在编"与"非在编"两种身份，这是计划经济向市场经济转轨过程的特殊现象。

（三）护士培训

1. 护士培训原则　护士培训是护理人力资源管理的重要内容，对帮助护士在工作岗位上保持理想职业水平、高效率完成工作任务、促进个人职业全面发展和自我实现具有积极的现实意义。具体培训原则如下：

（1）分类培训与因材施教相结合的原则：根据护士工作岗位职责要求不同，对新招聘护士进行分类培训；同时基于培训对象自身素质条件，考虑未来发展方向和需要，合理安排培训内容，做到因材施教。

（2）基础素质培训与专科技术训练相结合的原则：基础素质培训内容包括专业思想、职业素质、医德医风和临床基础操作技能等；专科技术训练则要求护士结合岗位需求，不断学习新理论和新技术。

（3）一般培养与重点择优培养相结合的原则：在护士规范化培训的基础上，选拔优秀人才进行重点培养；在职护士培训可根据年资不同实施多层次培养教育，针对不同年资、学历、技术职称的培训设置不同标准和要求，可利于骨干人才成长。

（4）短期需要与长远需要相结合的原则：对护士的业务教育，不仅要考虑短期需要，还应根据专业发展趋势，结合医院长远规划，制定合理的培养计划，全面安排医院护理人力资源培训。

（5）循序渐进与紧跟医学发展先进水平相结合的原则：对于初、中级护士的培训应遵循由浅入深、循序渐进的原则安排学习内容。高级护士培训应注重国内外先进护理理论、先进技术的学习、研究和运用。

2. 护士培训内容 不同经历、岗位和等级护士的培训内容有所不同。

（1）职业道德：包括现代护理学的特征及对护士的要求、护士行为规范、护理道德和社会责任、医学伦理学等护士应遵循的基本道德教育内容。

（2）"三基"：包括基础理论、基本知识、基本技能，"三基"属于护士基本功训练，也是专科护理的基础和检查护理质量的重要标准。另外，还包括计算机基础知识和基本应用技能。

（3）专科护理理论和技术操作：随着医学的发展，各专科新业务、新技术的开展，专科护理在不断发展，应培养一批具备扎实理论知识和熟练技能的专科护理人才。

（4）护理新理论、新进展：随着现代护理的发展，护理理论及护理技术不断得以发展和创新，对护士实施护理新理论、新进展的培训，将有助于其开阔视野、拓宽知识领域、促进教学与科研工作，不断推动护理事业发展。

（5）管理、教学、科研能力：护理管理、护理教育及护理科研是护理学科中的重要内容。对护理管理者、护理带教及护师职称以上人员应重点进行以上有关知识与能力的训练。

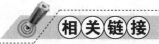

相关链接

常见护士培训形式和方法

（一）培训形式

1. 脱产培训 是一种较正规的人员培训，是根据医院护理工作实际需要选派不同层次并有培养前途的护理骨干，集中时间离开工作岗位，到专门的学校、研究机构或其他培训机构进行学习或接受教育。

2. 在职培训 是指在日常护理工作中边工作边接受指导、教育的学习过程。在职培训可以是正式的，例如新护士岗前培训、科室轮转等；也可以是非正式的，例如高年资护士指导、读书报告会等。

（二）护士培训方法

①讲授法；②演示法；③讨论法；④远程教育法；⑤其他方法：影视培训、角色扮演、案例学习等。

（四）护士排班

1. 排班原则 护士排班因各单位及岗位不同而异，但需遵循以下原则。

（1）满足需要原则：各班次护士在数量和质量上要以患者需要为中心，能够完成所有当班护理活动，确保24小时连续护理。同时，排班时还需从人性化管理出发，尽量满足护士的实际需要。

（2）结构合理原则：根据护士不同层次结构，如学历、工作年限、职称及个人能力等进行合理搭配，做到各班次护士专业能力和专科护理水平基本均衡。

（3）效率原则：护士长应结合各时段护理工作量情况对护士进行合理组织和动态调整，提高工作效率。

（4）公平原则：护士长排班时应一视同仁，合理安排各班次和节假日值班护士，并尽量照顾特殊人员需求。

（5）弹性原则：护士排班时应配备机动人员，供随机调整。既要保证护士有充分的休息和学习时间，又要在遇到突发事件或紧急情况时，可随时对人员进行调整。

2. 排班方法　根据医院类型和科室任务不同，排班也会有所不同。目前常用的排班方法有：

（1）周期性排班法：又称循环式排班法，即每隔一定周期使各个固定班轮回，根据实际人力运行情况决定一个周期的时间长度。周期性排班的优点：①排班模式相对固定，护士熟悉排班规律，可以预先知道值班及休假时间；②护士可公平地获得休假机会；③上班人员固定；④节省排班所花费的时间，且排班省时省力。这种排班方法适用于病房护士结构合理稳定、患者数量和危重程度变化不大的护理单元。

（2）弹性排班法：根据病房单位时间工作量的不同合理安排人力，即增加工作高峰时段人力，减少工作低峰时段人力，提高人员利用率，避免人力浪费，例如晨、晚间护理内容较多，可增添 6AM～10AM、6PM～10PM 的值班人员数量，以保证护理质量。

（3）每日两班或三班制排班法：①两班制，即将 24 小时分为 2 个时段（白班和夜班），便于护士集中工作时间，减少中途往返。一般适用于病种单一、患者病情较轻、护理工作量不重的病房。②三班制，即将 24 小时分为 3 个时段：日班、小夜班、大夜班三个班次。一般适用于病情复杂、护理工作量较重的病房。

（4）APN 排班模式：近年来，我国许多医院借鉴国外排班经验，实行 APN 排班模式，即将一天 24 小时分为连续不断的 3 个班次，如 A 班 8：00～15：00 或 7：30～15：30、P 班 15：00～22：00 或 15：00～22：30、N 班 22：00～8：00。各班时间可根据不同科室具体情况进行调整。

这种排班方式的优点：①保证护理工作的连续性，减少了交接班次数，降低了交接班环节中的安全隐患；②加强了 P、N 班薄弱环节中的人员力量；③由高年资护士担任 A、P 班责任组长，对疑难、危重患者护理工作进行把关，充分保障护理安全；④有利于护士更好地安排自己的工作和生活，尽量避开上下班高峰。

（五）护士绩效评价

护士绩效评价是对各级护士工作中的成绩和不足进行系统调查、分析、描述的过程。护士绩效评价具有人事决策、诊断、激励、教育和管理等作用。护士绩效评价要遵循综合性、有效性、可靠性、激励性、客观性的基本原则，并注重反馈和调节。

1. 护士绩效评价方法　目前常用的护士绩效评价方法主要有以下几种：

（1）行为特征评定法：按照护士的行为特征对其进行评定。例如根据护士自身的优缺点和能力表现等对护士进行评定。

（2）评分法：按照护士各种岗位职责要求和工作绩效，设计出不同的指标和权重进行评定。可采用百分制、十分制或五分制等不同评定方法。

（3）考核表法：根据护士个人行为特征与岗位职责的符合情况进行评价，评价结果一般分为五个等次，A、B、C、D、E 或优、良、一般、合格、差。例如对主班护士的考核，见表 8-1。

表 8-1　主班护士任务执行情况考核表

主要工作责任	优	良	一般	合格	差
处理医嘱					
交班报告书写质量					
交接班					
对仪器设备出现故障记录并及时维修					
患者病情变化时及时处理并报告医师					
办公室（护士站）管理					

（4）重要工作成效记录法：此法主要客观地记录护士的工作绩效、差错及事故事实，对行为特征的描述较少。

（5）强迫选择比较法：按规定的等级比例对护士绩效进行评定。例如"优秀"占 20%，"良好"占 30%，"一般"占 40%，"低于一般"占 10%。

（6）目标管理评价法：管理者与护士共同制定工作与行为目标，定时按目标考核。此法要求制订的目标要具体、可测量，以避免评价的主观性。例如，年内护理理论考核成绩达 85 分以上，技术操作考核达 95 分以上。

2. 护士绩效评价形式　绩效评价不仅局限于管理者对下属的评价，还包括管理者与被管理者之间多种评价方式。

（1）按评价主体不同分类：护士绩效评价包括上级评价、同级评价、下级评价、自我评价和全方位评价。

（2）按评价时间不同分类：护士绩效评价包括日常考核和定期考核。日常考核主要是通过日常检查来进行，定期考核是针对不同考核项目、内容的考核，如月考核、季考核、年度考核等。

3. 护士绩效评价程序　护士绩效评价的程序一般分为制定绩效计划和绩效评价计划、实施绩效计划、绩效考核、绩效反馈四个阶段。

（六）护士薪酬管理

薪酬管理是护理人力资源管理的重要任务，其目的是为医院吸引、激励和留住有能力的护理人才。薪酬问题涉及护士的切身利益和医院的运行成本，因而成为医院和员工共同关注的焦点。

1. 薪酬管理原则　护士薪酬管理应遵循按劳付酬原则、公平原则、竞争原则、激励原则、经济原则和合法原则。

2. 影响护士薪酬的主要因素　影响护士薪酬的因素可以分为外部因素和内部因素。其中外部因素包括护士劳动力市场的供求状况、政府的薪酬政策、地区经济发展状况及劳动生产率等；内部因素包括医院运行状况与经济负担能力、护士岗位工作的类型及业绩、护士个人条件等。

3. 护士薪酬设计　薪酬设计的关键在于体现"对内具有公平性，对外具有竞争性"的特点。薪酬体系和制度的设计一般包括下列步骤：

（1）工作岗位分析：这是确定薪酬的基础。医院应结合其服务目标，对护理服务范围和项目进行分析，确定岗位职能、岗位数量和所需人员技能，在此基础上制定护理岗位说明书，为确定薪酬水平提供依据。

（2）岗位价值评价：岗位价值评价以岗位说明书为依据，其目的：一是比较医院内护理岗位的相对重要性，即确定每一个具体岗位的价值，从而得出岗位等级；二是为下一步薪酬调查提供统一的岗位评估标准，为确保医院人员工资公平性奠定基础。详细内容见本章第二节。

（3）薪酬调查：薪酬调查的对象是与医院有竞争关系或条件相似的医院以及相关行业的薪酬状况。内容包括上年度薪资情况、不同薪酬结构比例，不同岗位、不同级别的薪酬水平，员工奖金和福利情况、组织的长期激励措施和未来薪酬走势分析，有关保障、病假、休假等雇员福利方面的信息，等等。

（4）薪酬结构设计：薪酬结构又称为薪酬模式，是指在薪酬体系中工资、奖金、福利、保险等各个组成部分所占比例和份额。护士薪酬结构设计反映了医院的分配理念、分配原则和价值观，因此，不同医院的薪酬结构是不同的。

（5）确定薪酬水平：在确定薪酬水平时，医院既要考虑到影响薪酬水平的外部影响因素，主要是本地区、同行业的薪酬水平；更要考虑医院内部的相关因素，主要是本院的发展战略、经营状况、人力状况等因素。综合考虑多种因素，确定护士薪酬水平与制度。

（6）薪酬制度实施与控制：实施护士薪酬制度应进行试行或试点，发现问题及时通过适当程序予以修正，如调整薪酬总额，在总额不变的前提下调整结构比例与收入差距等，以便使薪酬制度更加趋于公平合理。试行或试点成功后再进行推广。

医院护理人力资源管理除以上内容之外，还包括福利与劳保管理、护士档案管理等。

二、护士心理健康管理

（一）医院护士心理健康状况

护士作为一个特殊的职业群体，常年工作在医疗卫生第一线，承受着各种各样的压力。有研究表明，护士的心理健康状况并不乐观，其潜在危害普遍存在。美国学者克里斯蒂娜·马斯拉奇（Christina Maslach）提出"心身耗竭综合征（Burnout Syndrome，BS）"的概念，认为"BS是一种因心理能量在长期奉献给别人的过程中被索取过多而产生以极度心身疲惫和感情枯竭为主的综合征，并表现为自卑、厌恶工作、失去同情心等"。美国卫生界人士普遍认为："尽管护士有体谅患者、进行周到护理的满腔热情，但这种热情因某种原因被长期禁锢，以至丧失热情，护理变得表面化、机械化、出现不能为提高患者的生活质量给予帮助的现象。"

（二）影响护士心理健康的原因

1. 工作环境　医院是一个多种疾病患者聚集、充满焦虑痛苦的场所。护士在这种环境中工作，每天接触文化经济背景不同、性格特点各异的患者与家属，既要处理各种治疗护理等常规工作，又要处理各种突发应激事件，这样的工作环境使护士的心理处于应激状态中。

2. 职业风险　随着人们法制观念及自我保护意识的不断提高，患者及家属对就医正当权益有了更深刻的认识，对护理质量安全提出了更高的要求。护士稍有不慎就可能引发护患纠纷。且患者病情变化复杂，不确定因素较多，护士必须时刻保持警惕。同时，疾病对护士本人及其家属的身体也可能造成危害。这些原因容易使护士心理经常处于高度紧张与不安的状态。

3. 工作强度　目前医院普遍存在护理人力资源配置不足，但工作量却日益增加的情况。护士常处于超负荷的工作状态，频繁的倒班使护士生活无规律、生物钟被打乱，造成机体生理功能失调，出现焦虑、失眠等诸多不适。长期无序的高强度工作会给护士带来持久的压力，严重影响其身心健康。

4. 社会心理支持　社会支持状况对一个人身心健康有着显著的影响。随着经济水平和个人观念的转变，护理工作已经逐步受到社会的广泛关注。但由于社会上依然存在着重医轻护的观点，不少护士的职业认同感较低，且护士的收入与其工作繁重程度不成正比。护士在职称晋升、职位晋升、进修深造等方面的机会较少，这些因素都可能使护士产生自卑、失望等不良情绪。

5. 人际关系　工作相关的人际关系是造成护士情绪紧张的最主要原因。临床工作中，护士承担着多种角色，当角色转换不当时会发生心理冲突并以躯体化、焦虑、抑郁、敌对等负性情绪表现出来。

6. 自身知识及能力　目前护理队伍普遍存在学历偏低、年资老的护士知识结构陈旧、年轻护士业务不熟练、医院对护士教育培训不足等现象，从而使护士产生自身专业成长的压力，容易出现自卑、焦虑和抑郁等负性情绪。

7. 应对方式　自我情绪调节是一种重要的应对方式，良好的调节有利于个体的身心健康，但大多数护士由于各种原因，并不善于运用心理学知识科学地进行自我心理调适。

（三）护士心理健康的维护与管理

护士心理健康维护和促进是一个社会化工程，需要全社会和医院的大力支持，更需要护士自身的努力，是一个综合干预和管理的过程。

1. 贯彻落实《护士条例》　通过落实《护士条例》，维护护士合法权益，增强护士依法执业的法律意识，强化卫生行政部门和医疗卫生机构法定职责的有效落实，完善医疗卫生机构护士执业相关规范、护士配备标准，建立并实施护士培训和定期考核制度，使护士管理更加规范化和法律化。

2. 实施人性化管理　护理管理者一方面要求护士对患者实施人性化服务，另一方面也应对护士实行人性化管理。在充分理解和尊重护士的基础上，对护士实施人性化关怀，提高护士的职业认同感，减轻护士的心理负担。

3. 开展专业心理辅导　为指导护士有效应对各种压力，护理管理者应邀请专业心理咨询师对护士群体实施团体心理辅导，提供不良情绪宣泄渠道，鼓励其体验良好情绪，并给予情感支持，增加护士归属感。

4. 重视自身心理调节　护士要学会重视自身心理调节，尤其在繁重的工作过后，要尽可能调节情绪、悦纳自我，放松心情、保持平衡，乐于交往、融洽关系等。

5. 加强社会支持　充分利用报刊、广播、电视等途径加强宣传，让社会更多地理解和尊重护士，了解护士工作价值。同时，科室可通过组织家庭聚会等形式，增进家庭温馨感，使护士得到更多的家庭支持。

第二节　护士岗位管理

一、岗位管理及其意义

（一）岗位管理的概念

岗位管理是以组织中的岗位为对象，科学地进行岗位设置、岗位分析、岗位描述、岗位监控和岗位评估等一系列活动的管理过程。岗位管理最初来源于企业管理理念，以企业战略、环境因素、员工素质、企业规模、企业发展、技术因素等六大因素为依据，通过岗位分析设计、描述、培训、规划、考评、激励与约束等过程控制，实现因岗择人，在人与岗的互动中实现人与岗、人与人之间的最佳配合，以发挥企业中人力资源的作用，提高劳动效率。

（二）岗位管理的意义

1. 有利于员工的科学配置　岗位管理按需设岗，因事设职，可以最大限度地实现劳动用工的科学配置。在梳理岗位、明确职责的过程中，规范了岗位的增添和删减，避免了管理的随意性，以及在此过程中造成的职责重叠和职责疏漏。

2. 有利于增强职业成就感　岗位管理一方面可使员工明确各岗位职责，了解团队整体运作，明确自身的工作价值和意义，使员工有一种角色感；另一方面，可使员工了解各岗位任职资格，认识自身能力与岗位要求的差距，明确今后学习和成长的方向，有助于进一步强化职业发展目标，产生职业成就感。

3. 有利于组织招聘　科学的岗位管理可帮助求职者明确地了解应征岗位的职责范围和资格要求，有利于吸引更合适的候选人。对于组织来说，则能更直观、有效地筛选出合格的候选人。内部招聘时，也可给员工更加明确的指引。

4. 有利于绩效考核及薪酬管理　岗位管理是组织绩效考核的依据，可基于岗位职责展开业绩考核，基于任职资格展开能力评估，基于岗位价值评估建立岗位工资体系。

二、护士岗位管理的背景

1. 国外护士岗位管理概况　为了对护士岗位进行科学管理，多数发达国家和地区均根据当地情况，制定了不同的护士岗位管理模式，并逐渐趋于精细化。美国实施六级护士"临床阶梯模式"，澳大利亚实行"EN（录用护士）和RN（执业护士9级）模式"，中国台湾实行"N0～N4"护士临床专业能力进阶制，香港特别行政区实行"注册护士、登记护士、助理护士、护工"分类管理模式。尽管这些模式各具特点，但都充分体现了各地对护理队伍实施岗位管理极为重视。

2. 国内护士岗位管理现况　为贯彻落实公立医院改革关于充分调动医务人员积极性、完善人事和收入分配制度的任务要求，在改革临床护理模式、落实责任制整体护理的基础上，卫生部于 2012 年 5 月颁布了《关于实施医院护士岗位管理的指导意见》。该意见以实施护士岗位管理为切入点，从护理岗位设置、护士配置、绩效考核、职称晋升、岗位培训等方面制定和完善制度框架，建立和完善能够调动护士积极性、激励护士服务临床一线、促进护士职业生涯发展的相关制度，努力为患者提供更加安全、优质、满意的护理服务。

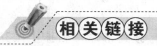

北京某医院试行护士岗位管理的情况

北京某医院从 2011 年 10 月开始试行护士岗位管理。首先以门诊抽血室护士岗位动态管理为切入点，将抽血窗口由 4 个扩充至 10 个。医院对护士的准入、培训、质量考核和评价均依照岗位说明书的要求，在岗位准入时打破护士学历、职称、工龄等限制，以能力水平为核心标准，护士可根据岗位任职条件培训上岗，所得绩效工资与工作质量、时间等均挂钩。目前，已有 200 余名护士报名竞聘上岗。该院门诊抽血室实行护理岗位管理之后，运转效率大大提升，患者等待抽血的时间缩短为以前的 1/8 ~ 1/6。

三、护士岗位设置及原则

（一）护士岗位设置

按照《卫生部关于实施医院护士岗位管理的指导意见》，医院护士岗位设置分为护理管理岗位、临床护理岗位和其他护理岗位三大类。其中，护理管理岗位是从事医院护理管理工作的岗位，临床护理岗位是护士为患者提供直接护理服务的岗位，其他护理岗位是护士为患者提供非直接护理服务的岗位。护理管理岗位和临床护理岗位的护士应当占全院护士总数的 95% 以上。根据岗位职责，结合工作性质、工作任务、责任轻重和技术难度等要素，明确岗位所需护士的任职条件。护士的经验能力、技术水平、学历、专业技术职称应当与岗位的任职条件相匹配，实现护士从身份管理向岗位管理的转变。

例如，某三级医院将护士岗位分为护理管理岗位、临床护理岗位和其他护理岗位三类。其中护理管理岗位包括护理部管理岗位和护士长岗位，临床护理岗位包括病区护理、重症护理、门急诊护理、手术室护理等岗位，其他护理岗位包括供应室、医院感染控制、健康体检和医技科室等护理岗位。

（二）护士岗位设置的原则

1. 按需设岗原则　医院护士岗位的设置应根据医院的性质、规模、功能、任务和发展趋势等因素，从护理工作需求角度设置护理岗位类别和数量。注意岗位设置要坚持因事设岗，避免因人设岗，做到科学合理、精简效能，既保障患者安全和临床护理质量，又保证组织的高效与灵活。病房护士的岗位设置应当遵循责任制整体护理工作模式，普通病房护床比不低于 0.4:1，重症监护病房护患比为（2.5 ~ 3）:1，新生儿监护病房护患比为（1.5 ~ 1.8）:1，门（急）诊、手术室等部门应当根据门（急）诊量、治疗量、手术量等综合因素合理配置护理岗位。注意护理管理岗位、临床护理岗位和其他护理岗位数量适宜。

2. 按岗聘用原则　按照岗位职责要求合理配置护士，用人所长，竞聘上岗，并进行动态调整，保证不同岗位护士的数量和能力素质能够满足工作需要。特别是临床护理岗位招聘护士时，应充分考虑到岗位工作量、技术难度、专业要求和工作风险等，以保障护理质量和患者安全。护理管理岗位的护士除具备一定的业务素质外，还须具备一定管理知识、理论和技能。

3. 能级对应原则　护士配备应注意护士能级与岗位的对应，做到将每一名护士按其优势特长、能级高低分配到合适的岗位上，充分发挥不同层次护士的作用，优化人力资源配置。不同专科、不同岗位和责任对护士技术水平、专业能力要求不尽相同，例如较高学历、职称及专科知识扎实且有临床经验的护士可以分配在 ICU、急症科等业务技术部门。

4. 激励原则　护士岗位管理是建立优质护理服务长效机制的切入点，通过实施岗位管理，实现同工同酬、多劳多得、优绩优酬，逐步建立激励性机制，充分调动护士积极性。

5. 公平、公正、公开的原则　护士岗位管理制度（包括岗位设置、护士配备、人员培训、绩效评定、待遇保障、晋升、培训等制度）的制定与执行应做到"公平、公正、公开"，为每一位护士提供公平发展的机会，使护士队伍得以健康发展。

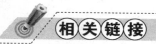 相 关 链 接

新加坡医院护士岗位等级设置

新加坡医院每个病区设有 3 名岗位不同的护士长，分别是病房管理护士长、临床护理护士长、护理教育护士长。注册护士按护理资质评估标准分为 5 个等级，1 级为新护士，2 级为初学者，3 级为熟练者，4 级为能胜任者，5 级为专家。每个病区设 1～2 名文员负责文秘工作，辅助人员 3～4 名负责病区卫生以及便器的消毒和洗刷。住院患者无家属陪护，患者的所有护理均由护士完成。注册护士与助理护士分工明确，注册护士以危重症患者的护理和治疗护理为主，助理护士则以生活护理为主。

（三）护士分层级管理

护士分级管理是指以能级对应为原则，根据护士的工作能力、技术水平、工作年限、职称和学历等要素，对护士进行分层、分级管理。护士分层级管理要求每一层级均有明确的划分标准、能力要求和工作职责。同时，护士培养和培训也应按照层级要求进行阶梯式管理。

1. 科学设置岗位　根据实际工作需要，科学设置护理岗位，并明确各岗位的工作职责。在临床岗位的设置上，护士岗位管理改变了以往功能制护理的工作模式，以责任制整体护理为基础，以护士的能力及患者的护理需求为依托，将护士岗位进行层级划分。医院护士分级

管理的层次一般有助理护士、责任护士、责任组长、护理专家或护士长。下面以三个具体案例来说明护理岗位设置的层级。

（1）某三级医院将临床护士岗位划分为 N1~N4 四个层级，让能力不同的护士负责病情严重程度不同的患者，做到了能级对应，充分体现了护士及其工作价值。其中 N1 层为成长期护士，基本任职资格为工作 3 年及 3 年以下的护士和轮转护士；N2 层为熟练期护士，基本任职资格为工作 3 年以上的护士和低年资护师；N3 层为专业精通型护士，定位在高年资护师和主管护师；N4 级为最高层级护士，相当于护理专家，基本任职资格是具有高级职称的护士和医院聘任的专科护士。

（2）某专科医院将护士岗位划分为 N0~N5 六级，聘任基本条件主要依据工作年限、职称及医院各年度考核情况。例如 N0 级为新毕业生；N1 级为具有护士职称的护士；N2 级为具有护师职称及 5 年工作经历的护士；N3 级为具有护师职称且有 7 年工作经历的护士；N4 级为具有主管护师职称的护士；N5 级为具有高级职称的护士。

（3）某三级医院构建了 4 层 9 级护士专业技术岗位等级体系，岗位等级设定将学历作为起始标准，大专学历从 1 级开始晋级，硕士研究生学历从 4 级开始晋级；将院内晋级考试与职称晋升结合，例如通过院内 5 级考核后方可受聘主管护师，受聘主管护师后方可晋级 6 级护士，使护士能力与岗位要求相匹配，实现护士身份管理转变为岗位管理。

在进行岗位设置与岗位分析的同时，要明确护士的层级晋级办法，为护士职业发展提供清晰路径。

2. 将病房进行分类　以病室工作量、患者危重程度、专业要求和工作风险等为依据，将全院病房进行分类，例如北京某医院将病房分为三类，每一类又分为 A、B 两层，并在此基础上制定了不同类别病房各层次护士配备标准。

3. 建立多元化护士分层培训体系　针对不同岗位、不同层次护士需求确定与之相对应的培训内容、培训方式，做到技能培养与素质教育相结合、院内培训与院外交流相结合、专科培养与科室轮转相结合、专家讲授与主动学习相结合，形成科学的阶梯化培训模式。

4. 建立护士分层次绩效考核办法　科室绩效考核和个人绩效考核相结合，建立科学的量化考核办法。对科室绩效考核以护理质量、工作量、教学科研及团队执行力为依据，确定各指标权重；明确各岗位、各层次护士绩效考核内容及权重，有效发挥考核的激励作用。

护士分级管理能有效提高护士工作积极性和护理质量，提高患者对护理服务的满意度，拓宽护士职业发展空间，进一步体现护士的价值。

四、护士岗位说明书

（一）岗位说明书的内容

岗位说明书也称职务说明书或工作说明书，是岗位的详细介绍。其内容一般包括岗位基本资料、岗位职责、岗位关系、协作关系、任职条件和工作特征六大组成部分。通过一份岗位说明书，员工能够知道自己在何时何地以何种方式完成何事，向谁进行汇报，对谁给予指导，与相关岗位的关系，应当具备何种技能，工作环境如何，明确各岗位的责任和权力。

现以某医院责任护士与主管护师岗位说明书为例，说明护士岗位说明书的内容与格式，见表8-2、8-3。

表 8-2　某病房责任护士岗位说明书

部门/科室	普外科	岗位名称	责任护士
执行日期	2012.12.05	岗位编号	025
岗位职责			

部门/科室	普外科	岗位名称	责任护士
执行日期	2012.12.05	岗位编号	025

岗位职责	1. 参加晨会，进行护医书面及床头交接班。重点交接分管患者，对新入院、危重患者全身情况及各引流管应交接清楚。医嘱执行、病房安全管理情况交接。 2. 晨间护理。整理分管患者床单位及个人卫生，使病房达到规范化管理标准。 3. 分管患者的输液、输血、皮试、肌注、输液续接瓶工作，执行时间性治疗。 4. 基础护理。如鼻饲、吸痰、吸氧、口腔护理、会阴护理、出入量记录等。 5. 安排各项辅助检查。要求科学、合理、适时、安全地安排各项辅助检查，协助分管医师完成各项有创检查及治疗。 6. 做好新入院患者入院护理。2 小时内完成入院评估，本班完成护理记录，及时完成急症以及常规手术患者的术前准备。 7. 病情观察及记录。定期巡视、观察分管患者的病情、医嘱执行情况等，发现异常迅速报告值班医师处理，并及时记录。 8. 与患者和家属沟通，做好健康教育指导。 9. 书写护理记录及护理日夜交接本。 10. 对下级护士业务指导及教学工作。
任职条件	资历要求：注册护士，专科以上学历。 工作经验：5 年以上临床护理工作经验。 工作能力：熟练掌握各种护理技术操作，熟悉本科疾病的相关知识，熟练掌握抢救技能，对危重患者能正确实施风险评估和安全防范措施。 工作态度：工作认真仔细，责任心强，服务态度好。
考核要点	1. 患者满意，保证患者安全，无差错事故。 2. 全面了解患者情况，做到及时观察并汇报处理。 3. 保证各项治疗护理及时、准确、到位。 4. 提供全程、全面健康教育。 5. 各种护理记录符合要求。 6. 规范收费。 7. 突发事件的应激能力。

表 8-3　某病房主管护师岗位说明书

一、基本资料				
岗位名称	主管护师	岗位关系	内部关系	监督带教：护师、护士、见习护士、实习护士
所属部门	心内科			请示汇报：护士长、副主任护师
岗位编号	015		外部关系	各业务科室及相关的职能科室

二、工作内容
（一）岗位目标
在护士长领导下，负责心内科一定范围内的临床护理、教学、科研和预防工作
（二）岗位职责
1. 在护士长领导下，在主任护师、副主任护师指导下工作。 2. 对病房护理工作质量负有责任，发现问题及时解决，把好护理质量关。 3. 解决本科室护理业务上的疑难问题，指导危重、疑难患者护理计划的制订及实施。 4. 负责指导本科室护理查房和护理会诊。 5. 对本科室发生的护理差错、事故进行分析鉴定，并提出防范措施。 6. 配合护士长组织本科室护师、护士进行业务培训，拟定培训计划，编写教材，负责讲课。 7. 配合护士长组织护理学院学生和护校学生的临床实习，负责讲课考核和评定成绩。 8. 配合副主任护师和护士长制订本科室护理科研和技术革新计划，并组织实施。指导全科护师、护士开展护理科研工作。 9. 协助本科室护士长做好行政管理和队伍建设。

三、任职资格	
（一）基本要求	性别：不限；年龄：男 55 岁/女 50 岁以下 执业资格：执业护士，并获主管护师职称 工作经验：具备五年以上的护师工作经验和一定的管理经验 学历要求：大专及以上学历 专业要求：护理学专业
（二）知识技能要求	1. 掌握：专科常见疾病的临床表现，基础护理学、解剖学、病理生理学以及临床药理学的相关知识，主要护理诊断和护理措施。 2. 熟悉：整体护理和护理程序，诊断学相关理论知识、本专科常用诊疗技术原理及临床应用。
（三）其他要求	1. 掌握一定的管理学知识与技能，有较丰富的教学和科研经验。 2. 有较敏锐的病情观察能力和较强的应急处理能力。 3. 工作认真负责、细心周到，有一定的创新性，具有较强的服务意识和奉献精神，具有良好的职业道德素质和团队合作精神。 4. 知晓医疗护理相关的法律法规。

四、绩效考核要点
1. 医院各种医疗规章制度执行、检查与落实情况。 2. 本岗位护理工作量、护理质量与工作效率，护理差错与事故发生情况和任务目标完成情况，综合患者、医师和护士的评价情况。 3. 对内科护理学专业知识和操作技能的掌握程度。 4. 对下级护士的带教情况。 5. 科研课题、著作、论文发表情况。 6. 具有良好职业道德和敬业精神，严格遵守医德规范，认真履行岗位职责。

（二）护士岗位说明书的作用

护士岗位说明书的作用有：①便于招聘和选择护士，提供人力资源规划、识别内部劳动力、提供公平就业机会和真实工作概览；②便于发展和评价护士，明确护士晋升、培训和技能发展，有助于新进护士角色定位、职业生涯规划及业绩考核；③明确薪酬政策和岗位工资标准，报酬公平、公开；④明确了岗位的权利、责任和工作关系，以及工作流程；⑤护士教育与培训的依据。

例如，北京某医院从 2011 年 10 月开始试行护士岗位管理，对全院 79 个护理单元进行岗位梳理和评价，共确定了 625 个护理岗位。依据护理岗位特点、特性，以教育水平、专业、知识、技能、风险为维度，建立了各护理岗位的说明书，包括 107 项岗位职责分类、1000 余项职责细则。经过 1 年的试行，护士明确了自己努力的方向、工作目标、权利和责任、待遇、职业发展路径等。这种管理方式极大地调动了广大护士的积极性和主动性，护理工作质量和工作效率均有大幅提高。

五、护理岗位评价及作用

（一）护理岗位评价的内容与作用

1. 护理岗位评价内容　岗位评价也称工作评价、岗位价值评估，是根据岗位分析结果，按照一定标准，对工作性质、强度、责任、复杂性及所需任职资格等因素的差异程度进行综合评估，从而得出岗位对于组织相对价值的过程。岗位评价的对象是岗位，而不是该岗位上的工作人员。长期以来，我国医院人才主要通过行政级别和技术职称两条主线进行管理，人才所受待遇与岗位价值缺乏明确的相关性，岗位评价在医院人力资源管理中，特别是在与医务人员利益直接相关的薪酬分配体系中没有得到足够重视。随着我国卫生事业单位人事制度改革的逐步深入，护理人力资源的合理使用和科学管理成为改革的重要内容，确认护理岗位价值成为人力资源管理的重要环节。

2. 护理岗位评价的作用　护理岗位评价通过系统分析各护理岗位的内涵价值，为各护理岗位人员的选拔、培训、使用和发展提供参考依据，最终实现岗位合理配置，人岗匹配程度高，薪酬分配公平，员工发展有序，岗位规范明晰，员工责权分明，从而提高人力资源的利用效率。

（二）护理岗位评价过程与方法

1. 护理岗位评价过程

（1）组建岗位评价团队：开发或选用合适的岗位评价方法，请相关专家对评价方法的合理性和有效性进行评估和校正。组建由分管领导、人力资源管理部门和护理部负责人及相关专家组成的岗位评价小组。

（2）取得参与评价者的合作：对参与评价的人员进行培训，使其充分理解所评价岗位的信息。

（3）明确岗位结构与相对价值：依据医院护理工作描述或岗位说明书，岗位评价小组对每个岗位进行评价。根据岗位评价的量化结果确定医院护理岗位结构，并明确各护理岗位之间的相对价值。

2. 岗位评价方法　常用的岗位评价方法有序列法、分类法、因素比较法及计点法。

（1）序列法：评价人员根据自己的判断，依据岗位相对价值高低顺序进行排列。这是最原始的一种方法，通常是以职务说明与规格作基础，把组织内所有的职务进行比较，进一步按职务相对价值或重要性排出顺序并确定职务高低，例如：科护士长＞病房护士长＞责任组长＞总务护士＞责任护士＞辅助护士。

（2）分类法：分类法又称套级法，此方法简便易行，与序列法同属定性分析法。即预先制定一套供参照用的等级标准，再将各等级的职务与之对照（即套级），从而确定该职务的相应级别。

（3）因素比较法：因素比较法是一种通过划分维度进行定量比较的工作评价方法。首先对各工作岗位价值进行因素分解，选定共同因素并进行明确定义，按所选因素对最具代表性的关键岗位进行评价并直接赋值。然后将其余岗位与相应代表性岗位逐一比较并赋值。最后将各因素值相加，评出各工作岗位的总值。

（4）因素计点法：因素计点法也叫计分法，是目前应用最普遍的方法。它将所有岗位按工作性质不同分类并进行因素分解，选择共同因素并明确定义，根据权重将因素划分为若干等级。将待评岗位逐一对照最高等级，评出相应点数（分数），并将各因素所评分数汇总，从而得出各岗位的相对价值。

例如，在对护士长岗位进行评价时，首先综合考虑工作责任、知识与技能、自主性、工作环境四大要素，将全院所有护士长岗位进行对比后，可以将ICU护士长确定为最高等级的护士长，赋予100%的权重。然后将各科护士长岗位与其对比，分别赋予相应的权重；将评价要素的四个方面分别赋予40%、30%、20%、10%的权重。再对四大要素分别进行定义和细分，如将责任要素细分为决策责任、风险控制的责任、成本控制的责任、指导监督的责任、内部协调的责任、外部协调的责任、工作结果的责任、组织人事责任和法律责任，分别进行具体定义并赋予相应的权重；将各赋值相加，并转化为100%值（点数）。对比各个护士长岗位的点数，即可得出对全院所有护士长岗位的评价结果。

第三节 护士职业生涯规划与职业发展路径

一、护士职业生涯规划及其作用

（一）护士职业生涯规划的概念

职业生涯规划是指组织和员工对员工个人的职业生涯进行设计、规划、执行、评价、反馈和修正的一系列过程。护士职业生涯规划是为护士设计专业发展计划，是组织结合自身的发展和需要，对护士个人的专业发展予以指导和鼓励，并采取相应的保证措施，既能不断提升医院整体护理质量，又能满足护士个人职业发展愿望，进而促进组织发展目标与个人发展目标相互协调和相互适应，实现组织与护士共同成长和共同受益。

（二）护士职业生涯规划的作用

1. 护士层面 科学、合理的职业生涯规划能有效促进护士自我价值的实现。一份有效的职业生涯规划可引导护士充分认识自身的个性特质及潜在优势，重新评估自身价值并使其持续增值；引导护士对比分析自身综合优势与劣势，使护士明确职业发展目标与职业理想；引导护士评估个人目标与现实间距离，使护士学会如何运用科学方法，采取切实可行的步骤和措施，不断增强自身职业竞争力，实现自己的职业目标与理想。米歇尔罗兹（Michelozzi）认为，职业生涯规划有突破障碍、开发潜能和自我实现三个积极性目的。

2. 医院层面　护士职业生涯规划对医院也有极为重要的意义。科学合理的护士职业生涯规划能使医院发展目标与护士个人发展目标相结合，使两者的发展处于同一轨道，建立医院与护士之间的双赢关系，进而结成紧密的利益共同体。同时，护士职业生涯规划也是医院留住人才、吸引人才，增强组织竞争力，实现医院目标的有效手段。因此，加强护士职业生涯规划管理已成为护理人力资源管理的重要组成部分。

二、护士职业生涯规划的内容

护士职业生涯规划包括自我评估、内外环境分析、职业发展途径选择、设置个人职业生涯目标、行动计划与措施、评估与调整共六项主要活动。

1. 自我评估　自我评估是护士对自己在职业发展方面的相关因素进行全面、深入、客观认识和分析的过程，内容包括个人的职业价值观、做人做事的基本原则和追求的价值目标、专业知识与技能、人格特点、兴趣等相关因素。通过自我评估，护士可以了解自己职业发展的优势和局限，在此基础上形成自己的职业发展定位，如专科护士、护理教师、护理管理人员等。

2. 内外环境分析　护士发展的内外环境分析包括对自己工作的环境特点、环境发展变化、个人职业与环境的关系、个人在环境中的地位、环境对个人提出的要求、环境对自己职业发展有利和不利的因素、组织发展策略、护理人力资源要求、护理队伍群体结构、护士升迁政策等。通过对上述因素的评估，确认适合自己职业发展的机遇与空间环境，才能准确把握自己的奋斗目标和方向。

3. 选择职业发展途径　护士职业发展途径的选择是以个人评估和环境评估结果为依据。发展方向不同，其发展要求和路径也就不同。如果选择的路径与自己和环境条件不相适合，就难以达到理想的职业高峰。例如，优秀的护士不一定会成为成功的护理管理者，有效的管理者和领导者，不一定就是一名合格的护理教师。另外，护士个人的职业发展意愿还受到外在条件、组织需求等因素影响，这时就需要个人对自己的职业定位进行调整。

4. 设置个人职业生涯目标　目标设置的基本要求是适合个人的自身特点、符合组织和社会要求，目标的高低幅度要适当、具体，同一时期不要设定过多的目标。护士制定的个人事业发展目标要以实际环境和条件为基础，每个人的背景不同，设置的目标也应有所区别。就护士职业生涯而言，目标的设定应该是多层次、分阶段，做到长期目标与短期目标结合。

5. 行动计划和措施　职业目标的实现依赖于个人各种积极行为与有效策略和措施。护士实现目标的行为不仅包括个人在护理工作中的表现与业绩，还包括超越现实护理工作以外的个人发展的前瞻性准备，如业余时间的学习能力提高等。护士实现目标的策略还包括有效平衡职业发展目标与个人生活目标、家庭目标等其他目标之间的相互关系，在组织中建立良好的人际关系、岗位轮转、提高个人学历、参与社会公益活动等。

6. 评估和调整　在实现职业生涯发展目标过程中，由于内外环境等诸多因素的变化，可能会对目标的实现带来不同程度的影响，这就需要个人根据实际情况，针对面临的机遇或困难进行分析和总结，及时调整自我认识和职业目标，包括职业的重新选择、职业生涯路径的选择、人生目标的修正、实施措施与计划的变更等。

三、护士职业生涯规划制定的方法与原则

（一）护士职业生涯规划制定的方法

1. SWOT 分析法　SWOT 分析法又称为态势分析法。SWOT 四个英文字母分别代表优势（strength）、劣势（weakness）、机会（opportunity）、威胁（threat）。SWOT 分析法主要是通过分析组织或个人内部的优势与劣势、外部环境的机会与威胁来制定组织或个人未来发展战略，见表 8-4。SWOT 分析法是一种功能强大的分析工具，可以充分检查个人技能、能力、职业、喜好和职业机会。护士在利用该方法对自己进行职业发展分析时，应遵循以下五个步骤：

表 8-4　SWOT 分析法

优势、优点（strength） ● 什么是我最优秀的品质？ ● 我曾经学习了什么？ ● 我曾做过什么？ ● 最成功的是什么？ ……	弱势、缺点（weakness） ● 我的性格有什么弱点？ ● 经验或者经历上还有哪些缺陷？ ● 最失败的是什么？ ……
机会、机遇（opportunity）	阻碍、威胁（threat）

（1）评估自身长处和短处：每位护士都有自己独特的技能、天赋和能力。采用表格形式列出自己喜欢的事情和长处所在。同时找出自己不喜欢做的事情和弱势。

（2）找出职业机会和威胁：所有行业都面临着不同的外部机会和威胁，护理行业同样如此。护士分别找出这些外界因素，将有助于自己充分把握、利用机会，规避威胁，以便干好自己的工作，这对于护士职业发展来说是非常重要的。

（3）列出未来 3~5 年内自己的职业目标：列出 3~5 年内最想实现的 4~5 个职业目标，包括想从事哪一种护理岗位，想在多少年之内晋升上一级岗位，希望自己拿到的薪水属哪一级别，希望自己几年之内拿到高一级学位等。在列出职业目标时应注意，必须能尽量发挥出自己的优势，使之与行业提供的工作机会尽可能匹配。

（4）列出一份未来 3~5 年的职业行动计划：针对上述第三步列出的每一目标，拟定具体行动计划，并详细说明为了实现每一目标需要做的每一件事，及完成时间。例如，为了实现自己理想的职业目标，你需要进一步提高学历或学位，那么该职业行动计划应说明什么时候考试，如何复习等。

（5）寻求专业帮助：分析自身职业发展及行为习惯中的缺点并不难，但如何选择合适的方法改变它们却是困难的事。因此，寻求自己的指导教师、上级主管、职业咨询专家的帮助，借助专业的咨询力量，可促进护士职业顺利发展。

2. 五W归零思考法　五W归零思考法是一种简单易行的职业生涯规划方法。该方法通过问自己5个问题，解决自己的职业生涯规划与设计。这五个问题分别是：

（1）"我是谁（Who am I）"：对自己进行一次深刻地反思和比较清醒的认识，将自身的优缺点一一列出来。

（2）"我想干什么（What will I do）"：对自己职业发展心理趋向的一个检查。每个人不同阶段的兴趣和目标并不完全一致，有时甚至是完全对立的，但随着年龄和经历的增长而逐渐固定，并最终锁定自己的终生理想。

（3）"我能干什么（What can I do）"：对自身的能力与潜力作一个全面总结。一个人的职业定位最终归结于能力水平，其职业发展空间的大小则取决于自身的潜力。对自己潜力的了解应该从多个方面去认识，如兴趣、韧力、判断力以及知识结构等。

（4）"环境支持或允许我干什么（What dose the situation allow me to do）"：这种环境支持体现在客观方面，如经济发展、人事政策、企业制度、职业空间等；体现在人为主观方面，如同事关系、领导态度、亲戚关系等，应综合考虑两方面因素。有些人在做职业选择时常常会忽视主观方面的因素，没有将一切有利于自己发展的因素调动起来，从而影响了自己的职业切入点。

（5）"自己最终的职业目标是什么（What is the plan of my career and life）"：明晰了前面四个问题，就会从各个问题中找到对实现职业目标的有利和不利条件，列出不利条件最少、自己想做且又能够做到的职业目标，那么自己最终的职业目标自然就有了一个明晰的框架。

3. PPDF法　个人职业表现发展档案（personal performance development file，PPDF）又称为个人职业生涯发展道路。它的设计者是员工及其主管领导，两者对该员工所取得的成就以及员工将来想做些什么有一个十分系统的了解，既能指出员工现时的工作目标，也可指出员工的长远目标及可能达到的目标。在PPDF中还应标示出，如果要达到这些目标，一个人在某一阶段应具备哪些能力、技术及其他条件等。同时，它还能帮助员工在实施行动时进行认真思考，判断自身是否十分明确这些目标，以及自身应具备的能力和条件等。

（1）PPDF的主要内容：PPDF包括个人情况、现在的行为及未来的发展。其中个人情况包括基本信息、学历情况、曾接受过的培训、工作经历；现在的行为包括现时工作情况、行为管理文档、目标行为计划、目标，并为每一个目标设定具体期限；未来的发展包括职业目标、所需能力与知识、发展行动计划、发展行动日志等。

（2）PPDF法的使用：PPDF是两本完整的手册，当一个人希望达到某个目标时，它为你提供了一个非常灵活的档案。将PPDF的所有项目都填好后，交给直接领导（例如护士长）一本，自己留下一本。护士长可以同护士一起研究、共同探讨护士该如何发展与奋斗。

（二）护士职业生涯规划的原则

1. 个人特长和组织需要相结合原则　个人的职业生涯发展离不开组织环境，有效的职业生涯设计就应该使个人优势在组织和社会需要的岗位上得到充分发挥。认识个人特征及优势是职业生涯发展的前提，在此基础上分析所处环境、具备的客观条件和组织需要，从而找到恰当的职业定位。只有找准个人和组织需要的最佳结合点，才能保证个人和组织共同发展，从而达到双方利益的最大化。

2. 长期目标和短期目标相结合原则　目标的选择是职业发展的关键，明确的目标可以成为个人追求成功的行为动力。目标越简明具体越容易实现，并促进个人发展。长期目标是职业生涯发展的方向，是个人对自己所要成就职业的整体设计。短期目标是实现长期目标的保证，长短期目标的结合更有利于个人职业生涯目标的实现。

3. 稳定性与动态性相结合原则　人才的成长需要经验的积累和知识的积淀，职业生涯发展需要一定的稳定性。但人的发展目标并不是一成不变的，当内外环境条件发生改变时，护士应该审时度势，结合外界条件不断调整自己的发展规划。

4. 动机与方法相结合原则　除明确发展目标和职业发展动机外，护士还必须结合所处环境和自身条件选择适合自己的发展途径与方法，设计和选择科学合理的发展方案，使动机与方法相结合，这是避免职业发展障碍、保证职业发展计划落实、个人职业素质不断提高的关键。

四、护士职业生涯分期与发展路径

（一）护士职业生涯分期

护士职业生涯一般分为 4 期：探索期、创立期、维持期、衰退期。

1. 探索期　该期的护士大多刚走出校门或参加工作不久，对护理工作抱有满腔热情，希望尽快熟悉工作环境和医院的规章制度，在组织内部逐步"组织化"，为组织所接纳，渴望得到管理者的支持，得到高年资护士的帮助与指导。

2. 创立期　该期的护士多具有 2～5 年的临床工作经验，能独立负责部分护理工作并可以对相关事宜做出决定。开始考虑如何接受相关专业培训，如何通过提高工作业绩以得到更多发展机会。此阶段护士对护理工作有强烈的自尊感，对工作中的挑战抱有积极态度。

3. 维持期　该期的护士大多进入结婚生子的阶段，同时承担家庭负担，扮演多种社会角色。尽管护士同时承担工作和家庭的义务，在平衡工作与家庭生活的过程中，往往以牺牲职业发展为代价。在护理工作中，随着新进护士的加入，他们更注重在原有岗位上保持稳定的工作环境和待遇。

4. 衰退期　该期的护士一般已有 15 年以上的工作经历，具备丰富的经验和技能，可以指导他人完成工作，并成为一名良师益友。但同时他们也会考虑到自己的年龄，希望退出临床一线，更加关注自身生活质量的提高。

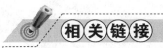 相 关 链 接

职业生涯规划理论

1. 格林豪斯（Greenhouse）的职业生涯理论　格林豪斯研究人生不同年龄段职业发展的主要任务，并以此将职业生涯划分为 5 个阶段：

职业准备阶段：典型年龄段为 0～18 岁。

职业探索阶段：典型年龄段为 18～25 岁。

职业生涯初期：典型年龄段为 25～40 岁。

职业生涯中期：典型年龄段为 40～55 岁。

职业生涯后期：典型年龄段为从 55 岁直至退休。

2. 坎德加·H·施恩（Edgar H. Schein）的职业锚理论　职业锚是指人们通过实际工作经验达到自我满足和补偿的一种长期的职业定位。职业锚有技术/功能型职业锚、管理型职业锚、创造型职业锚、安全稳定型职业锚四种类型。

（二）护理职业发展路径

1. 国内医院护士职业发展路径　在大陆，医院护士一般有两条职业发展路径，一是专业技术发展路径，二是管理路径。前者是从注册护士、护师、主管护师、副主任护师发展到主任护师，从新护士到临床护理专家；后者是从护士到护士长、科护士长、护理部主任，甚至护理院长。管理者发现，提供护士双重职业发展通道对提高护士积极性及工作能力非常重要，双重职业阶梯的建立能鼓励护士留在临床一线，从而更好地提高护理质量。

例如：北京某医院护士专业发展路径。医院将护理岗位分级（N0～N5）、护士专业能力（责任护士、责任组长、专科护士、护理专家）、护理管理能力（责任护士、责任组长、护士长、护理部主任）、护士技术职称（护士、护师、主管护师、副主任护师、主任护师）四者进行有机整合，构成护士专业发展路径，见图 8-1。

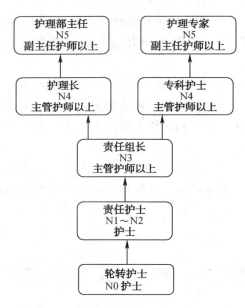

图 8-1　北京某医院护士专业发展路径

2. 香港特别行政区医院护士晋升体系及职业发展路径　香港特别行政区护士根据受教育情况分为两种：登记护士（中专学历）和注册护士（大专学历/大学本科）。医院临床护士职业发展路径基本可分为两个分支：临床分支和管理分支。其中临床分支包括登记护士、注册护士、资深护士和顾问护士；管理分支包括登记护士、注册护士、病房经理和部门运作经理（图8-2、图8-3）。

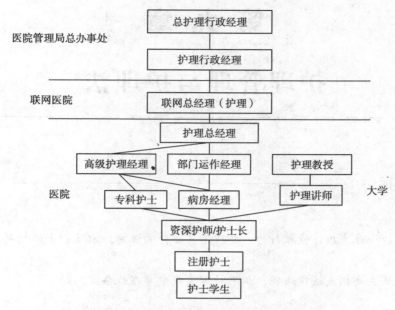

图8-2　香港特别行政区护士职系晋升

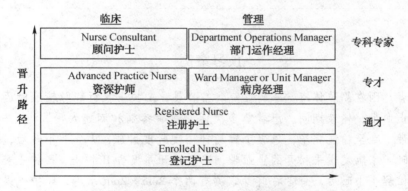

图8-3　香港特别行政区医院护士职业发展路径

（孟庆慧）

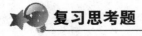 **复习思考题**

1. 护理人力资源管理的内容有哪些？
2. 简述护理岗位设置的原则。
3. 护士岗位说明书的主要内容有哪些？
4. 护士职业生涯规划的内容或步骤有哪些？
5. 简述护士职业发展的基本路径。

第 九 章

护理管理与护理法

学习目标 ⅢⅡ

识记：
护理法、医疗事故、侵权行为、护理不良事件的概念，以及护士的权利和义务。
理解：
护理法及主要相关法律法规，识别护理实践中潜在性法律问题。
运用：
护理相关法律法规。

预习案例

某老年患者，因右侧肢体感觉障碍住院。某日晨，A 护士执行静脉输液时因袖带滑落遮盖而忘记松开止血带，输液期间，患者曾多次诉"手臂疼痛和滴速太慢"，但并无人发现尚未松开的止血带，直至输液完毕，患者手臂局部出现轻度肿胀。9 个半小时后，患者因局部疼痛加剧热敷时，家属发现未松开的止血带，当即松开并报告 B 护士，B 护士查看后嘱继续热敷。止血带松解 4 小时后，患者右前臂掌侧有两个 $2cm \times 2cm$ 水疱，B 护士误认为是热敷所致烫伤。又过 6 小时，右前臂明显肿胀，手背发紫，B 护士才向医师报告。2 天后，患者右前臂远端 2/3 呈紫色，马上转入上级医院。转院后第 3 天行右上臂中下 1/3 截肢术。术后伤口愈合良好。但因患者年老体弱，加上中毒感染引起心、肾衰竭，于术后 1 周死亡。

案例思考

1. 该事件属于护理差错还是护理事故，为什么？
2. 针对该事件，你认为应如何加强护理安全管理？

随着社会法制的不断健全和人们法制观念的日益增强，医疗护理工作中遇到的纠纷与法律问题也越来越多。目前，护理立法已被列为我国法制建设的重要内容，这将从法学方面对护理管理工作提出许多新的要求。因此，在护理管理工作中加强法律培训，提高护士法律水平、强化护士法制意识显得尤为重要。

第一节 护理法与护理法律关系

一、卫生法体系

（一）我国卫生法体系

1. 卫生法的概念 卫生法是指由国家制定或认可，并有国家强制力作保证，用以调整人们在卫生活动中的各种社会关系的行为规范的总和。卫生法是卫生工作顺利开展、维护医患人员合法权益的根本保证，既具有法律的一般属性，又有特定的适用对象。卫生法的立法目的在于维护国家安全，以法律武器控制和杜绝传染性疾病及不利于公民健康的病源传入我国，维护医疗卫生事业的公益性地位，及时有效地控制突发性公共卫生事件，保障卫生事业健康有序发展。

2. 卫生法的形式和内容 卫生法的形式有法、条例、规范、办法、规定和通知等。卫生法的内容涉及卫生行政组织、卫生行政管理、卫生行政监督、医院管理、医护资格、计划生育、母婴保健、卫生行政执法、卫生学校等所有卫生领域。目前我国卫生法还没有一部统一、完整的法典，只有以公共卫生与医政管理为主的单个法律法规构成的一个相对完整的卫生法体系，卫生法体系主要由公共卫生与疾病防治法、医政法、药政法、妇幼卫生法、优生与计划生育法等法律法规组成，其中与医疗行业关系最密切的是医政法。

3. 医政法 医政法是卫生法的重要组成部分，在卫生法体系中占有极其重要的地位。医政法是指国家制定的用以规定国家医政活动和社会医事活动，调整因医政活动而产生的各种社会关系的法律法规的总称。医政法具有四个特点：①以保护公民生命健康权为根本宗旨；②跨越卫生法和行政法两大法律体系；③社会管理功能显著；④技术规范多。目前，我国并没有独立的医政法，医政法是由医政管理领域相关的法律、法规、规章等法律性文件、规范性文件共同组成的医政管理法律体系。护理法属于医政管理法律体系的重要组成部分。

（二）护理法

1. 护理法的概念 护理法是指由国家制定的，用以规范和调整护理活动而产生的各种法律规范的总称。护理法既包括国家立法机关颁布的护理法规，也包括地方政府有关政策性法规。护理法中确定了护理的概念、目的、意义、服务规范，具体明确了教育制度、教师资格考试、护士执业资格、护士注册、护士执业范围及行政处罚原则等内容。护理法的制定以国家宪法为基础，其内容具有强制性，对护理工作起到约束、监督和指导等多重作用。

2. 护理立法的发展

（1）国外护理立法历史及现状：护理立法在世界范围内已有近百年历史。1919年英国率先颁布了世界第一部护理法《英国护理法》。1921年荷兰也颁布了护理法。1947年国际护士委员会发表了一系列有关护理立法的专著。1953年世界卫生组织发表了第一份有关护理立法的研究报告。1968年国际护士委员会特别成立了一个专家委员会，制定了护理立法史上具有划时代意义的文件《系统制定护理法规的参考指导大纲》，为各国护理立法提供了权威性指导。根据世界卫生组织2000年对121个国家的调查显示，全球有78个国家制定了护士法、护理人员法或护理法。

(2) 我国国内护理立法历史及现状：我国护理立法在新中国建立之后逐步开始，国家先后颁布了《医士、药剂士、助产士、护士、牙科技士暂行条例》、《卫生技术人员职称晋升条例》、《关于加强护理工作的意见》等法规及文件。特别是改革开放以来，国家又出台了《职业病防治法》、《医疗事故处理办法》等共 9 部法规。1993 年 3 月 26 日，卫生部颁布了《中华人民共和国护士管理办法》，并从 1994 年 1 月 1 日起正式施行。2008 年 1 月 23 日，国务院颁布了《护士条例》，由《中华人民共和国护士管理办法》修订而成，自 2008 年 5 月 12 日起施行。

二、护理法的意义、种类与基本内容

(一) 护理立法的意义

护理立法顺应了我国医疗卫生体制改革的要求，是建立完整的法制化护理管理体系，提高管理水平及保障护患双方权利和权益的重要依据，具体表现为：

1. 促使护理管理法制化，保障护理安全　护理法结合法律思想及护理观念，为护理专业人才培养和护理活动的开展制定了一系列法制化、规范化的基本标准，从而保证了护理管理工作的稳定性及连续性。通过立法可以使护理管理有法可依，减少护理差错事故的发生，保障护理安全。

2. 促进护理教育和护理学科的发展　我国《护士条例》明确规定了护士的任职资格、执业范围、有效期限、延续注册条件等，并以法律的形式规范了护理教育体制与进程，促进护士不断学习和更新知识。这对推动护理专业整体发展及护理学科向专业化、科学化、标准化、现代化方向发展具有深远意义。

3. 为护士提供有力的保护和支持　通过护理立法，明确了护士的基本权益与责任，为界定护士地位、作用和职责范围提供了明确的法律依据，最大限度地保障了护士的权益，增强了护士崇高的护理职业使命感和安全感。

4. 有利于维护护理对象的合法权益　护理立法既向社会和公众昭示各项服务法规，又公开接受社会监督，对违反护理法的行为，护理对象可依法追究护士的法律责任，从而最大限度地保护护理对象的合法权益。

(二) 护理法的种类

依据颁发部门、形式及内容不同，目前正在执行的护理法可分为以下几类：

1. 由国家立法机构和政府按立法程序制定和颁布的法律法规　该类法律法规可以是国家卫生法的一部分，也可以是根据国家卫生基本法制定的护理专业法。如由全国人大及常委颁布的《中华人民共和国传染病防治法》、由国务院颁布的《护士条例》等。

2. 由国家有关部委和地方政府根据卫生法制定的法规　这类法规包括国家卫生计生委和地方政府颁布的规定、办法、条例及地方主管部门结合实际情况制定的规范性文件，在所管辖区内有效，不得与国家法律、法规相抵触。例如《中华人民共和国性病防治管理办法》、《北京市〈医疗事故处理办法〉实施细则》等。

3. 由国家有关部委或地方主管部门授权各护理团体自行制定的法规　这类法规包括有关会员资格的认可标准和护理专业的规定、章程、办法等法规。例如中华护理学会制定的《中华护理学会章程》等。

4. 其他法律法规　除了上述直接与护理相关的法律、法规外，其他如《中华人民共和国教育法》、《中华人民共和国劳动法》、《中华人民共和国职业安全法》、《中华人民共和国消费者权益保护法》、《中华人民共和国妇女儿童权益保护法》等法律、法规中的部分条款也对护理工作具有重要的指导、约束或保护作用。

（三）护理法的基本内容

护理法主要包括总纲、护理教育、护士注册及执业、护理服务等几大部分。

1. 总纲　总纲是阐明护理法法律地位、护理立法的目的、立法程序的规定、护理及护士的定义、护理工作的宗旨、护理与人类健康的关系及护理的社会价值、护士获得专业资格的条件及考试评价方法等。

2. 护理教育　护理法中涉及护理教育的内容包括：①教育机构的种类、教学宗旨、专业设置、编制标准及审批程序；②学生的入学资格、学制、课程设置、考试方法、教学评估体系及相关规定；③在职护士的专科培训、学位授予资格、继续教育等。

3. 护士注册及执业　法律中涉及护士注册及执业的内容包括护士注册机构、注册种类、注册和注销的标准和程序，授予从事护理服务的资格或准予注册的标准，护士执业的范围、权利和职责、义务等。

4. 护理服务　护理服务包括各类护士应该提供的服务项目和内容、服务范围、服务质量与数量、服务标准与服务规范、护理服务的伦理问题等内容，以及违反这些规定时的处理办法与程序。

5. 其他　护理管理系统及各专业工作规范、护理伦理学问题以及对违规护士进行惩处的程序、标准及法规等。

三、护理管理相关法律、法规和政策

（一）护理管理相关法律

改革开放以来，全国人大及其常委会颁布实施了多部与护理直接相关的法律，如《中华人民共和国传染病防治法》、《中华人民共和国执业医师法》、《中华人民共和国母婴保健法》、《中华人民共和国药品管理法》、《中华人民共和国献血法》、《中华人民共和国红十字法》、《中华人民共和国人口与计划生育法》、《中华人民共和国职业病防治法》、《中华人民共和国食品安全法》、《中华人民共和国精神卫生法》、《中华人民共和国国境卫生检疫法》和《中华人民共和国侵权责任法》。例如 2004 年 8 月 28 日第 17 号主席令颁布的《中华人民共和国传染病防治法》，于 2004 年 12 月 1 日起执行，对提高我国传染病防治整体水平，促进公共卫生体系建立与完善，保障人体健康，保障社会经济协调发展有着重要的作用。其中有关传染病预防、疫情报告、控制、医疗救治和消除传染病发生与流行等内容，均与护士和护理管理有密切关系。

（二）护理管理相关法规

1. 《医疗机构管理条例》　《医疗机构管理条例》于 1994 年 2 月 26 日国务院第 149 号令颁布，并于 1994 年 9 月 1 日起施行。该条例是我国医疗机构管理法律体系的主干，是纲领性法规。它明确规定了我国医疗机构管理的基本内容、医疗机构必须遵守的规范，以及违反有关规定应承担的法律责任。目前，与本条例相配套的规章和规范性文件有：《医疗机构管理条例实施细则》、《医疗机构设置规划指导原则》、《医疗机构基本标准》、《医疗机构监督管理行政处罚程序》、《医疗机构评审办法》、《医疗机构评审委员会章程》、《医疗机构诊疗科目》、《中外合资、合作医疗机构管理办法》及《三级综合医院评审标准（2011版）》等。

2.《护士条例》 《护士条例》于2008年1月23日国务院第206次常务会议通过，并于2008年5月12日开始实施（以下简称《条例》）。

（1）主要内容：《条例》是在卫生部1993年3月26日发布的《中华人民共和国护士管理办法》基础上修订而成。包括总则、执业注册、权利和义务、医疗卫生机构的职责、法律责任和附则共6章35条内容。

（2）特点：①明确了政府在护理管理中的宏观监督管理作用；②对医疗机构提出了具体要求：如达到护士配备标准、保障护士的工资、福利待遇等；③凸显维护护士的合法权益；④强化了护士的权利和义务；⑤调整了护士的执业规则，即护士执业操作必须遵循的行为规范；⑥明确了法律责任，即从卫生行政机关、医疗机构、护士和他人侵犯护士权益等层面分别规定了各自的违规责任。

（3）意义：该条例的制定和实施，为维护护士的合法权益、规范护理行为、促进护理事业发展、保障医疗安全和人体健康提出了行为准绳，使护士在执业活动中有法可依，有章可循。

3.《医疗事故处理条例》 1987年6月29日国务院颁布了《医疗事故处理办法》，对卫生行政部门处理医疗事故做出了法律规定。2002年，国务院法制办公室与卫生部在总结《医疗事故处理办法》实施经验的基础上制定了《医疗事故处理条例》，于2002年4月4日由国务院第351号令公布，自2002年9月1日起正式施行。

（1）医疗事故的概念：按照《医疗事故处理条例》规定，医疗事故是指医疗机构及其医务人员在医疗活动中，违反医疗卫生管理法律、行政法规、部门规章和诊疗护理规范、常规，过失造成患者人身损害的事故。

（2）医疗事故的分级：根据对患者人身造成的损害程度不同，医疗事故分为四级：一级医疗事故是造成患者死亡、重度残疾；二级医疗事故是造成患者中度残疾、器官组织损伤导致严重功能障碍；三级医疗事故是造成患者轻度残疾、器官组织损伤导致一般功能障碍；四级医疗事故是造成患者明显人身损害等其他后果。

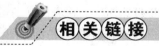 相关链接

医疗事故等级标准

根据卫生部2002年9月1日施行的《医疗事故分级标准（试行）》规定，医疗事故分级标准为：

一级医疗事故分为甲、乙两等：甲等为致患者死亡；乙等为致患者重要器官缺失或功能完全丧失，其他器官不能代偿，存在特殊医疗依赖，生活完全不能自理。

二级医疗事故分为甲、乙、丙、丁四等：甲等为致患者器官缺失或功能完全丧失，其他器官不能代偿，可能存在特殊医疗依赖，或生活大部分不能自理；乙等为致患者器官缺失、严重缺损、严重畸形情形之一，有严重功能障碍，可能存在特殊医疗依赖，或生活大部分不能自理；丙等为致患者器官缺失、严重缺损、明显畸形情形之一，有严重功能障碍，可能存在特殊医疗依赖，或生活部分不能自理；丁等为致患者器官缺失、大部分缺损、畸形情形之一，有严重功能障碍，可能存在一般医疗依赖，生活能自理。

三级医疗事故分为甲、乙、丙、丁、戊五等：甲等为致患者器官缺失、大部分缺损、畸形情形之一，有较重功能障碍，可能存在一般医疗依赖，生活能自理；乙等为致患者器官大部分缺损或畸形，有中度功能障碍，可能存在一般医疗依赖，生活能自理；丙等为致患者器官大部分缺损或畸形，有轻度功能障碍，可能存在一般医疗依赖，生活能自理；丁等为致患者器官部分缺损或畸形，有轻度功能障碍，无医疗依赖，生活能自理；戊等为致患者器官部分缺损或畸形，有轻微功能障碍，无医疗依赖，生活能自理。

四级医疗事故不分等。

（3）医疗事故的预防及处理：条例对医疗事故的预防与处置做了明确规定，例如，因抢救急危患者未能及时书写病历的，有关医务人员应当在抢救结束后6小时内据实补记并加以注明；严禁涂改、伪造、隐匿、销毁病历资料；对疑似输液、输血、注射、药物等引起不良后果的，医患双方应当共同对现场实物进行封存。封存的现场实物由医疗机构保管，需要检验的，应当由双方共同指定的、依法具有检验资格的检验机构进行检验。双方无法共同指定时，由卫生行政部门指定。疑似输血引起不良后果，需要对血液进行封存保留的，医疗机构应当通知采供血机构派专业技术人员到场；患者死亡，医患双方当事人不能确定死因或者对死因有异议的，应当在患者死亡后48小时内进行尸检。具备尸体冻存条件的，可以延长至7日。尸检应当经死者近亲属同意并签字，并由按照国家有关规定具备相应资格和病理解剖专业技术的机构和人员实施。

（4）不属于医疗事故的情形：①紧急情况下为抢救垂危患者生命而采取紧急医学措施，造成不良后果的；②在医疗活动中，由于患者病情异常，或者患者体质特殊而发生医疗意外的；③在现有医学科学技术条件下，发生无法预料或者不能防范的不良后果的；④无过错输血感染造成不良后果的；⑤因患者原因延误诊疗导致不良后果的；⑥因不可抗力造成不良后果的。

4.《医疗废物管理条例》　《医疗废物管理条例》于2003年6月4日经国务院第十次常务会议通过，2003年6月16日起施行。医疗废物是指医疗卫生机构在医疗、预防、保健以及其他相关活动中产生的，具有直接或者间接感染性、毒性以及其他危害性的废物。《医疗废物管理条例》是为了加强医疗废物的安全管理、防止疾病传播、保护环境、保障人体健康而制定。该条例的内容主要有：医疗废物的概念；医疗废物的存放、转移和集中处置要求；医疗机构对医疗废物的管理要求；卫生行政部门的监督管理职责，以及未执行本条例的法律责任。相关配套文件还包括：《医疗废物分类目录》《医疗废物管理行政处罚办法》、《医疗卫生机构医疗废物管理办法》和《医疗废物专用包装物、容器的标准和警示标识规定》等。这些法律性文件进一步对医疗废物的处理和预防医院感染工作提出了详细要求。

5.《医院感染管理办法》　1994 年 5 月卫生部首次下发了《医院感染管理规范（试行）》，该规范从医院感染的组织管理、检测以及重点科室和重点环节的管理措施等方面做了较为全面的规定。2000 年 11 月 30 日，卫生部 431 号文件对上述规范进行了全面修订，并颁布了新的《医院感染管理规范（试行）》，对医院感染的组织管理、岗位职责、重点部门和重点环节的医院感染管理做出了具体规定，为促进医疗机构建立健全的医院感染管理机制，提高医院感染管理水平发挥了重要作用。2006 年 7 月 6 日，卫生部令在《传染病防治法》《医疗机构管理条例》和《突发公共卫生事件应急条例》等法律法规的基础上制定并发布了《医院感染管理办法》，自 2006 年 9 月 1 日施行。该办法从管理层面对医疗机构医院感染管理工作提出了更高要求，包括总则、组织管理、预防与控制、人员培训、监督管理、法则及附则共七章内容。

（三）护理管理相关文件

1.《中国护理事业发展规划纲要（2011—2015 年）》　为促进护理事业在"十二五"时期健康发展，维护人民群众身体健康与生命安全，结合当前我国护理事业发展现状，卫生部组织制定了《中国护理事业发展规划纲要（2011—2015 年）》（卫医政发〔2011〕96 号），为我国的护理卫生事业发展指明了方向。

2.《卫生部关于实施医院护士岗位管理的指导意见》　为进一步加强医院护士队伍的科学管理，提高护理质量和服务水平，更好地为人民群众健康服务，卫生部制定了《关于实施医院护士岗位管理的指导意见》（卫医政发〔2012〕30 号）。意见指出在医院护士队伍中科学实施岗位管理，是提升护理管理水平、调动护士工作积极性的关键举措，是稳定和发展临床护士队伍的有效途径，是深入贯彻落实《护士条例》的具体措施，也是公立医院改革关于完善人事和收入分配制度的任务要求。

3. 其他相关文件　其他相关文件包括《医院消毒卫生标准》、《医院消毒供应室验收标准（试行）》、《传染性非典型肺炎防治管理办法》、《医院感染诊断标准（试行）》、《消毒技术规范》、《抗菌药物临床应用指导原则》、《医务人员艾滋病病毒职业暴露防护工作指导原则（试行）》、《关于加强多重耐药菌医院感染控制的通知》等。

四、护患双方的权利与义务

护理管理中所涉及的法律关系主要包括护患关系、护护关系、护医关系、护士与学生关系等，其中最重要的是护患法律关系，本教材仅重点介绍这一关系。

（一）护患法律关系的特征与表现形式

护患法律关系属于民事法律关系（除强制医疗外），是护患间因诊疗护理等行为形成的法律关系，特指护患双方在护理活动中各自的行为和权益都受到法律的约束和保护，并可在法律规范范围内行使各自的权利和义务。

1. 护患法律关系的特征

（1）护患双方法律地位的平等性：护患双方的正当权益均受到法律保护，护患关系在建立过程中完全符合民法的平等原则。在护方提供护理服务、患方接受护理服务的过程中，护患双方的法律地位是平等的。护患关系是带有契约性质的合同关系，一旦确立下来，双方都必须履行社会普遍认可及法律规定的护士及患者各自角色的行为。

（2）护患双方意思表达的自愿性：护患关系以护患行为方式组成并确立，建立过程符合民法的自愿原则，这种自愿原则贯穿于护患关系的全过程。民法的自愿原则是指民事主体在从事民事活动中，应当充分表达意思，根据自己的意愿设立、变更和终止民事法律关系。

（3）护患双方的等价有偿关系：依照国家发展和改革委员会、卫生部在 2012 年 5 月 4 日出台的《全国医疗服务价格项目规范》规定，患者到医院发生就医行为后，必须支付相应的费用；《规范》也明确规定了不同护理操作、不同级别护理的费用。因此，在护患关系中，护士提供护理服务，患者支付费用，双方间是一种等价有偿的关系。

2. 护患法律关系的主要表现形式　护患关系包括技术关系和非技术关系两种，其中技术关系，是指护患双方在一系列的护理技术活动中所建立起来的、以护士拥有相关护理知识及技术为前提的一种帮助性关系。护患非技术关系是指护患双方由于社会、心理、经济等多种因素的影响，在实施护理技术的过程中形成的道德、利益、价值、法律等多种内容的关系。而护患法律关系是指护患双方由于社会的、心理的、教育的及经济的等多种因素影响，在实施护理技术中所形成的法律关系，属于护患非技术关系的一种。在这种关系中，护士拥有技术并将所掌握的技术服务于患者，故处于主动地位。因此，护士只有掌握了扎实的护理知识、良好的护理技能才能满足服务对象的护理需求，进而建立良好的护患关系。

（二）护士的权利和义务

1. 护士的执业权利　《护士条例》第三章第十二条至第十五条明确规定护士执业应该享有的权利，主要内容包括：

（1）保障工资、享受福利待遇的权利：在护士权利方面，保障护士的工资、福利待遇是第一项权利。护士拥有按照国家有关规定获取工资报酬、享受福利待遇、参加社会保险的权利。任何单位或者个人不得随意扣发护士工资，降低或者取消护士福利等待遇；对在艰苦边远地区工作，或者从事直接接触有毒有害物质、有感染传染病危险工作的护士，所在医疗卫生机构应当按照国家有关规定给予津贴。

（2）有职业卫生防护、健康监护的权利：护士执业，有获得与其所从事的护理工作相适应的卫生防护、医疗保健服务的权利。从事直接接触有毒有害物质、有感染传染病危险工作的护士，有依照有关法律、行政法规的规定接受职业健康监护的权利；因从事护士执业罹患职业病的，有依照有关法律、行政法规的规定获得赔偿的权利。

（3）有职称晋升和参加学术活动的权利：护士有按照国家有关规定获得与本人业务能力和学术水平相应的专业技术职务、职称的权利；有参加专业培训，从事学术研究和交流、参加行业协会和专业学术团体的权利。

（4）有接受教育和参加培训的权利：培训既是护士的权利也是护士的义务，有时医疗机构为压缩和减少医院开支，减少护士培训机会。对此，《条例》中明确规定了医疗机构在护士培训中的义务：医疗卫生机构应当制定、实施本机构护士在职培训计划，并保证护士接受培训。护士培训应当注重新知识、新技术的应用；应根据临床专科护理发展和专科护理岗位的需要，开展对护士的专科护理培训。

（5）有获取信息及执业知情权、建议权：护士作为医疗行为的主要参与者，在执业上应当享有与医师同样的权利。执行护理任务的护士只有充分了解到患者疾病诊疗、护理等相关信息，才可能把护理工作做得更好，才能够保障护理质量；护士作为国家认可的医疗卫生技术专业人员，在实际工作中可能会发现我国医疗卫生工作中的问题，因此，他们有权利向医疗卫生机构和卫生主管部门的工作提出意见和建议。这是宪法赋予公民言论自由、参政议政权利的具体体现。

（6）护士的其他权利：除了以上权利外，《护士条例》第一章及第六章对具有杰出贡献及长期从事护理工作的护士的表彰及待遇做出了明确规定。例如先进工作者荣誉称号、白求恩奖章、省部级劳动模范、先进工作者待遇等。此外，关于护理人力资源配备，国家以法律条文的形式规定医疗卫生机构必须达到基本护士配备标准，这也体现了对护士权利的保障。

2. 护士的执业义务　《护士条例》第三章第十六条至第十九条明确规定护士执业应该履行的义务，主要内容包括：

（1）依法执业义务：护士执业过程中受到法律、法规、规章和诊疗技术规范的约束，履行对患者、患者家属及社会的义务。例如护士必须具备护士执业资格，严格按照规范进行护理操作；为患者提供良好的环境，确保其舒适和安全；主动征求患者及家属意见，及时改进工作中的不足；认真执行医嘱，加强与医师之间的沟通；积极开展健康教育，指导患者或公众建立正确的卫生观念及培养健康行为，促进地区或国家健康保障机制的建立和完善。

（2）紧急救护义务：在执业过程中，护士发现患者病情危急，应当立即通知医师；紧急情况下抢救垂危患者，应当现场实施紧急救护。当患者生命垂危，情况紧急，无法征求患者或其近亲属意见时，护士经医疗机构负责人或者授权的负责人批准，可以立即实施相应的医疗救护措施。

（3）问题医嘱报告义务：护士发现医嘱存在违反法律、法规、规章或者诊疗技术规范规定的情况时，应当及时向开具医嘱的医师提出，必要时应当向该医师所在科室负责人或者医疗服务管理人员报告。这些情况包括：①医嘱书写不清楚；②医嘱书写明显错误，包括医学术语、剂量、用法错误；③医嘱内容违反诊疗常规、药物使用规则；④医嘱内容与平常医嘱内容有较大差别；⑤其他医嘱错误或者疑问。

（4）尊重关爱患者，保护患者隐私的义务：护士应当尊重、关心、爱护患者，保护患者的隐私。非医学需要的患者个人信息（主要指人口学信息、个人生活习惯、身体特征及疾病诊疗信息等）、私人空间、私人物品等，未经患者同意，护士不能查看；医学需要的患者信息，护士应做好保密工作，避免无关人员接触，不得向无关人员泄露。另外，在实施各项护理操作时，应注意屏风遮挡或至专用操作室，尽量减少患者身体不必要的暴露，保护患者隐私。

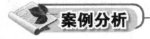　案例分析

"好心"提醒

患者闻某，男，44岁，诊断为胰腺炎，入住某医院中西医结合科35床，HIV初筛呈阳性（待进一步确诊）。责任护士小易怕同室36床患者被传染，便"好心"提醒该患者及其家属不要接触35床患者及其用物。为此，36床患者找到护士长要求更换病房，35床患者听说此事后也极为不满。

请思考：责任护士对36床患者的"好心"提醒是否可取？为什么？

（5）参与公共卫生和疾病预防控制的义务：发生自然灾害、公共卫生事件等严重威胁公众生命健康的突发事件时，护士应当服从县级以上人民政府卫生主管部门或者所在医疗卫生机构的安排，积极参加各项医疗救护活动。

（三）患者的权利和义务

1. 患者的权利　患者作为被救助的对象，在就诊时依法享有以下权利：

（1）生命健康权：生命健康权是一项独立的人格权，是指一个人的生命安全和身体健康不容侵犯的权利。每个人都天然享有保护身体健康、维持和延续生命的权利，任何人不得以任何手段危及他人健康、伤害他人生命。保护公民的生命健康权不受侵害是人类在长期的医疗护理实践中形成的一种人道主义传统，它不仅是护理服务的重要任务，也是社会赋予护士的重要的法律和道德责任。

（2）知情同意权：知情同意权与医院的告知义务相对应，是指患者对病情、诊疗（手术）方案、风险益处、费用开支、临床试验等真实情况有了解与被告知的权利，患者在知情的情况下有选择、接受和拒绝的权利。患者的知情同意权可以分为密切关联的两部分，即知情权和同意权。其中知情是前提和基础，理解是核心，同意是结果。这是现代医患关系中患者的一项重要权利，它体现了对患者主体地位的肯定和尊重，是保障医疗活动顺利进行的基本条件。

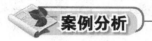 **案例分析**

为什么切除我的脾脏？

2003 年 1 月 6 日，肖某被某医院初步诊断为胃内基底肌瘤，无其他病症。住院 3 天后，医院对肖某实施胃底肌瘤切除手术。手术结束后，医师告知肖某家属，患者的脾脏已被切除。家属询问原因，主刀医师告知是因为胃底肌瘤与脾脏紧密粘连在一起，分离手术十分困难，强行分离可能损伤脾门处的动脉、静脉血管。切除脾脏比可能发生的大出血且危及患者生命的后果要轻得多，为了达到手术目的而不得已采取了切除措施。肖某及其家属认为，医院在没有告知和征得他们同意的情况下，擅自摘除了脾脏，导致肖某失去部分胃体和脾脏，并且手术后肖某身体免疫力明显降低，频发感冒、头痛，丧失了劳动能力。故向法院提起民事诉讼请求赔偿。

你认为医院的做法是否合适？医务人员侵犯了患者的哪些权利？

（3）隐私保护权：隐私权是与公共利益、群体利益无关的自然人享有的对个人私人信息、私人空间和私人活动进行支配的具体人格权。隐私权是受宪法保护的权利。医疗活动的特殊性决定了它经常会涉及患者的各项隐私。因此，护士在执行各项护理操作以及日常生活中，必须注意保护患者隐私，严禁利用医疗活动之便侵犯患者隐私权。

（4）平等医疗权：医疗权实际上是生命健康权的延伸，是患者生命健康权实现的必然途径。医疗权是平等的、公正的，任何人生病都有权获得基本医疗的权利。这项权利是绝对的和无条件的，不因患者的地位高低、权利大小、收入多寡、容貌美丑、关系亲疏、宗教种族、阶级党派等原因而存在权利差异。护士一视同仁、平等相待每一位患者是维护这一权利的基本体现。当然，由于受到医疗卫生资源地区分配、医疗单位分配不均等等条件限制，绝对的平等是难以实现的，但在同一医疗单位患者享有平等的医疗护理服务权利。

此外，患者还享有被尊重权、身体权、复印或复制病历资料的权利、免除社会责任权、诉讼和赔偿权、监督自己的医疗权利实现权等。

2. 患者的义务　患者在依法享有各项权利的同时，还需要履行以下义务：

（1）说明的义务：患者只有在充分说明自己相关病情和与疾病相关的信息的基础上，医务人员才能做出准确诊断和制订治疗措施。因此，患者就诊时有如实告知医务人员病情和相关问题的义务，不得隐瞒和欺骗医务人员，否则，造成的后果将由患者承担。

（2）配合治疗的义务：医疗护理行为是一项复杂的活动，它既需要医务人员的正确诊治，也离不开患者的积极配合。因此，患者必须严格遵守医务人员的意见，积极主动地配合诊疗活动，这样充分保障治疗效果，使自身疾病早日康复。

（3）尊重的义务：患者在医疗活动中必须尊重医务人员及其劳动。治病救人是一项高尚的事业，临床医务人员为了解除他人疾苦，辛勤劳动，日夜坚守工作岗位，甚至牺牲自身的许多合理利益。因此，患者及其家属需履行对医务人员及其辛勤劳动尊重的义务。

（4）交费的义务：我国医疗服务制度尚不是国家公费医疗制度，而是具有公益性的交换式制度。医患关系作为一种特殊的医疗服务合同关系，医务人员付出劳动为患者提供医疗服务，患者应按相关规定按时足额交纳医疗费、住院费及其他相关费用。

此外，患者还有遵守医院规章制度、养成良好的生活习惯、支持医学科学发展等义务。

第二节　护理管理中常见的法律问题

一、依法执业问题

（一）侵权行为与犯罪

与患者相关的侵权行为是指护士在执行诊疗护理过程中侵害患者正当权利的行为。侵权行为是违反法律的行为，情节严重者要依法承担相应的刑事责任。临床上常见的侵权行为主要包括侵犯患者的自由权、生命健康权、隐私权及知情同意权等。

1. 侵犯患者的自由权　《宪法》第二章第四条规定：中华人民共和国公民人身自由不受侵犯，禁止以各种方法剥夺和限制公民的人身自由。患者的自由权受宪法保护，护士执业时，应重视并维护患者的自由权，不得以治疗的名义，非法拘禁或以其他形式限制和剥夺患者的人身自由。如果护士在工作中因治疗、护理的需要，暂时限制患者的活动自由，应向患者解释清楚，以求患者的理解和配合。

2. 侵犯患者的生命健康权　《中华人民共和国民法通则》第九十八条规定，公民享有生命健康权。因此，医疗单位有义务为患者提供各种诊疗、护理服务，患者的生命健康权与护理行为密切相关。如果护士在执业时错误使用医疗器械，或未按操作规程执行操作，造成患者身体受损，以及使用恶性语言和不良行为，最终对患者造成生理或心理损害者，均属于对生命健康权的侵犯。

3. 侵犯患者的知情同意权　侵犯患者的知情同意权的要件包括：①护士存在法定的告知义务；②护士未对患者尽到相应的告知义务；③在没有告知或者告知不充分的情况下，患者选择了本不希望的治疗护理方案（该方案可能会给患者造成生理、心理、经济等方面的损失）；④护士未尽告知义务与患者选择不希望的治疗护理方案之间存在因果关系。具有一定风险的医疗护理行为发生了损害后果，护士未履行适当的告知义务，或者即便履行了告知义务但未经患者同意，即构成了对患者的侵权行为。因而，护士及医疗机构其他相关人员履行告知义务，是保障患者权益的必要条件。

4. 侵犯患者的隐私权　尊重患者隐私权，保护患者权利是医护人员的责任。患者隐私权被侵犯主要表现在以下方面：①个人信息暴露如电子病案管理不当、网络系统不完善等导致的非正常暴露，或护士法律和道德意识不强，随意谈论患者隐私等；②个人空间暴露，如护理教学观摩未做好隐私防范、手术肢体及私密部位未适当给予遮挡等；③个人活动暴露主要与进行个人护理有关，例如患者因病情需要不能下床活动需要在病床如厕、沐浴、更衣而未做好屏风遮挡或相关防范等。《条例》第五章第三十一条规定：泄露患者隐私的由县级以上地方人民政府卫生主管部门依据职责分工责令改正，给予警告，情节严重的，暂停其 6 个月以上 1 年以下执业活动直至由原发证部门吊销其护士执业证书。

（二）疏忽大意与渎职罪

《宪法》第三百三十五条规定：医务人员由于严重不负责任造成就诊人员死亡或者严重损害就诊人身体健康的，处三年有期徒刑或拘役。

1. 疏忽大意与渎职罪的概念　疏忽大意是指不专心致志地履行职责，因一时粗心大意客观上造成的过失行为。由于过失行为可导致损害护理对象的生活权益或恢复健康的进程，也可能因护士失职而致患者身体残疾甚至死亡，形成渎职罪。护士渎职罪是指护士在执业时，严重不负责任，违反各项规章制度和护理常规，造成患者死亡或严重伤害的违法行为。护士过失行为或渎职罪由其医疗护理行为对患者形成的后果决定。

2. 常见的过失或渎职行为　常见的护士在临床工作中的过失或渎职行为主要有以下几种情况：①对危、急重患者不采取任何急救措施或转院治疗，以致贻误治疗或丧失抢救时机；②擅离职守，不履行职责，以致贻误治疗或抢救时机的行为；③由于不严格认真执行查对制度，以致打错针、发错药的行为；④不认真执行消毒、隔离制度和无菌操作规程，使患者发生交叉感染；⑤不认真履行护理基本职责，护理文书书写不及时、不完整或不实事求是；⑥未及时执行医嘱（如皮试、备皮及送检标本），导致未及时用药、手术拖延、影响检查化验结果；⑦标本丢失影响患者诊断或重做检查，增加患者痛苦、延长治疗周期、增加医疗成本；⑧住院期间患者发生压疮、烫伤等行为。

护士违反规定，为戒酒、戒毒者提供酒或毒品是严重渎职行为。窃取病区麻醉限制药品（如哌替啶、吗啡等），或自己使用成瘾，视为吸毒。贩卖捞取钱财构成贩毒罪，将受到法律严惩。将各种贵重药品、医疗用品、办公用品等占为己有，情节严重者，可被起诉犯盗窃公共财产罪。《麻醉药品管理办法》明确规定，医疗单位应加强对麻醉药品的管理，禁止非法使用、储存、转让或借用麻醉药品。医疗单位要有专人负责，专柜加锁，专用账册，专用处方，专册登记，处方保存 3 年备查。此外，《中华人民共和国传染病防治法》规定，拒绝对传染病患者的水、污物、粪便进行消毒处理的应承担法律责任。

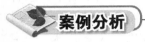

如何认定当班护士的责任？

　　某产妇在某医院顺产一足月男婴，经检查新生儿一切正常，按新生儿评分标准被评为满分。但产后第 3 天早晨 5：30，护士发现该男婴已死亡于新生儿室。产妇及家属向院方控告当班护士失职致其婴儿死亡，护士则矢口否认自己有责任，双方遂引发医疗纠纷。新生儿室护士报告新生儿死亡前后的护理情况：前日晚 22：00 至凌晨 1：00，巡视该新生儿一切正常；1：15，排便后喂牛奶 30ml，右侧卧位，未见异常；3：30，护士巡视病房，更换尿布，一切正常；4：30，护士巡视，该新生儿正常；5：00，护士巡视、换尿布，仍右侧卧位，一切正常；5：30，护士巡视发现该新生儿面部、口唇青紫色，右半身青紫，呼吸、心跳已停止，经值班医师检查确认其已死亡。该护士及院方认为此男婴系"新生儿猝死综合征"死亡。死亡后 4 小时，尸检结果：窒息致死；出现固定尸斑。

　　请思考：当班护士在本案中是否有责任？该护士在事故发生前后的行为应如何认定？

（三）护理证据问题

　　1. 护理证据的概念　护理证据主要包括护理文书、护理用物及其他保障执业合法的相关材料。护理文书是指护士在护理活动过程中形成的文字、符号、图表等资料的总和。护理用物是指护士根据医嘱为患者实施治疗、护理而使用的输液器、鼻饲管、仪器设备、引流袋等物品。

　　2. 护理证据的法律意义及相关要求　护理证据在诉讼活动中具有证据学的法律特征，是处理医疗纠纷的重要依据。例如护理记录为实习或进修护士记录，应有带教老师把关并签名，在诉讼之前不得对原始记录进行随意添删或篡改。护理记录缺乏科学性、真实性，或护理记录缺失等问题是引发护患纠纷的隐患，也是诉讼案例中涉及护理证据缺陷的主要问题。2010 年 2 月，国家卫生部重新颁布了《病历书写基本规范》，取消了一般护理记录，要求规范病重（病危）患者护理记录：应当根据相应专科的护理特点书写，内容包括患者姓名、科别、住院病历号（或病案号）、床位号、页码、记录日期和时间，出入液量、体温、脉搏、呼吸、血压等病情观察，护理措施和效果，护士签名等，记录时间应当具体到分钟。在医疗侵权诉讼中，法庭确认的是事实依据，即证据。护士如缺乏证据意识，容易忽视护理文书书写，记录中的漏记、涂改、漏签名、重抄、代签名、电脑打印的医嘱缺乏医师签名等现象，将可能带来隐性法律风险。

　　（四）举证责任问题

　　1. 举证责任的概念　举证责任是指当事人对自己提出的主张有收集和提供证据的义务，

并有运用该证据证明主张的案件事实成立或有利于自己主张的责任，否则将承担其主张不能成立的责任。举证责任包括两方面的内容：一是举证的行为责任，即由谁承担提供证据的义务；二是双方当事人均提不出证据的后果，即举证的后果责任，由负举证责任的一方当事人承担不利后果。我国《民事诉讼法》第六十四条规定："当事人对自己提出的主张有责任提供证据"。一般情况下，原告应当证明其所提出的诉讼请求所根据的事实，被告对答辩所依据的事实有举证责任。

2. 我国医疗侵权诉讼举证责任分配　有关医疗侵权诉讼举证责任分配问题，我国的相关法律、法规经历了三个阶段。

（1）"谁主张，谁举证"阶段：为 2002 年 4 月 1 日前，该阶段医疗侵权诉讼适用"谁主张，谁举证"的分配原则。按照本阶段法律、法规规定，患方几乎要承担医疗侵权诉讼中的全部举证责任，举证的过程对患方来说近乎是不可能完成的任务。从法律效果来看，将医疗侵权诉讼按照普通侵权案件的举证责任分配规则来处理，对患者有失公平，而法律效果并不理想。

（2）"举证责任倒置"阶段：为 2002 年 4 月 1 日至 2010 年 6 月 30 日，该阶段最显著的特点是医疗侵权诉讼举证责任倒置。最高人民法院《关于民事诉讼证据的若干规定》第四条第八款明确规定：因医疗行为引起的侵权诉讼，由医疗机构就医疗行为与损害结果之间不存在因果关系及不存在医疗过错承担举证责任，即举证责任倒置。该举证责任分配规则加重了医方举证的责任。在实践中，医方出现了防御性医疗等应对策略，严重影响了医疗效果，妨碍了医疗秩序。

（3）"举证责任调整"阶段：以《中华人民共和国侵权责任法》的实施为标志。2009 年全国人大常委会通过，并于 2010 年 7 月 1 日起施行的《侵权责任法》，对医疗损害纠纷的举证责任作了规定，不再强调举证责任倒置。新的《侵权责任法》改变了以往医方就医疗行为不存在过错及医疗行为与损害后果之间不存在因果关系承担举证责任的做法，对举证责任分配进行了更具体的规定。按照《侵权责任法》规定，医方的举证责任主要集中在两个方面：第一，证明医疗程序是否符合规范。医方就其诊疗行为是否违反法律、行政法规、规章以及其他有关诊疗规范的规定承担举证责任。第二，证明病历的正当性。此种侵权责任设计是在医患关系不断恶化，医疗侵权诉讼快速增长，医疗防御行为不断强化的背景下产生的。它能否构建一个公平性的医疗冲突解决机制，把医患双方从怀疑和层层布防的抵牾中解脱出来，尚需要实践检验。

（五）执行医嘱问题

医嘱通常是护士对患者施行诊断和治疗措施的依据。一般情况下，护士应一丝不苟地执行医嘱，随意篡改或无故不执行医嘱都属于违规行为。但是，护士在执行医嘱时并不是机械地、无条件的执行。《护士条例》第十七条明确规定，护士发现医嘱违反法律、法规、规章或者诊疗技术规范规定的，应当及时向开具医嘱的医师提出，必要时应当向该医师所在科室的负责人或者医疗卫生机构负责医疗管理的人员报告，否则按照相关规定责罚，酿成严重后果，护士将与医师共同承担所引起的法律责任。此外，在紧急情况下，医师下达口头医嘱或电话医嘱，护士应复述一遍再执行，如果医师下达医嘱后护士没有复述而因用药过量导致患者致残或死亡，护士应承担法律责任。

（六）护生实习与临床带教问题

《护士条例》第四章第二十一条规定：未取得护士执业证书的人员，不得从事诊疗技术规范规定的护理活动。在教学医院，临床实习护生应当在具备带教资质的护士指导下开展有关工作。实习护生如擅自离开带教护士的指导，独立进行操作，对患者造成了伤害，要承担法律责任。在带教工作中，带教护士应该做到"放手不放眼"。如果带教老师要求护生执行自己实习中未曾学习过的技能或认为尚不熟悉的技能，护生有权拒绝。

（七）收礼与受贿问题

行为人利用职务上的便利，为行贿人牟取利益，而又非法索取、接受其财物或不正当利益的行为构成索贿罪。护士若主动向患者及其家属索要财物，则属索贿罪范畴。但患者得到护士的精心照顾康复后，出于感激之情自愿向护士赠送少量价值有限的纪念品，原则上不属于贿赂范畴。护士要树立救死扶伤的天使职责，要坚定职业价值观，要自觉抵御不正之风。

（八）妥善处理患者遗嘱及安乐死问题

1. 妥善处理患者遗嘱 由于护士与患者接触最为紧密，护士有可能被作为患者遗嘱的见证人。如果护士作为患者遗嘱的见证人，需要注意以下几点：

（1）患者立遗嘱时应具有行为能力，神志清醒，自觉自愿，无任何外力强迫或其他因素影响。否则，患者所立遗嘱则不具备法律效力，护士应主动向上级汇报真实情况。

（2）护士应明确患者的遗嘱处理程序：①应有 2～3 位见证人参与；②见证人必须听到或看到遗嘱，并记录患者遗嘱的内容；③见证人应当场签名并证实；④必要时遗嘱应经公证机构公证。

（3）护士应对患者当时的身心情况及时、详细、准确地记录，以便事后发生争端时对遗嘱的法律价值做出合理公正的判断。

（4）护士如果是遗嘱的受惠者，应在患者立遗嘱时回避，并且不能作为见证人，以免产生法律和道德上的争议。

2. 安乐死问题 安乐死涉及结束生命的问题，由此产生了诸多伦理、法律、社会、经济、哲学等方面的问题。对于安乐死，人们持赞同或反对两种不同的观点。从伦理角度考虑，支持安乐死的呼声越来越高。2000 年，荷兰正式登记实施"安乐死"的有 2123 例，其中有 1893 例为身患绝症的癌症患者。荷兰于 2001 年通过了《安乐死法案》，成为世界上第一个将"安乐死"合法化的国家。随后，日本、瑞士等国及美国的一些州也通过了安乐死法案。目前，我国尚未对安乐死立法，但安乐死实践在临床和家庭中并不罕见，特别是消极安乐死实践已被不少人接受。因此，无论是患者、亲属要求，还是医师个人行为下达医嘱，护士均无权对患者实施安乐死。

（九）科技发展中的法律问题

现代科技的快速发展，一方面为人类带来了新的诊疗护理技术及手段，另一方面也产生了新的法律问题，如试管婴儿、精子库、器官移植、胎儿性别鉴定以及克隆技术等所产生的法律问题。同时，这些问题还可能影响或导致一些社会安全、家庭关系、身份归属等深层次或棘手的法律问题。对此，护士应主动关注其发展动态与社会反应，要遵循国家法律、卫生部门规章和行为准则，防止产生法律纠纷。例如，不得利用超声技术和其他技术手段为孕妇进行非医学需要的胎儿性别鉴定，不得为孕妇进行非医学需要的选择性终止妊娠等。

二、执业安全问题

（一）护士执业资格

1. 护理禁业问题 《护士条例》第二十一条明确规定，医疗卫生机构不得允许下列人员在本机构从事护理工作：①未取得护士执业证书的人员；②未按规定办理执业地点变更手续的护士；③执业注册有效期满未延续注册的护士；④虽取得执业证书但未经注册的护士。

2. 未取得护士执业资格者的安排 为确保护理质量，患者安全和避免法律纠纷，护理管理者应安排未取得护士执业资格的护生和未在本院注册的进修护士在具备资质的护士的指导下做一些辅助护理工作。带教老师不能以任何理由安排她们独立上岗，否则被视为无证上岗、非法执业，一旦发生患者安全事件，带教老师需承担法律责任。

3. 专科护士执业问题 关于专科护士执业范围，目前我国尚没有明确的法律规定。虽然专科护士较一般护士处理专科护理问题时有较多的自主权，但是，如果其具体的操作行为没有医嘱支持，直接为患者实施医疗护理行为，如造口治疗师根据自己的经验，在缺乏医嘱的情况下擅自为患者直接实施创口换药，则属于违规行为，应注意规避。

（二）执业安全

由于工作环境、服务对象的特殊性，护士面临着多种职业危害（如生物性危害、化学性危害、物理性危害等），以及心理社会影响（如医院暴力）等。护士执业活动中，有获得与其所从事的护理工作相适应的卫生防护、医疗保健服务的权利。《护士条例》第三十三条也明确规定："扰乱医疗秩序，阻碍护士依法开展执业活动，侮辱、威胁、殴打护士，或者有其他侵犯护士合法权益行为的，由公安机关依照治安管理处罚法的规定给予处罚；构成犯罪的，依法追究刑事责任"。为了有效维护医疗机构正常秩序，保证各项诊疗工作有序进行，2012年4月30日，国家卫生部、公安部依照国家有关法律法规的规定，特别颁发了《关于维护医疗机构秩序的通告》。

（三）职业保险问题

1. 职业保险的概念 职业保险是指从业者通过定期向保险公司交纳保险费，使其一旦在职业保险范围内发生责任事故时，由保险公司承担对受损害者的赔偿。目前世界上大多数国家的护士都参加了这种职业责任保险。

2. 职业保险的作用和意义

（1）职业保险的作用：①保险公司可在政策范围内为其提供法定代理人，以避免其受法庭审判的影响或减轻法庭的判决；②保险公司可在败诉以后为其支付赔偿金，使其不至于因此而造成经济上的损失；③受损害者能得到及时合适的经济补偿，从而减轻自己在道义上的负罪感，较快地达到心理平衡。

（2）职业保险的意义：参加职业保险是对护士自身利益的一种保护，它虽然不能摆脱护士在护理纠纷或事故中的法律责任，但实际上却可在一定程度上抵消其为该责任所要付出的代价。同时，护士对自己的患者负有道义上的责任，不能使已经发生的护理错误再给患者造成经济上的损失。参加职业保险可以为患者提供这样的保护。

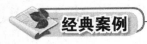

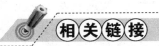

职业保险降低院方经济风险

患者徐先生于 2003 年 3 月 25 日因交通事故致颅骨骨折、胸腹积压综合征并胸腔急性出血，急诊住某医院后，经抢救无效死亡，医患双方由此产生医疗纠纷。所在市医疗事故鉴定委员会组织专家对医疗行为是否违反法律规范及医疗护理操作规范，是否存在医疗过失，医疗过失与死亡后果之间的因果关系进行了认真分析。鉴定组一致认为：某护士的护理行为违反了相关法律规范及护理操作常规，护理行为与患者死亡后果之间存在因果关系。护士的责任程度达到主要责任以上，构成一级医疗事故。经过医患双方协商，医院给予家属 15 万的赔偿金。因医院投保了医疗责任保险，院方支付 3 万元，保险公司支付 12 万元。

三、护理不良事件

（一）护理不良事件概述

护理不良事件是指在护理过程中发生的、不在计划中的、未预计到的或通常不希望发生的事件。这类事件并非由原有疾病所致，而是由于医疗护理行为造成患者死亡、住院时间延长或离院时仍有某种程度的失能。护理不良事件可能增加患者痛苦，延长患者住院时间，增加医疗成本，影响医院效率，甚至导致患者死亡，构成严重医疗事故，直接影响到患者家庭及医院信誉。

1. 护理不良事件的分类　护理不良事件分为可预防性不良事件和不可预防性不良事件。可预防性不良事件则是指在护理过程中，由于未能防范的差错或设备故障造成的损伤，包括护理差错和护理事故。不可预防性不良事件是指正确的护理行为造成的不可预防的损伤。

相关链接

护理不良事件分级

香港特别行政区医院管理局将护理不良事件分为七级：0 级是指事件在执行前被制止；Ⅰ级是指事件发生并已执行，但未造成伤害；Ⅱ级是指轻微伤害，生命体征无改变，需进行临床观察及轻微处理；Ⅲ级是指中度伤害，部分生命体征有改变，需进一步临床观察及简单处理；Ⅳ级是指重度伤害，生命体征明显改变，需提升护理级别及紧急处理；Ⅴ级是指永久性功能丧失；Ⅵ级是致患者死亡。

英国国家患者安全局将护理不良事件分为五级：Ⅰ级是指没有对患者造成伤害；Ⅱ级是指轻度伤害，即任何需要额外观察或监护治疗的患者安全性事件，以及导致轻度损害；Ⅲ级是指中度伤害，即任何导致适度增加治疗的患者安全性事件，以及结果显著但没有永久性损害；Ⅳ级是指严重伤害，即任何出现持久性伤害的患者安全事件；Ⅴ级是死亡，即任何直接导致患者死亡的安全性事件。

2. 护理不良事件报告处理制度　中国医院协会发布的《2009 年度患者安全目标》提出，建立积极倡导医护人员主动报告医疗安全（不良）事件的制度（非处罚性）与措施，鼓励医务人员积极参加《医疗安全（不良）事件报告系统》网上报告活动。这是对《重大医疗过失行为和医疗事故报告制度的规定》的补充，要求各医院主动、自愿上报。各医院可依此制定自己的制度，但目前国家尚没有统一的标准。

医院护理不良事件报告制度一般应包括以下内容：

（1）各护理单元有防范处理护理不良事件的预案。

（2）凡是在医院内发生的或在患者转运过程中发生的非疾病本身造成的异常医疗事件均属不良事件，需要主动上报。

（3）各科室应建立护理不良事件登记本，及时据实登记。建立有效的不良事件上报流程，保证信息上报及时、有效及保密。

（4）发生护理不良事件后的报告顺序：立即口头报告值班医师、护理组长或高级责任护士，必要时同时上报科主任、护士长、护理部、主管院长；在规定时间内填写《护理不良事件报告表》并上报。由本人登记发生不良事件的经过、原因、后果及本人对不良事件的认识和建议。

（5）发生护理不良事件的科室或个人，如不按规定报告，有意隐瞒，事后经领导或他人发现，须按情节严重程度给予处理。

（6）发生护理不良事件后，有关的记录、标本、化验结果及相关药品、器械均应妥善保管，不得擅自涂改、销毁。

（7）护士长应负责组织对本科室发生的不良事件进行调查，组织科内讨论，分析管理制度、工作流程及层级管理等方面存在的问题，确定事件的真实原因并提出改进意见或方案。

（8）护理部就严重不良事件要组织护理质量管理委员会调查讨论，找出工作流程或质量管理体系中的问题，以便有针对性地制定防范措施。对发生的护理不良事件，提交处理意见。造成不良影响时，应做好有关善后工作。

（9）医院建立主动上报不良事件奖惩制度，发生护理不良事件的科室或个人，如不按规定报告，有意隐瞒，事后经领导或他人发现，须按情节严重程度给予处理。

（二）护理差错

护理差错是临床实践过程中较为常见的护理不良事件。根据差错程度可分为严重差错和一般差错两大类。

1. 严重差错　严重差错是指在护理工作中由于责任心不强，查对不严，违反操作规程或技术水平低等原因所造成的错误，给患者造成痛苦，延长治疗时间，增加经济负担，但尚未构成护理事故者。凡具有下列行为之一应视为严重差错。

（1）护士未认真执行医嘱及查对制度，例如错用、漏用"毒、麻、限、剧"药及特殊治疗用药（例如抗肿瘤药物、特殊心血管药物、抢救用药、胰岛素等），或上述药物发生给药错误，给患者造成严重不良后果或重大影响者。

（2）护士违反操作规程，例如使用过敏性药物时，错用或未按规定做过敏试验，或原有药物过敏史者给予投药；错抱婴儿但及时发现；采集胸水、腹水、血液、体液等标本时，由于采错标本、贴错标签、错加抗凝血药需重新采集或损坏、遗失活检组织送检标本等，造成严重不良后果或重大影响者。

（3）护理不当，例如造成Ⅱ度压疮，浅Ⅱ度以下烫伤或婴儿臀部糜烂，手术时体位不当造成患者皮肤压伤及功能障碍者，卧床患者因护理不当发生坠床等，造成严重不良后果或重大影响者。

（4）在输液过程中，因护理不周所致刺激性或浓度较大的药品漏于皮下，引起局部坏死者，体表面积成人小于2%，儿童小于5%者。

（5）因工作失职，误发放未灭菌或灭菌不合格物品造成重大影响者。

（6）护士缺乏慎独意识，涂改病历，弄虚作假，造成重大影响者。

（7）将新生儿腕带挂错，或母乳喂养时错抱新生儿，虽经发现并予纠正，但造成重大影响者。

2. 一般差错　　一般差错是指在护理活动中由于护士的错误，造成患者一般性痛苦或错误性质虽严重，但未造成患者任何不良反应者。凡具有下列行为之一者应视为一般差错。

（1）由于交接班不清，使一般治疗中断或者遗漏者。

（2）未认真执行查对制度，进行一般性药物治疗时打错针、发错药、做错治疗，但未对患者造成不良影响者。

（3）临床护理（包括基础、重症、专科护理等）未达到标准要求，但未造成不良后果者。

（4）各种护理记录不符合有关规定要求，项目填写不齐全，但未造成不良影响者。

（5）标本留置不及时，但未影响诊断者。

（6）各种引流管不畅未及时发现，或由于护理不当致引流管脱落而需重新插管，但未造成不良后果者。

（7）因管理不善致使抢救药品、物品未达完好状态，但未造成不良后果者。

（8）因护理不周发生婴儿臀部轻度糜烂者。

（三）护理事故

护理事故是指医疗机构的护士在医疗活动中，违反医疗卫生法律、行政法规、部门规章制度和诊疗护理规范、常规，过失造成患者人身损害的事故。护理事故属于医疗事故，特指在护理活动中发生的事故。

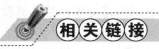

护理事故判定标准

在护理活动中，有下列护理行为之一者即为护理事故。

1. 护士工作失职，如交接班不认真、观察病情不严密、不按时巡视病房等，未能及时发现病情变化而丧失抢救时机，造成患者死亡及严重人身损害者。

2. 护士严重违反操作规程，如不认真执行医嘱及查对制度，输错血、打错针、发错药；护理不周发生严重烫伤、Ⅲ度压疮；对昏迷、躁动患者或小儿未采取安全措施致使患者坠床；结扎止血带未及时解除造成组织坏死、肢体残疾等；构成上述事件，造成患者严重不良后果或人身损害者。

3. 手术室器械护士或巡回护士，清点纱布、器械有误致使纱布或器械等异物滞留在患者体内或软组织内者。

4. 护士在对急、危、重患者的抢救过程中，抢救药品及物品准备有误，延误抢救时机造成患者死亡或严重人身损害者。

5. 发放未消毒或过期的手术包等物品，造成严重感染者。

6. 局部注射造成组织坏死，体表面积成人大于2%，儿童大于5%者。

护理事故的处理方法与其他医疗事故的处理方法相同，必须坚持实事求是的原则，力求事实陈述清楚、定性准确、责任分明、处理恰当。

（王晓霞）

 复习思考题

1. 简述护理法的概念及护理立法的意义。
2. 简述《护士条例》中护士和患者的权利和义务。
3. 简述医疗事故的定义及等级。
4. 护理工作中常见的法律问题有哪些？
5. 如何认识护理不良事件报告制度？

第 十 章

护理经济管理

学习目标

识记：
护理经济管理、护理服务产业、护理服务需求、护理服务供给、护理服务市场、护理成本、护理效益的概念。

理解：
护理经济管理的主要内容及护理服务产业、护理服务需求、护理服务供给、护理服务市场的特征及相互关系。

运用：
护理经济管理的主要手段、护理经济学评价、护理成本控制和护理成本核算的方法。

预习案例

等级护理是我国临床护理工作中重要的措施和基础。长期以来，医院都统一采用特级、一级、二级、三级的等级护理分类，并采用较为低廉的收费标准。但由于护理涉及的内容宽泛，差异性很大，支付相同数量等级护理费用的患者因医疗诊断和护理服务需求不同，需要护士提供的护理服务内容和劳动强度也不同。随着医疗改革的不断深入，部分地区和试点医院率先对等级护理提出了更为细化的分类标准，并结合护理工作量相应上调了等级护理的收费标准，以便更全面、更真实地体现护士工作的价值。

案例思考

1. 目前医院等级护理的收费价格和等级护理的成本是否相一致？
2. 等级护理调价的依据是什么？

随着市场经济体制的逐步完善和卫生体制改革的不断深化，护理服务市场面临更多的机遇和挑战。如何把握护理市场变化，达到护理资源开发和配置利用的最优化，不断提高护理服务经济效益，用尽可能少的劳动消耗与物质耗费提供更多适合社会需要的护理服务已经逐渐成为需要迫切解决的重要问题。这就需要护理管理者必须强化市场意识，提高经济管理能力。

第一节　护理经济管理概述

一、护理经济管理的概念

护理经济管理是指按照客观经济规律的要求，对护理的经济活动进行计划、组织、实施、指导与监督，开展经济分析和经济核算，合理使用各类护理资源，力求以最少的劳动消耗取得最大的护理服务产出的管理活动。护理经济管理力求应用经济学的理论原理和分析方法解决护理管理问题，是护理经济学在护理管理工作中的具体应用。

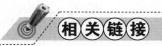

相关链接

护理经济学简介

护理经济学是研究护理服务过程中资源配置及行为的一门科学，属于护理学的范畴，也是卫生经济发展过程中形成的分支学科之一。它运用卫生经济学的理论与方法，阐明和解决护理服务中出现的诸多经济问题，揭示其经济活动和经济关系的规律，并以达到护理资源的有效开发、配置与利用的最优化，提供高质、高效护理服务为目的。护理经济学还是一门综合性学科，其研究必须借助各相关学科的研究成果，综合考察护理活动在卫生经济领域中的各种表现，以加深对护理经济活动规律性的认识。作为一门针对护理专业领域的特殊经济活动进行研究的学科，护理经济学揭示了护理经济运行的内在规律及外在形式，又属于专业经济学的范畴。

二、护理经济管理的内容

（一）护理资源的开发

护理资源是指在护理服务的提供过程中使用的各种经济资源，包括物质、人力、财力、信息以及技术资源等。随着我国社会主义市场经济的成熟与发展，医疗改革进程的不断推进，面对人口老龄化及日益复杂的人群健康挑战等社会性、国际性问题，我国护理工作的内涵正在发生很大变化。一方面，传统的护理手段不断向深度、广度和人性化的方向发展；另一方面，医疗保健体系朝综合学科一体化与系统化的方向发展，护士在护理实践中担任的角色日益多样化，并有更多的主动性和独立性。护理人力资源的开发和利用、护理服务技术的创新、护理服务市场的拓展、护理服务信息的收集、整理、开发和应用都是护理资源开发的重要课题。

（二）护理资源的筹集和合理分配

任何社会可供利用的护理资源总是有限的，如何筹集并合理利用护理资源是护理经济管理的重要内容。护理工作有许多不同的目标，有限的护理资源在不同目标之间如何分配，为实现护理工作目标，选择怎样的方法和措施，什么样的护理资源分配制度最为合理，护理资源分配如何做到既有效率又体现公平，等等，都是护理经济管理需要重点解决的问题。

（三）护理资源的最优使用

鉴于护理资源的有限性和护理服务需求的无限性之间的矛盾，研究如何提高护理资源的使用效率，使有限的护理资源投入获得最大的护理服务产出是护理经济管理的重要任务之一。只有正确评估护理服务价值与价格的关系，制定完善的护理成本核算办法，协调护理服务需求与供给行为的关系，优化资源配置，才能达到最优使用护理资源的目的。护理成本的控制、护理效益的分析、护理价格的制定、护理服务机构的经营、护理市场的规范等都是护理经济管理的重要研究内容。

（四）护理服务的经济学评价

护理服务的经济学评价是指从经济学的角度出发，运用一定的经济分析与评价方法，对护理服务中卫生资源的投入与服务的效果、效益和效用进行评价。由于在护理服务中存在信息不对称、需求不确定等诸多问题和矛盾，单凭护理服务的数量和质量来评价护理工作是不全面的，必须要考虑到护理服务的最终目标不是完成服务本身，而是提高人民整体健康水平和生活质量，进而推动生产力的发展。如何从不同的产出角度反映资源的配置与使用效率，并对不同的护理方案进行科学的比较和分析，兼顾经济效益和社会效益，给予护理服务效益正确的评价与衡量，是护理经济管理的重要课题。

（五）护理保障制度

护理保障制度是社会健康保障制度的重要内容之一。护理保险是护理保障制度的主要形式，目的是使公民获得必要的护理服务。随着社会老龄化的发展，慢性病患病率的不断提高，美国、法国、南非等国家均开展了不同形式的护理保险业务。德国、英国等国家还专门制定实施了护理保险法。在亚洲，日本更是将护理保险作为公共服务产品引入国家社会保障体系。目前，我国在此方面仍处于起步阶段，缺乏相关的法律政策，虽然少数保险公司也推出了部分护理保险产品，但这些险种往往是作为其他人身险的附加险出现，其运作方式与养老类保险大同小异，和真正意义上的护理保险还有较大差距。护理保障制度的建立、发展和完善涉及社会经济的方方面面，护理经济管理研究面临极其艰巨的任务。

（六）护理经济的理论体系

加强护理行业的经济管理，就必须研究护理经济关系的本质和规律，并尽快构建适合中国特色的护理经济理论体系。包括对护理服务价值的全面认识，护理市场需求与供给的调查分析，护理保险研究，护理成本、价格与效益，护理评价与预测等内容。以适应卫生体制改革的需要，增强护理服务的综合竞争力，达到合理配置护理资源的目的。

护理经济管理融合了经济学、管理学和护理学的理论成果，涉及健康领域的方方面面。因此，在研究与护理服务相关的各种经济问题时，需站在整个社会和经济发展的高度，把促进人们健康和提高生活质量的社会效益作为研究的第一准则。

三、护理经济管理方法

护理经济管理方法是护理管理者行使经济管理职能和达到经济运行目标所采用的措施、手段和途径的总称。

（一）护理经济管理方法

按照层次划分，护理经济管理方法主要包括以下几种：

1. 行政方法　行政方法是通过国家行政组织系统的途径，实行行政命令手段，采用行政决策、行政组织和行政监督的措施来管理护理经济的方法。

2. 经济方法　经济方法是通过经济组织系统的途径，采用经济手段和措施，由护理经济管理机构来组织和监督，进行经济管理的方法。

3. 法律方法　法律方法是通过立法、司法、检察等法律组织系统，采用法律手段及其强制性、权威性的措施来约束人们与护理有关的经济行为，进行经济管理的方法。

4. 技术方法　技术方法是用电子技术和数学模型对护理经济运行过程、运行目标进行精确管理的方法。用这种方法进行管理，能较好地实现精准管理和动态管理。

（二）护理经济管理方法的特征

1. 关联性　护理经济管理方法的各个经济杠杆之间相互关联，每一种经济杠杆的变化又都影响到护理领域多方面的经济联系并产生连锁反应。每一种护理经济管理方法的实施都可能影响到与其有关的经济组织和个人的一系列经济活动。例如等级护理费用标准的提高既影响到消费者、医保机构的医疗费用支出，又影响到医疗护理服务机构和护士的收入，还可能影响到政府补偿政策的改革。

2. 公开性　护理经济管理是按照市场规律进行的，必须要求公平公开。例如护士的收入标准、奖惩政策、赏罚结果等都要公开，只有这样才能有效地发挥经济杠杆的调节作用，激发和调动护士的工作积极性。

3. 间接性　护理经济管理方法是通过对经济利益的调节来间接影响护理组织和个人的行为，而不是靠直接干预来控制，这是与行政命令方法的显著区别。例如通过提升夜班费来调动护士值夜班的积极性。

4. 平等性　护理经济管理方法承认各组织、个人在获取自身经济利益的权力上是平等的，不承认特权和特殊阶层。护理组织按照统一的尺度来计算和分配经济成果，各种经济杠杆的运用对同样情况的组织和个人起同等的调节作用。例如护士劳动合同的签订，其前提是各方都处于平等的地位。

5. 有偿性　护理经济管理方法要根据等价交换原则，实行有偿交换。它以物质利益原则为基础，注重经济利益和经济法则，强调护士的物质利益与工作绩效相联系，以保证护士的合法权益。

（三）护理经济管理的主要手段

护理经济管理方法主要通过价格、税收、工资、奖金、福利、罚款等手段来实现其管理职能。

1. 价格手段　价格的杠杆作用就是运用价值规律在现代护理管理中发挥调节作用。主要是通过调整和控制价格变化，来影响交换者双方的经济利益和市场供求状况，引导和控制护理经济活动，以期达到指导生产和消费，调节护士收入的分配，实现护理资源的有效配置和合理使用的目的。

2. 奖金手段　发放奖金的目的就是根据物质利益原则，鼓励多劳多得，充分调动护士的劳动积极性，促进生产和组织的发展。奖金可以采用多种形式，但不宜过多过滥，以免失去激励作用。

3. 税收手段　税收可以体现政策对医疗护理机构的某种经营活动的鼓励或限制，从而影响和调节护理经济活动。

4. 工资手段　由于护士的劳动能力和工作经验不同，工资差别很大，同一个人在不同时期的工资也不同。同时，由于不同医疗护理机构的生产技术和劳动管理组织特点的不同，护士的工资也不同。

5. 罚款手段　罚款可用于各种需要制止的情况。例如违反诊疗护理常规，给患者造成危害的行为，就可以运用罚款方式进行经济处罚。

四、护理管理中常用的经济学评价方法

经济学研究的中心问题是解决资源稀缺性和需求无限性之间的矛盾。一般来说，一定量的护理资源用于某一护理活动方案时，就不能再用于其他的护理活动方案。究竟将有限的护理资源用于哪个备选方案才能取得最好的效果，发挥最大的效益，经常是护理管理工作中面临的重要难题。这就需要用经济学的评价方法，从经济学的角度分析和比较各备选方案的优劣，最终促使护理管理者做出正确的选择。

护理管理中常用的经济学评价方法包括最小成本分析、成本效果分析、成本效益分析和成本效用分析四种：

（一）最小成本分析

最小成本分析用于比较具有同样结果的两个或多个方案，成本最小者为最佳。在有些情况下，最佳方案与其他方案相比，对个人的效益可能是相同的，但对社会来说意味着医疗成本的节省，这些节省下来的成本可视为额外收益并转化为货币形式从而达到成本最小化，提高效率。进行护理成本分析，首先要明确每项护理服务的相关因素，综合计算护理活动方案的成本。

（二）成本效果分析

成本效果分析是一种评价各种健康干预方案的成本与效果的方法，采用变化的成本与增长的效果之比的形式，为管理者提供决策依据。其主要评价标准是使用一定量的卫生资源（成本）后的个人健康产出，这些产出表现为健康的结果，例如压疮发生率的下降、生命年的延长等。成本效果分析的基本思想是以最低的成本消耗获得最好的效果，即效果相同，成本最低的方案为最佳；或者成本相同，效果最好的方案为最佳。

（三）成本效益分析

1. 成本效益分析概念　成本效益分析是通过比较备选方案的全部预期成本和全部预期效益，为管理者选择计划方案和做出决策提供参考依据的方法。效益是指劳动消耗与获得的劳动成果之间的比较，只有备选方案的效益不低于放弃了的其他方案可能获得的最大受益，这个方案才是可行的方案。不同于成本效果分析，成本效益分析要求将投入与产出用可以直接比较的统一的货币单位来估算。因此，在进行护理成本效益分析与评价时，找到合适的方法，使用货币形式来反映健康效果是研究的关键。

2. 护理经济效益分析方法　护理经济效益分析常用的方法有比率法和差额法。比率法是以除法形式表示经济效益的一种方法，经济效益 = 有用成果 ÷ 劳动消耗，比值越大效益越好。差额法是以减法形式表示经济效益的一种方法。经济效益 = 有用成果 − 劳动消耗，差值越大效益越好。

（四）成本效用分析

1. 成本效用分析概念　效用是指人们通过医疗卫生服务和健康保健对健康状况改善和提高的满意程度或主观价值判断。成本效用分析是通过比较几个备选方案的投入成本和产生的效用来衡量各方案优劣的方法。它是成本效果分析的一种发展，而且是卫生经济学评价的金标准。其优点在于单一的成本指标（货币），单一的效用指标（质量调整生命年或伤残调整生命年），可广泛应用于所有健康干预。最常用的效用指标是质量调整生命年，即用生活质量效用值为权重调整的生命年数。它将获得的生命数量和生命质量结合在一起，反映同一健康效果价值的不同。

2. 成本效用分析评价指标　成本效用分析的评价指标是成本效用比，它表示获得每个单位的质量调整生命年所消耗或增加的成本量。成本效用比值越高，表示效用越差。确定效用值的常用方法有标准博弈法、时间权衡法和等级尺度法。进行护理效用分析，首先要确立与护理有关的健康效用指标，包括：①身体功能；②社会功能；③角色功能；④精神健康；⑤健康感受等。这些指标可以通过一系列的生命质量测评量表进行测量。

第二节　护理服务产业和护理服务市场

一、护理服务产业概述

（一）护理服务产业的概念

1. 产业的概念　在传统经济学理论中，产业主要指社会经济的物质生产部门。20 世纪 50 年代以后，随着服务业和各种非生产性产业的迅速发展，产业的内涵发生了变化，不再专指物质产品生产部门，而是指生产同类产品（或服务）及其可替代品（或服务）的企业群在同一市场上的相互关系的集合。产业也被泛化为一切生产物质产品和提供劳务活动的集合体，包括农业、工业、通讯业、文教卫生业等部门。一般把产业分为第一产业（农业）、第二产业（工业）和第三产业（服务业）。

2. 护理服务产业的概念　护理服务产业是指从事预防、保健、康复、疾病护理、健康教育与健康管理等的组织机构中从事护理服务的相关部门的集合体。护理服务产业中一部分面向市场，以价值规律为基础实现等价交换；另一部分不面向市场，不营利，不具有商业性，其价值体现通过政府或非政府公益组织、个人无偿资助等方式补偿。护理服务属于第三产业。

（二）护理服务的特征

护理服务以改善人们的健康状况为目标，与一般商品所具有的使用价值有很大差别。护理服务主要具有以下几个特征：

1. 无形性　无形性是护理服务最明显的特征。护理服务是由护士为患者及其他服务对象提供的健康性服务。虽然患者可以看到或触摸到服务的某些有形部分，例如病房设施、医疗器械等，但患者很难把握服务。即使一项护理措施已经完成，患者也可能没有意识到已获得了服务，例如心理护理、健康教育等。另外，在购买护理服务前，患者及其他服务对象也很难预判自己将得到什么样的服务，有时也不明确自己需要什么样的服务。

2. 易逝性　易逝性是指护理服务不能被储存、转售或退货。例如医疗护理机构不可能在淡季的时候把服务产品储存起来，到旺季时一起销售。护士已经提供的服务，无论质量好坏，都不可能回收并重新销售或使用。消费者获得服务后，多数服务会立刻消失，购买了劣质服务的消费者通常无货可退。

3. 差异性　差异性是指护理服务不像有形产品那样有固定的质量标准，而是具有较大的差异性。不同的医疗机构、操作者、操作时间、操作者的精神状态以及每个患者的护理服务需求不同，护理服务的内容、方式、方法和效果可能都有很大差异。例如：即使同一天同一位护士先后为两位患者做静脉输液，由于患者的配合度、敏感度、个性与需要等因素不同，护理服务也不会完全相同。

4. 产销不可分离性　产销不可分离性是指护理服务的生产过程与消费过程同时进行。护理服务在没有销售时无法提前生产出来，护士提供护理服务的过程就是患者消费护理服务的过程，消费场所即为生产场所。

5. 专业性和技术性　提供护理服务需要专业的知识和技能，只有受过专门的教育和培训并获得护士执业资格的人员才能提供专业的护理服务。因此，护理服务的供给还受到护理教育的规模和水平的影响。

伴随着护理服务理念的逐步转变和护理服务模式的改革创新，护理服务工作的内涵在不断丰富，外延在不断扩展，从过去传统的以疾病为中心转向现代的以人为中心，护理不仅意味着对疾病的治疗与照护，同时也包含着病前的预防、病后的健康护理以及对身心健康的双重维护。另外，随着慢性病患病率的逐年上升和人口老龄化进程的不断加快，患有多种疾病或失能的老人急剧增多，单靠传统医疗机构和有限的护理资源已经不能满足人们日益增长的护理服务需求。因此，护理产业发展是大势所趋，以长期护理、家庭护理、老年护理为代表的护理产业具有广阔的市场前景。

二、护理服务需求

（一）护理服务需求

1. 护理服务需求的概念　护理服务需求是指消费者（患者或健康人）在一定时期和一定价格条件下，愿意并且有能力购买的护理服务及其数量。护理服务需求形成的两个必要条件：一是消费者有使用护理资源的愿望和需要；二是消费者有支付护理服务费用的能力，两者缺一不可。

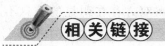

相关链接

护理服务需要和需求的关系

护理服务需要是指根据已有的医学知识，从消费者的健康状况出发，在不考虑实际支付能力的情况下，由消费者个体认识或医学专业人员分析，认为一个人尽可能保持健康或变得更健康应得到的护理服务的合理数量。而护理服务需求则是指能够变为现实的护理服务需要，护理服务需要能否转变为护理服务需求，主要取决于消费者的消费意愿和实际购买力，见图10-1。

图中交叉部分Ⅲ区为实际的护理服务需求。Ⅱ区表示消费者有要求利用护理服务的愿望和需要，但缺乏支付能力，没有转化成护理服务需求的状态。Ⅳ区表示没有考虑消费者护理需要的基础上发生的对护理服务的实际利用，属于过度医疗，是护理资源的浪费。针对Ⅱ区和Ⅳ区反映出的问题，需要对其原因进行深入的分析和探讨，采取有效策略，促进护理服务资源最大限度的有效利用。

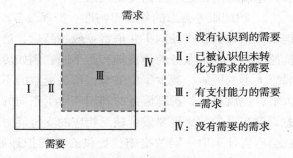

图10-1　护理服务需要与需求的关系

2. 护理服务需求曲线　护理服务需求受到很多因素的影响，其需求量可以看成是所有影响因素的函数，为了简化分析，假定其他条件保持不变，仅分析商品的价格变化对该商品需求量的影响，护理服务需求函数见式10-1：

$$Q_d = f(P) \qquad \text{（式10-1）}$$

其中，P 表示护理服务的价格，Q_d 表示护理服务的需求量。

护理需求函数表示一种商品的需求量和价格之间存在一一对应的关系。这种函数关系还可以用需求曲线加以表达，见图10-2。

3. 护理服务需求的分类　护理服务需求按服务范围可分为院内护理需求和院外护理需求。按服务特性分为诊疗护理需求、救治护理需求、保健护理需求、心理护理需求。按服务迫切性分为维护生命的护理需求、一般的护理需求、预防和保健性护理需求。

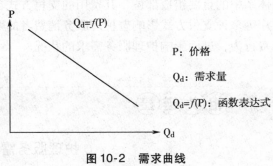

图10-2　需求曲线

（二）护理服务需求的特征

1. 消费者与护理服务提供者信息不对称　由于医疗卫生服务的专业性和复杂性，消费者缺乏医学知识和信息，他自己能认识到的护理服务需求是有限的，加之服务消费的不可分离性，消费者只有加入到服务的生产过程中才能消费到服务，才能最终对所获得的服务质量、服务效果的好坏和服务价格的高低做出判断。供需双方存在明显的信息不对称。

2. 护理服务需求的被动性　虽然消费者在选择是否接受某种护理服务时具有最终的决定权，但由于供需双方存在的信息不对称，消费者无法像购买普通商品一样事先进行比较和选择。加之，护理服务事关生命健康，对健康的迫切要求使得消费者在消费护理服务时很容易受到医务人员判断的影响和诱导，对护理服务的利用往往存在一定的盲目性和被动性。并且，护理服务供需双方往往存在着救援与被救援、帮助与被帮助的关系，护理服务的供给者和需求者之间缺乏平等的交换关系。

3. 护理服务需求的外在影响性　护理服务产品的消费不同于其他普通物品或服务产品的消费。消费者在市场购买并消费一般物品后，这种物品给消费者带来的效益只有消费者本人能感受到。护理服务的消费则有所不同，例如传染病防治，当易感人群接种了疫苗，在保护易感人群的同时，减少了传染源，那么受益的不仅是接受疫苗的个体，更有与他接触的其他人群，也就是说，护理服务的利用产生了正向的外在影响力。这种情况下，如果消费者没有意识到自己的健康需要或者缺乏相应的支付能力，它危害的可能是整个社会。因此，政府或社会有责任采取一定的措施，提供必要的护理服务，最大限度地发挥护理服务效益的外在性，取得最大的社会效益和经济效益。

4. 护理服务需求的不确定性　由于个人发生病痛属于偶发事件，想要预测出哪个人会发生哪种病痛并需要利用多少护理服务资源是非常困难的。而且，由于个体差异，即使相同病症，消费者所需要的护理服务数量和服务效果也不尽相同。以压疮的预防为例，压疮的发生受到年龄、胖瘦、肢体活动度、基础健康状况等多方面因素的影响，通过加强营养，及时更换卧位和适当的皮肤护理在一定程度上可以有效预防压疮的发生，但即使我们采用全方位的预防措施也不能保证患者百分之百不发生压疮，而这样的情况普遍存在于健康服务领域。由此，我们发现护理服务需求充满不确定性。

5. 护理服务费用支付的多源性　卫生服务是居民健康的重要保障，鉴于其重要性和特殊性，卫生服务领域成为医疗保险、社会救援、企业和政府介入的对象。护理服务作为卫生服务体系中的重要组成部位，其费用的支付方式也具有多源性的特点。自费、医疗保险、公费医疗等多种支付方式影响着护理服务消费者的购买力以及对护理服务价格的敏感度，改变其消费行为，进而影响护理服务需求的状况。

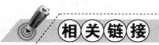 **相关链接**

护理服务需求的价格弹性

需求价格弹性：简称价格弹性或需求弹性，是指需求量变动对价格变动的反映程度，等于需求量变化率除以价格变化率。护理服务需求的价格弹性系数可以用以下公式表示，见式（10-2）。

护理服务需求价格弹性系数（E_{dP}）＝某种护理服务需求量的变化率÷某种护理服务价格的变化率　　　　　　　　　（式10-2）

由于价格和需求量成负相关，一个上升，另一个就会下降，所以弹性系数的值为负值，负号表示价格和需求量相反的变化方向。当比较不同护理服务需求价格弹性时，用绝对值的大小进行比较。某项服务可替代的服务越少，该服务的需求价格弹性越小；某项服务的费用水平在消费者收入或支出预算中所占的比例越小，该服务的需求价格弹性越小；越紧迫、越必需的服务项目其需求价格弹性越小。

（三）影响护理服务需求的因素

影响护理服务需求的因素源自护理服务消费者、供给者、卫生服务筹资方以及各方面的相互作用。主要包括以下因素：

1. 一般的经济学因素　根据传统经济学的消费理论，护理服务需求受到护理服务价格、消费者收入、货币储存、消费偏好、相关商品的价格等因素的影响。

（1）服务价格：一般来说，护理服务的价格越高，需求量越小，价格越低，需求量越大。消费者的收入越高，支付能力越强，对护理服务的需求就越大，反之，收入越低，需求越小。

（2）货币储蓄：同样收入的消费者，用来储蓄的多了，用来消费的就少。但以往注重储蓄的消费者，在需要购买护理服务时的支付能力相对较强，对护理服务的需求较大。

（3）消费偏好：受到服务产品质量的实际差异、服务态度、广告、环境、地理位置等因素的影响，消费者会对某种商品或服务产生偏爱心理，称为消费偏好。例如老年消费者对养老服务的选择，有人喜好入住养老院，有人偏爱居家养老。

（4）相关商品的价格变动：护理服务产品的需求量与其产品的替代品的价格成正向变动。例如维生素 A 缺乏症的患者，当维生素 A 药品的价格上涨时，消费者会更多地食用富含维生素 A 的食品。护理服务产品的需求量与其产品的互补品的价格成反向变动。例如，注射器和注射液是互补品，注射器的价格上涨，将会影响注射液的需求量，患者可能会选择同种药物的其他剂型。

2. 健康状况因素　健康是人们利用护理服务，产生护理服务需求的原动力。当一个人健康状况良好时，通常不需要护理服务，而当健康状况不良时，会不同程度地需要护理服务，且需求量与健康的不良程度有关。

3. 人口与社会因素

（1）人口数量：人口数量是决定护理服务需求量的最重要因素之一，护理服务需求量会随着人口数量的增长而增加。

（2）年龄构成：年龄构成不同，对护理服务的需求也不同。一般来说，老年人和婴幼儿比青壮年人需要更多的护理服务。人口老龄化的加剧会使社会的护理服务需求量增加。

（3）性别：性别的不同使得男性和女性在护理服务需求方面拥有各自的特点和偏重。一般来说，女性比男性对护理服务的需求更多。例如女性在围生期、围绝经期都需求更多的护理服务。

（4）婚姻状况：夫妻之间往往可以相互提供照护，所以独身、鳏寡、离异者比有配偶者的护理服务需求更大。

4. 时间价值 除经济支出外，消费者的时间也被认为是对护理服务产品的投入。在护理服务的消费中不仅要计算财务成本，而且要把时间成本计算在内，只有这样才能准确解释和计算消费者的需求量。例如患者到医院就医，候诊5分钟和候诊5小时的时间成本对患者的护理服务需求量影响很大，有些患者会因为时间的问题放弃对感冒等"小病"的就医。

5. 卫生服务供给者 卫生服务领域，患者对卫生服务的消费常常是由医护人员根据患者的健康状况和经济状况决定的。因此，医护人员的业务素质、品德修养、工作时间等因素，均会对护理服务需求量产生一定的影响。

6. 健康保障制度与医疗保险 健康保障制度的完善和医疗保险的介入，改变了原有的医疗消费支付方式，进而降低了消费者对护理服务价格的敏感程度，增加其需求行为。

三、护理服务供给

（一）护理服务供给

1. 护理服务供给的概念 护理服务供给是指护理服务提供者在一定时期内，在一定价格或成本消耗水平上，愿意而且能够提供的护理服务的数量。护理服务供给与护理服务需求是相互对应的，需求是供给的前提条件，供给则是需求得以实现的基础。

2. 护理服务供给曲线 护理服务的供给数量取决于多种因素，其供给量可以看成是所有影响供给因素的函数。如果假定其他因素均不发生变化，仅考虑价格变化对护理服务供给量的影响，则护理服务的供给函数见式（10-3）。

$$Qs = f(P) \qquad\qquad（式 10-3）$$

其中 P 表示护理服务的价格，Qs 表示护理服务的供给量。和需求函数一样，供给函数也可以用曲线表示。供给曲线有多种形状，当价格和供给量是线性关系时，供给曲线是直线型。但一般情况下，随着价格的上涨，商家会希望提供更多的商品和服务，这时的供给函数就为非线性函数，而供给曲线也为弧线型，见图 10-3。

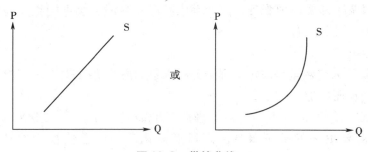

图 10-3 供给曲线

P 表示每单位护理服务商品的价格，Q 表示单位时间内供给的护理服务商品的数量。S 表示护理服务供给的变化。曲线的任何一点都有相对应的价格和产品供给数量。

3. 护理服务供给的分类 护理服务供给按照服务范围分为入院前急救护理供给、医院内护理服务供给和社区内护理服务供给三类。

（二）护理服务供给的特征

护理服务作为一种特殊服务，具有如下特征：

1. 主导性 由于护理服务的需求者和供给者处于信息不对称的地位，护理服务的需求者很难掌握主动权并做出理性的选择。护理服务提供者处于主导地位，成为护理服务需求的代言人。

2. 公益性 我国卫生事业是政府实行福利政策的社会公益事业，部分护理服务产品属于公共产品，具有非排他性（不能把不支付费用而需要消费的人排除在外）和非竞争性（无论增加多少消费者都不能减少其他人的消费）的特点。例如健康教育、疫区防控等。

3. 短缺性 由于部分护理服务产品具有公益性的特点，这些产品一经提供，无论付费与否，消费者都可从中受益。这就导致愿意支付费用的消费者较少，难以形成理想的价格来刺激生产者的供给。这类产品的提供往往短缺。

4. 不确定性 由于疾病的复杂性和服务对象的个体差异，对同一类疾病的患者采用的护理措施也会有所不同。这就决定了护理服务的不确定性和随机性。

5. 即时性 护理服务的生产行为和消费行为是同时发生的，不能储存、运输。消费护理服务的过程就是护理服务提供的过程，消费者不可能提前评估护理服务的质量和效果。

6. 外部性 护理服务供给具有外部效应。当护理服务供给者采取的服务行为对患者及以外的人员产生了有利影响，而自己并未从中获得相应的报酬时，便产生了护理服务供给的外部正效益；而护理服务供给者采取的服务行为对他人产生了不利影响，而又未给予他人相应补偿时，便产生了护理服务的外部负效应。

7. 专业性 护理服务供给数量和质量直接关系着人们的生命健康，对护理服务提供者的资历、经验、技术水平等和护理服务的质量、准确度与安全性等均有较高要求。

8. 垄断性 护理服务的专业性和技术密集性必然导致护理服务的提供具有一定的垄断性。

（三）影响护理服务供给的因素

1. 护理服务需求 护理服务的供给量是由护理服务的需求水平决定的。没有对护理服务的需求就谈不上护理服务供给，如果需求很低，即使能提供很大数量的供给，也无人消费和利用，需求的增加将刺激供给量的增加。护理服务供给的数量和结构应与人们对护理服务的需求数量和结构相匹配，这样才能够达到供需平衡。否则，供大于求或供非所需都会造成护理资源的浪费；而供不应求又往往导致护理需求难以得到满足，影响人们的健康。

2. 护理服务价格 护理服务的供给量与价格成正相关。一般来说，当其他条件相同时，服务的价格上升，供给量会相应上升，反之，价格下降，供给量也相应下降，这也称为供给法则。护理服务的提供应在成本与价格相一致，收入与支出相平衡的基础上进行。

3. 护理服务成本　护理服务成本的高低直接影响服务供给者的盈亏。在护理服务价格不变的情况下，降低成本可以促进利润的增加，利润越大，供给越多。虽然一部分护理服务供给的目的不为营利，而为获得社会效益，但通常也受到成本的影响，当服务价格持续降至成本以下，也会减少服务的提供量甚至停止服务。无论是营利性的还是非营利性的护理服务提供者，都会在保证成本的前提下考虑护理服务的供给量。

4. 护理资源　护理资源包括医疗护理机构、医护人员、护理设备、护理技术等，是护理服务供给的主体和基础。目前我国普遍存在护理资源不足、护理资源不均衡的问题。另外，医护人员是影响护理服务供给量的关键因素，他们拥有是否提供护理服务和提供多少护理服务的决定权。同时，在医护人员及其他要素不变的前提下，物质要素（主要包括仪器设备、卫生耗材等）对护理服务的供给量也存在较大影响，通常护理服务供给量会随着物质要素的增加而增加。

5. 其他因素　卫生服务技术水平、社会经济发展水平、医疗保障制度（护理服务供给的支付方式、护理服务需求的费用分担方式）等都是护理服务供给的影响因素。

四、护理服务市场

（一）护理服务市场的概念

1. 市场的概念　市场是与商品经济联系在一起的概念。狭义的市场是指商品交换的场所。广义的市场是指商品交换关系的总和。

市场的基本要素包括：①商品提供者和消费者；②商品交换的场地；③商品交换的媒介货币；④市场需求和供给；⑤以价格为核心的各种市场信号。

2. 护理服务市场的概念　护理服务市场是指护理服务产品按照商品交换的原则，由护理服务的生产者提供给消费者的交换关系的总和。护士应用专门技术为患者提供服务并收取相应的费用，其服务过程就是护理服务商品的生产和消费过程，进而产生了护理服务与货币的交换活动。有交换必然存在市场。所以，护理服务市场是客观存在的，是卫生服务市场重要的组成部分。

（二）护理服务市场的特征

1. 供需双方地位不平等　由于消费者缺乏医疗保健知识，很难全面判断自己是否需要护理服务以及需要护理服务的数量、种类、质量、价格和时间等，具有较强的求助性、盲目性和被动性。处于主导地位的护理服务提供者实际上成了护理服务消费者的代言人，具有护理服务的决定权并控制整个护理服务过程。所以，护理服务产品的交换双方处于不平等的地位。

2. 护理服务产品的特殊性　在护理服务产品中，相当一部分具有公共产品和准公共产品的性质，具有非排他性与非竞争性的特点，通常由公众共同占有、使用和消费。因此，护理服务机构在追求经济效率提高的同时，更要考虑护理服务利用的可得性、可及性和健康的公平性。即便是营利性的护理服务机构也不能以利益最大化作为终极目标。

3. 市场准入"门槛"较高　由于护理服务关系人的健康与生命，社会对这类服务的要求较高，护理服务市场存在技术、行政和法律等准入门槛。只有经过国家相关部门审定认可的机构、人员、物品才能进入护理服务领域。

4. 护理服务价格形成的特殊性　一般商品市场中，价格是在供求影响下通过市场竞争形成的，而护理服务是无形产品，消费者又存在很大的个体差异，造成同类护理服务供给的异质性和不可比性，致使护理服务的价格不能充分依靠市场竞争形成。特别是需求弹性较小的基础护理和急诊护理服务，其价格形成及其变动一般由政府严格管制。

5. 护理服务需求的价格弹性较小　虽然护理服务需求包括很多层次，但总体上护理服务是维护人们生命健康权利的基本需求，且可替代性差。价格的变动对于护理需求，尤其是涉及基础的、紧迫的护理需求的调节不敏感。

6. 市场垄断性　护理服务领域存在的法律限制、护理服务专业性和技术性的高要求等都是导致护理服务领域存在垄断的原因。垄断的存在，必然影响市场机制在护理服务领域发挥作用，导致护理资源的优化配置难以实现，进而带来护理服务公平性和护理服务质量等方面的问题。

7. 主体多样性　在一般商品市场，只有生产者和消费者两个经济主体，而在护理服务市场中，除拥有护理服务需求者、护理服务供给者两大经济主体之外，还有第三方——医疗保险机构。保险公司的介入，打破了护患双边关系，使护理价格的变动对供需双方的调节不灵敏。

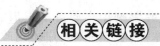

相关链接

市场机制的概述

市场机制是通过市场价格的波动、市场主体对利益的追求、市场供求的变化调节经济运行和资源配置的基础性调节机制。它是商品经济的普遍规律即价值规律的具体表现和作用形式，是市场上供求、竞争、价格等要素之间的有机联系。

市场机制是一个有机的整体，它的价格机制、供求机制、竞争机制和风险机制等共同作用，解决了经济运行中生产什么、如何生产、为谁生产的问题，并对资源的配置效率和生产者的生产效率产生影响。

（三）影响护理服务市场的因素

1. 政府对护理服务市场的影响　政府对医疗事业制定的发展规划、建立的医疗体制、确定的医疗发展目标、构建的医疗服务组织形式等，都对护理服务体系的形成、性质、发展方向起决定性作用。政府为医疗服务制定的法律、法规和各种规章制度及政府的政策和管理方式都直接影响着护理服务市场的发展。例如卫生部《中国护理事业发展规划纲要（2011—2015年）》明确指出，在"十二五"期间要"探索建立长期护理服务体系"，并提出了较为详细的目标和要求。这无疑对长期护理服务市场的发展起了积极的推动作用。

背景资料

《中国护理事业发展规划纲要（2011—2015年）》摘录

"十二五"期间"探索建立长期护理服务体系"的主要目标和任务：

主要目标：坚持以改善护理服务，提高护理质量，丰富护理内涵，拓展服务领域为重点，以加强护士队伍建设和改革护理服务模式为突破口，以推进医院实施优质护理服务和推进老年病、慢性病、临终关怀等长期医疗护理服务为抓手，不断提升护理服务能力和专业水平，推动护理事业全面、协调、可持续发展。

主要任务："十二五"期间将逐步建立和完善"以机构为支撑、居家为基础、社区为依托"的长期护理服务体系，提高为长期卧床患者、晚期姑息治疗患者、老年慢性病患者等人群提供长期护理、康复、健康教育、临终关怀等服务的能力。研究制定老年病科、姑息治疗和临终关怀的护理规范及指南。具体为：①增强医疗机构长期护理服务能力；②提供居家的长期护理服务；③提高社会养老机构的护理服务水平。

资料来源：中华人民共和国卫生部官网

http：//www. moh. gov. cn/mohyzs/s3593/201201/53897. shtml

2. 经济发展对护理服务市场的影响　经济状况及发展水平会影响护理服务的发展。总体来说，经济发展良好的国家，其医疗护理服务发展较快，水平也较高。医疗体制改革的推进、护理服务市场的搞活都需要强大的经济实力做后盾。另外，整体生活水平的提高也会对需求者的医疗消费心理、护理服务需求量和就医行为产生影响，进而促进护理服务提供者加强护理服务管理、改善护理服务质量，使护理服务供需达到高水平上的平衡。

3. 社会环境对护理服务市场的影响　社会环境的变化，例如健康水平、人口年龄结构、疾病谱、饮食结构、生活习惯的改变等，将影响人们对护理服务需求的数量和质量，从而对护理服务市场产生影响。

4. 相关市场对护理服务市场的影响　医疗服务市场，护理筹资市场，以人才为代表，兼有设备、耗材、信息等资源的要素市场都对护理服务市场有不同程度的影响。

第三节　护理成本与效益管理

护理成本管理是护理服务机构在生产经营过程中运用成本核算、成本分析、成本决策和成本控制等方法进行护理经济管理活动的总称。成本管理能够及时、准确地向组织确认、度量、收集、分析和报告与成本相关的信息，为护理管理者成功地制定、实施和调整管理战略提供重要依据，它在帮助医院或独立的护理服务机构发展和维持竞争地位方面作用重大。

一、护理成本概述

（一）护理成本的概念

1. 成本　成本是指为了达到特定目的而发生或未发生的价值牺牲，它可用货币单位加以衡量。从消费者的角度，成本是指为了获得某种商品或某项服务所支付或放弃的价格金额。从供给者的角度，成本是生产某种商品或提供某项服务时所要消耗资源（人力、物力、财力等）的货币表现，包括已消耗的或预定要消耗的。为保证再生产，成本的价值需要从销售收入中得到补偿。

2. 护理成本　护理成本是指提供护理服务过程中所消耗的护理资源，即为人们提供护理服务过程中物化劳动和活劳动的消耗货币价值。物化劳动是指物质资料的消耗。活劳动是指脑力和体力劳动的消耗。护理成本是护理服务商品价值的重要组成部分。

3. 标准护理成本　标准护理成本是指在现有社会平均劳动生产率和生产规模基础上执行医疗护理服务应当实现的成本。它常作为评价实际成本、衡量工作效率和控制成本开支的依据和标准。

（二）护理成本的分类

依据不同的划分标准，护理成本可以有很多种分类方法，不同的分类方法产生了不同的成本概念。下面就介绍几种常用的分类法：

1. 按照成本的可追踪性分类　根据成本可追踪性分类是最基本的成本分类法。根据成本的可追踪性不同，护理成本可以分为直接成本和间接成本。

（1）直接成本：护理直接成本是指在护理服务过程中耗费的可依据凭证直接计入护理费用的成本，如护士工资、护理耗材等。

（2）间接成本：护理间接成本是指在护理服务过程中无法直接计入到某项护理服务中的核算对象，必须经过合理分摊进行分配的成本。例如行政、后勤管理人员的工资等。

2. 按照成本行为分类　按照成本变化与产出变化之间的关系进行分类，护理成本可以分为固定成本、变动成本、半固定成本和半变动成本，见图10-4。

（1）固定成本：固定成本是指在一定时期和一定护理服务量范围内，不随服务量的增减变化而变化的成本。例如设备的折旧费、管理者的固定工资等。

（2）变动成本：变动成本是指按照护理服务量的变化，以固定比例发生同向变化的成本。例如护理耗材（注射器、棉签）费等。

（3）半固定成本：半固定成本又称为阶梯式成本或步骤式成本。指在一定的服务量变化范围内，成本保持固定不变，当服务量突破这一范围，成本就会跳跃上升，并在新的服务量变动范围内固定不变，直到出现另一个新的跳跃为止。例如人力成本等。

（4）半变动成本：半变动成本是一种同时包含固定成本和变动成本因素的混合成本。半变动成本通常有一个基数，基数以内成本不随服务量变化，相当于固定成本。但基数以上的部分，则随服务量的增加呈相应比例的增加，相当于变动成本，如医院的电费等。

3. 按成本的可控性分类　收集成本信息的最主要目的是为了帮助管理者进行成本控制。按照成本的可控性分类，护理成本可分为可控成本和不可控成本。

（1）可控成本：可控成本是指在某一时期内，在某个部门或个人职责范围内能够直接确

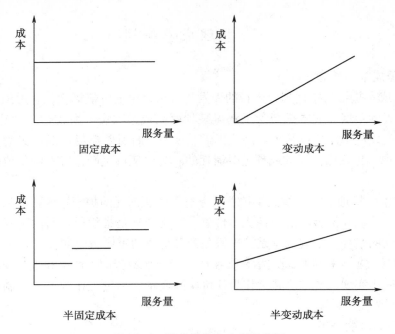

图10-4　按成本行为分类示意图

定和控制的成本，如医院某科室护理耗材费等。

（2）不可控成本：不可控成本是指在某一时期内无法被某个部门或个人控制的成本，如固定资产折旧费、设备维修费等。

4. 其他分类法涉及的重要概念

（1）机会成本：机会成本是指为得到某种收益而要放弃另一些收益的最大价值。

（2）边际成本：边际成本是指每增加一单位的产量所要增加的成本量，即总成本对应于总产量的变化率。

（3）沉没成本：沉没成本是指由于过去的决策已经发生了的，而不能由现在或将来的任何决策改变的成本，即已经付出且不可收回的成本，如时间、精力、金钱等。

二、护理成本核算

成本核算是成本管理的基础和关键，护理成本核算是提高医疗护理机构经济管理水平的重要手段，通过护理成本核算，可以明确护理资源的实际消耗，充分展现蕴含在护理服务中被消耗的物化劳动和活劳动的货币价值，为制定合理的护理服务收费标准，使消耗的护理服务获得合理补偿提供重要依据；同时，也为评价护理服务效益，帮助护士选择低成本、高质量的最佳护理方案，用最少的资源消耗向社会提供最好的护理服务提供可能。

（一）护理成本核算的概念

护理成本核算是指对护理服务机构经营过程中实际发生的成本进行准确记录、合理归集和分配，并按规定方法计算成本的过程，目的是获得成本管理对象真实的成本信息。

（二）护理成本核算的原则

1. 实际成本计价原则　实际成本计价原则也称为历史成本原则，指护理服务成本应是实际发生的护理资源消耗，成本核算应是按照实际发生额计算的成本，不得用估计成本或计划成本代替。

2. 分期核算原则 分期核算原则是指护理成本核算应与整个会计分期保持一致，分别核算各期成本，一般以月、季、年为会计分期进行成本核算。

3. 权责发生制原则 权责发生制原则是指凡是应由本期成本负担的支出，不论是否在本期支付，均应计入本期成本。凡是不应由本期成本负担的支出，即使是在本期支出，也不应计入本期成本。本期已支付的应由本期和以后各期负担的费用，应当按一定比例分配计入本期和以后各期。

4. 一致性原则 一致性原则是指护理成本核算时各种成本费用的计价方法、固定资产折旧方法、成本计算项目、成本核算程序、间接费用的分摊方法等，一经确定，各个会计期间要保持一致，不得随意更改。

5. 重要性原则 重要性原则是指在护理成本核算中应注意区分主次，对于有重大影响的内容和项目，应重点处理；对无重大影响的成本，可简化处理，以提高效率。

6. 科学性和合法性原则 科学性和合法性原则是指计入护理成本的支出必须数据完整、真实可靠，并符合国家的法律、制度。例如成本范围和标准的规定：在核算护理成本时，退休和离职人员的工资、患者医疗欠款及减免部分，还有医疗事故赔偿等，不应列入成本。

（三）护理成本核算的内容

按照我国财政部和卫生部在 2010 年颁布的《医院会计制度》的规定，医疗服务成本主要分为 14 类，而对护理成本没有单独提出明确的划分。目前，被我国专家学者较为认可的护理成本核算内容主要包括以下 6 个方面：

1. 护理人力成本 也称劳务费，主要指护士直接或间接为患者提供护理服务所获得的报酬。包括：工资、奖金、各种津贴和福利费等。它是护理服务成本的重要组成部分。

2. 材料成本 主要指护理服务过程中消耗的各种医用、非医用的材料和低值易耗品的费用。材料成本用材料的购入价格计算。低值易耗品是指那些货币价值较低、使用周期较短（往往一次性）的物品。它们的成本用支出的费用计算。

3. 设备费用 主要指固定资产折旧、设备维修费、租赁费等。固定资产折旧包括房屋和护理设备两大类，其成本的核算关键是确定合理的折旧率。

4. 作业费用 主要指公务费、业务费等。包括：消毒供应费、动力费、水费、电费、洗涤费等。

5. 行政管理费用 各级行政管理部门分摊给护理服务部门的费用。常按护理诊疗成本的 3% ~5% 计算。

6. 教学研究费用 护士开展教学研究、培训等过程中的费用。常按护理诊疗成本的 5% 计算。

（四）护理成本核算的方法

1. 护理成本核算的基本程序

（1）建立护理成本核算的组织机构：建立统一的领导机构，健全核算系统和相关制度。

（2）健全成本核算的基础工作：清查物资，建立台账，制定规范，做好原始记录。

（3）确定成本核算的对象：确定成本核算的期限及在期限内直接护理成本和间接护理成本费用的归属对象和范围。常用的成本核算单元有医院、行政后勤科室、临床科室、诊次、床日、服务项目和病种等。

（4）成本费用的归集和分配：按照成本的项目明细对成本费用进行归集汇总。属于直接费用的，按成本核算对象对各个项目进行直接归集；属于间接费用的，先按费用要素进行分类，再按一定的分配系数将费用分别归集入各成本项目中。费用的分配是指在成本归集过程中，对间接费用按照受益原则，采用恰当的标准分配给各类成本计算对象的过程。

2. 护理成本核算的常用方法

（1）项目成本法：项目成本法是以护理项目为研究对象，归集和分配费用来核算成本的方法。例如对口腔护理、静脉输液、导尿等护理操作项目的成本核算。这是目前我国采用最多的护理成本核算方法。通过这种方法可以为制定和调整护理收费标准提供可靠依据，也可以为国家调整对医院或护理服务机构的补贴提供可靠依据。但是项目成本法不能反映每一种疾病的护理成本，不能反映不同严重程度的疾病的护理成本差别。

（2）床日成本法：床日成本法是将护理费用的核算包含在平均的床日成本中，护理成本与住院时间直接相关。床日成本核算法并未考虑护理等级与患者的特殊需要，通常包括非护理性工作。

（3）患者分类法：患者分类法是以患者分类系统为基础测算护理需求或工作量的成本核算方法。根据患者病情的严重程度判断护理需要，计算护理时数，确定护理成本和收费标准。我国医院采用的分级护理就是患者分类法的一种。也有研究者根据患者的需要和护理过程将护理成本内容分为细化的若干因素项，然后进行核算。

（4）病种分类法：病种分类法是以病种为成本计算对象，归集和分配费用，计算出每一病种所需要的护理服务的成本的方法。病种成本能反映出每个病种治疗时间的长短与消耗的多少，对医院的管理水平、医疗服务水平和经济效益的高低都有真实的反映。但由于病种多、病情多变，这种方法计算复杂，所以要求我们用临床路径等方式规范医疗护理行为，按合理的标准划分病种组。

（5）计算机辅助法：结合患者分类系统及疾病诊断相关分类，应用计算机技术建立相应的护理需求标准，来决定某组患者的护理成本。

3. 护理成本核算的常用公式

（1）护理人力成本（A）：

$$护理人力成本 = 平均每小时工作成本 × 项目操作耗用工时$$
$$= （月平均薪资 ÷ 月平均工时）× 项目操作耗用工时$$

月平均薪资 = 全年薪资 ÷ 12 个月【注：全年薪资包括工资、奖金、各种津贴等】

$$月平均工时 = 全年上班时数 ÷ 12 个月$$

$$全年上班时数 = 8 小时 × （365 天 - 双休日天数 - 节假日天数）$$

（2）护理材料成本（B）：

$$护理材料成本 = 所用护理材料含税单价 × 用量$$

（3）护理设备费用（C）：

$$护理设备折旧费 = （月设备折旧金额 ÷ 月使用时间）× 每次使用小时数$$
$$月设备折旧金额 = 设备取得成本 ÷ （使用年限 × 12 个月）$$

（4）护理作业费用（D）：

护理作业费用 = 直接成本 ÷ （1 - 作业费用比率）× 作业费用比率【注：作业费用比率按

该成本中心（该科室）业务费（消毒费、营具费、动力费、空调费、设备维护费、水费、电费、被服洗涤费等等）占总成本比率计算。】

（5）行政管理费用（E）：

$$行政管理费用 = (A + B + C + D) \times (3\% \sim 5\%)$$

（6）教学研究费用（F）：

$$教学研究费用 = (A + B + C + D) \times 5\%$$

（7）总成本：

$$总成本 = A + B + C + D + E + F$$

以上是护理成本核算的常用公式。目前，由于我国尚未建立健全的护理成本核算制度，许多数据需要估算。另外，根据成本核算的对象、范围、目的的不同，核算方法的选择与应用还需要管理者进一步的实践、研究、完善和发展。

三、护理成本分析

成本分析是利用成本核算及其他有关资料，分析成本水平与构成的变动情况，研究影响成本升降的各种因素，寻找降低成本的途径的一种成本管理活动。护理成本分析是护理成本管理的重要组成部分，其作用是正确评价护理服务机构（或部门）成本计划的执行结果，及时发现成本超支的原因，揭示成本变动的规律，为编制成本计划和制定经营决策提供重要依据。

（一）护理成本分析的任务

1. 对护理成本计划的执行结果进行正确核算，计算出产生的差异。

2. 详细查明影响护理成本高低的各种因素，找出产生差异的原因。

3. 通过深入分析，对成本计划的执行情况进行客观评价。

4. 结合护理服务机构（或部门）经营条件的变化，提出切实可行的、能进一步降低成本的措施和方案。

（二）护理成本分析的常用方法

1. 比较分析法　比较分析法是通过对相互关联的成本指标在不同时期（或不同情况）数据的对比，揭示差异的一种方法。常包括实际指标与计划指标对比；本期实际指标与上期（或上年同期、历史最好水平）实际指标的对比；本机构（或部门）实际指标与同类机构（或部门）或同行业先进水平实际指标的对比。成本指标的对比，必须注意指标的可比性。

2. 趋势分析法　趋势分析法是根据机构（或部门）连续多期的成本报表，比较各指标前后各期的增减方向和幅度，分析成本的变化和发展趋势。趋势分析法可用统计图的形式，以绝对数或百分比进行比较，也可以通过编制比较报表进行。

3. 比率分析法　比率分析法是通过计算相关指标之间的比率来分析、评价护理成本和护理管理中存在问题的方法。主要包括相关比率法、结构比率法和动态比率法三种。

4. 标准成本分析法　标准成本分析法是以预定的护理服务标准成本为基础，将实际成本与其相比较，揭示各种成本差异，找出原因，为护理成本控制和成本考核提供资料。

5. 本量利分析法　本量利分析法又称盈亏平衡分析法，是要在既定的成本水平和结构条件下，通过对服务量、服务价格、固定成本、变动成本等因素与利润之间关系的分析，找出护理工作量、护理成本和收益三者结合的最佳点，使护理服务机构（或部门）以较少的成本获得较好的收益。本量利分析法的关键是找到盈亏临界点。

护理服务机构（或部门）通过成本分析，可以提供相关成本资料，作为制定护理收费标准及评估收费合理性的依据；可以作为护理资源分配及投资分析等经营决策的依据；可以作为护理管理者评估营运绩效及控制成本的依据。总之，成本分析是一项十分重要的工作。

四、护理成本控制

同一般的产品生产相似，护理资源的组织、利用并最终形成对患者的服务也是一个计划、实施、评价、反馈的生产控制过程。成本控制是生产控制的重要组成部分，也是成本核算和成本分析的主要目的之一。成本控制绝不仅仅是单纯地减少支出、压缩成本，而是以成本效益观念作为支配思想，建立科学、合理的成本分析与控制系统，从"投入"与"产出"的对比分析来看待"投入"（成本）的必要性和合理性，从而使护理管理者更清晰地掌握护理服务机构（或部门）的成本构架、盈利情况和决策方向，使护理服务机构（或部门）在一定的投入水平上真正实现产出最大化、效益最大化。

（一）护理成本控制的基本程序

1. 制定成本控制标准　成本控制标准是用来评价和判断工作完成效果与效率的尺度，以此作为检查、衡量和评价实际成本水平的成本目标。成本控制标准的制定，是运用一定的经济方法（例如编制预算），预测未来成本水平及其变化趋势，在预测、分析多个成本方案的基础上，选择最佳的成本方案，形成一定会计期间的成本计划。

2. 执行成本控制标准　在实施成本控制的过程中，要根据成本计划确定的目标成本来审核费用开支和资源消耗，监督成本的形成和发生。同时，要加强对有关经济管理规章制度的贯彻落实，加强成本控制。

3. 及时修正成本差异　随时将发生的实际成本与目标成本进行比较，及时发现成本差异，通过对成本差异的程度、发生原因等因素进行分析，进一步提出修订成本标准的建议并积极采取相应措施对差异予以纠正，以保证目标成本的实现。

4. 评价成本控制绩效　在一定成本计划期间，根据成本计划预订的目标成本，以及执行过程中成本差异的修正情况，对成本控制的绩效进行综合考核，评价执行的效果，总结经验教训，为下一轮的成本控制提供可靠的信息资料。

（二）护理成本控制的常用方法

成本控制方法是指完成成本控制任务和达到成本控制目的的手段。成本控制的方法多种多样，主要包括：成本预测、本量利分析、成本计算、标准成本控制法、责任成本制度法、目标成本控制法、作业成本控制法，以及一些先进的管理思想及方式。阶段和问题不同，所采用的方法也不一样。即使同一个阶段，对于不同的控制对象，或出于不同的管理要求，其控制方法也不尽相同。标准成本控制法和目标成本控制法是目前比较受关注的两种成本控制方法。

1. 标准成本控制法　标准成本控制法是指以预先制定的标准成本为基础，用实际成本与标准成本进行比较，核算和分析成本差异的一种产品成本计算方法，也是加强成本控制、评价经济业绩的一种成本控制制度。它的核心是按标准成本记录和反映产品成本的形成过程和结果，并借此实现对成本的控制。标准成本的制定是标准成本控制法的前提和关键。由于标准成本的制定耗时、耗力、成本较高，这种方法暂时还难以广泛应用。

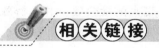

相关链接

制定护理标准成本的常用方法

护理服务项目专项调查法和专家咨询法是目前较常采用的护理标准成本的制定方法。

护理服务项目专项调查法是通过分别选取不同职称、不同职务、不同层次的护士若干名，严格按照国家规定的标准操作流程完成每项护理操作3～5遍，计算各项护理操作的平均时间。通过这种方法获得的资料较为准确，但耗时、耗力、成本较高。

专家咨询法是通过咨询经验比较丰富的专家获得标准，它要求聘请的专家要详细了解医院的基本情况和业务情况。其操作方便，省时省力，被普遍采用。但由于受人的主观因素影响较大，这种方法也存在一定的主观性和局限性。

2. 目标成本控制法　目标成本控制法是当今最流行的成本控制方法之一。它是指根据分析，预测在一定时期内可望实现的预期成本，是制定的成本计划中的成本目标，可作为实际成本支出的控制标准。目标成本控制法的实施过程包括：目标成本的确定、目标成本的分解、目标成本的控制等几个环节。

（1）目标成本的确定：目标成本确定的方法很多，可以通过预计收入减去目标利润的方法计算得出；也可以根据将会计资料整理核算出来的历史成本作为目标成本；还可以是其他护理服务机构（或部门）的一些较先进、通过努力可以达到的成本标准，或者根据护理服务单位的综合情况确定的计划成本、预算成本、定额成本等。

（2）目标成本的分解：目标成本经过可行性分析后要进行逐级分解，层层落实到每个部门，甚至每个人。目标成本的分解，一定要利于明确经济责任和加强成本控制，使各部门和个人都了解计划期内费用消耗的控制任务，使目标成本成为每个部门和个人的责任成本。同时，对于不在职责范围内的成本，要区分出来，以免职责不清。

（3）目标成本的控制：目标成本管理体系的核心在于控制，它包括事前控制、事中控制和事后控制。在对目标成本确定和分解的过程中，通过全面控制，确保对超标准、超定额、不合理或不合法的费用加强监管。对于不同性质的成本费用，要采用不同的控制方法。

（4）目标成本的考核与评价：根据资料分析和目标成本执行的效果，对各层次的目标责任人，按照目标责任制的标准和要求进行自我评价和逐级考核，总结经验教训，为进一步加强和改善目标成本的管理提供保障。

相比于标准成本控制法，目标成本控制法拥有一定的灵活性，更便于被护理服务机构（或部门）所采用。

五、护理效益分析

护理效益是用货币表示的护理服务的有用效果。包括护理服务带来的社会效益和经济效益，也可分为直接效益、间接效益和无形效益。例如护理服务方案实施后对患者及家属身心痛苦的减轻和改善及由此减少的各种损失、节省的各种资源等。

（一）护理服务的社会效益

护理服务的社会效益是指护士的护理服务行为对社会发展所起的积极作用或产生的有益效果。例如最大限度地提高社会整体人群的健康水平和生命质量。护理服务救死扶伤、促进健康的人道主义本质决定其工作目标和行为归属首先是社会效益。护理服务效益的外在影响性决定了社会效益的重要性。患者的病情和接受护理服务的过程、结果等都会涉及家属及其他人员，甚至其他机构的人力、财力等因素的改变，这都会对社会造成直接或间接的影响。

（二）护理服务的经济效益

护理服务的经济效益是指在一定时期内护理服务过程中劳动消耗与服务成果的比值，即在护理服务过程中投入与有效产出的比例关系。它强调对护理活动中实际获得的成果和利益进行比较。经济效益是医疗护理机构得以在激烈的市场竞争中生存和发展的基础。为更好地追求经济效益，医疗护理机构常常运用现代化的管理理念和科学的管理方法，建立优质、高效、低耗、富有生机和活力的运行新机制，充分调动全体护士的积极性和创造性，合理配置和利用有限的护理资源，在全面提高护理水平、保证护理质量的基础上获取最大的经济效益。

（三）护理服务的社会效益和经济效益的关系

社会效益是经济效益的前提，经济效益是社会效益的基础，两者辩证统一，相互促进，相辅相成。医疗卫生事业的公益性和外在性决定了医疗护理机构不同于一般的企业，承担着区域医疗卫生服务的职责，属于国家改善基本医疗护理服务的主要载体。医疗护理机构应将社会效益放在首位，以追求社会效益最大化作为行为目标。同时，也不能忽视正当的经济效益，经济效益在一定程度上影响着社会效益的持续稳定。医疗护理机构的经济效益体现了该机构对有限护理资源的配置能力和服务水平。

（陈 静）

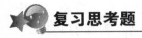 **复习思考题**

1. 护理经济管理的研究内容有哪些？
2. 护理经济管理方法的主要手段有哪些？
3. 护理服务供给的主要影响因素有哪些？请举例说明。
4. 护理服务市场有哪些特征？
5. 护理成本核算的原则有哪些？
6. 试比较成本效果、成本效益和成本效用的区别和联系。

第十一章

护理质量管理概述

学习目标 ▌▌

识记：

质量、护理质量、护理质量管理与控制的概念，护理质量管理的基本任务与基本原则，控制的过程和基本原则，有效控制系统的特征。

理解：

质量管理发展三个阶段的特点，不同控制类型的特点，控制的功能，医院评审与护理质量管理的关系。

运用：

控制与护理管理，医院评审与护理质量管理。

预习案例

肾脏内科由于增加床位，半年前招收了4名新护士。今天是一名刚独立的护士值夜班，晚6点，护士长走进病房进行查房。走廊里一名患者家属在焦急地寻找护士更换液体，病房里一名昨天入院的慢性肾炎患者，晚餐正在吃咸菜。在为2名患者进行处置和健康教育后，护士长返回护士站，又对值班护士进行了工作指导。

结合查房中发现的问题，为保证护理质量，给患者提供优质、安全、满意的护理服务，护士长对工作进行了调整，包括：细化病区护士行为规范并组织学习；做好护士基础护理和专科护理的培训；注意检查指导新护士的工作，实施高年资护士对低年资护士的技术指导；根据患者危重程度及数量等进行弹性排班；坚持重点时段查房，狠抓关键环节管理；进行出院患者护理工作满意度的调查，根据调查结果，改进工作等。通过几个月的实践，病区未发生不良事件，患者对护理工作满意度不断提升，在医院的护理工作检查中，各项工作质量指标评价始终排在前列。

案例思考

1. 加强护理质量控制的意义是什么？

2. 为保证护理质量，应如何进行控制？

护理质量是医院质量的重要组成部分，护理质量管理是护理管理的核心。提高护理管理水平和护理技术水平，最终目的是为了提高护理质量。强化护理质量管理是为患者提供安全、优质服务的有力保证，是提高医院核心竞争力的重要举措。

第一节　质量管理与护理质量管理

一、质量与质量管理

（一）质量与质量管理的概念

1. 质量　质量是指产品或服务的优劣程度。国际标准化组织（ISO）将质量定义为"一组固有特性满足要求的程度"。质量包括三个层次的含义：规定质量、要求质量和魅力质量。规定质量是指产品或服务的特性达到预定标准的程度；要求质量是指产品或服务的特性满足顾客要求的程度；魅力质量是指产品或服务的特性超出了顾客期望的程度。

2. 质量管理　质量管理是组织为使产品或服务质量能满足质量要求，达到顾客满意而开展的策划、组织、实施、控制、检查、审核及改进等有关活动的总和。质量管理过程通常包括确定质量方针、质量策划、质量控制、质量保证和质量改进。

（1）确定质量方针：质量方针是由组织最高管理者正式发布的该组织总的质量宗旨和方向。质量方针应与组织的总方针相一致，是组织在较长时间内质量活动的行动纲领，为组织制定质量目标提供框架和指南。质量方针具有相对稳定性，组织可以根据内外环境的变化及时进行修订。

（2）质量策划：质量策划是确定质量目标和要求，采用质量体系要素规定运行过程和利用相关资源的活动过程。策划的结果以质量计划文件的形式表达出来。质量策划类型包括：①服务策划，即对产品的服务质量特性进行识别、分类和比较，并建立其目标、质量要求和约束条件；②管理和作业策划，即对实施质量管理体系进行准备，包括组织和安排；③编制并完善质量计划。

（3）质量控制：质量控制是对影响服务质量的各环节、各因素制定相应的监控计划和程序，对发现的问题和不合格情况进行及时处理，并采取有效的纠正措施的过程。质量控制强调满足质量要求，其目的是控制产品和服务的产生、形成或实现过程的各个环节，使它们达到规定的要求，把缺陷控制在其形成的早期并加以消除。

（4）质量保证：质量保证是指为使人们确信某一产品、服务过程或服务质量所必需的全部有计划、有组织的活动。质量保证是一种特殊的管理形式，其实质是组织结构通过提供足够的服务信任度，阐明其为满足服务对象的期望而做出的某种承诺。

（5）质量改进：质量改进是指为了向本组织及其顾客提供增值效益，在组织范围内采取各种措施不断提高质量的活动。质量改进的目的和动力是使组织和顾客双方都能得到更多的利益，使质量达到更高水平。

（二）质量管理的重要性

质量问题是一个关系到国家经济发展、组织生死存亡的战略性问题。面对竞争越来越激烈的市场环境，产品和服务的质量问题不仅直接影响着组织的生存和发展，而且代表了一个国家的形象、体现了一个民族的精神。优秀的质量管理能促进组织更快地发展，更好地为用户服务，使产品更具有竞争力，不断提高组织的社会效益及经济效益。

（三）质量管理的发展史

按照在发达国家的实践历程划分，质量管理一般分为质量检验、统计质量控制和全面质量管理三个阶段。

1. 质量检验阶段　从 20 世纪初到 20 世纪 30 年代末是质量管理的初级阶段。这一阶段的特点是以事后检验为主。在此之前工厂的产品都是通过工人的自检来进行。20 世纪初，美国管理学家泰勒提出了科学管理理论，要求按照职能的不同进行合理分工，首次将质量检验作为一种管理职能从生产中分离出来，设立了专职的质量检验岗位，即产品由专职的检验人员进行质量检查。质量检验的专业化对保证产品质量起到了积极的作用，但由于是事后把关，因而这种方法只能防止不合格产品出厂，却不能防止不合格产品的产生。

2. 统计质量控制阶段　这一阶段从 20 世纪 40 年代持续到 50 年代末。其主要特点是，从单纯依靠质量检验事后把关，发展到过程控制，突出了质量的预防性控制与事后检验相结合的管理方式。在控制方法上，引入了统计数学。在管理方式上，质检工作由专职检验人员转移给专业的质量控制工程师和技术人员完成。这一阶段质量管理理念和方法的逐步完善，为严格的科学管理和全面质量管理奠定了基础。

3. 全面质量管理阶段　这一阶段从 20 世纪 60 年代延续至今。20 世纪 50 年代末，科学技术得以突飞猛进地发展，新技术、新发明大规模涌现，人造卫星、第三代集成电路的电子计算机等相继问世，相应出现了强调全局观念的系统科学。人们对产品质量的要求也进一步提高，促成了全面质量管理的诞生。全面质量管理是组织的全体员工和有关部门共同参加，综合运用现代科学技术和管理技术成果，控制影响产品质量的全过程和各个因素，高效地研制、生产并提供顾客满意的产品的系统性管理活动。提出全面质量管理的代表人物是美国的阿曼德·费根堡姆（Armand Vallin Feigenbaum）与约瑟夫·朱兰（Joseph M. Juran）等人。20 世纪 60 年代以后，全面质量管理的理念、理论和方法逐步被世界各国所接受。

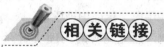 **相关链接**

全面质量管理的内涵

全面质量管理的目的是向用户提供最满意的产品和最优质的服务，其内容和特点可以概括为"三全"和"四个一切"。"三全"是指全面质量、全部过程和全员参与的管理；"四个一切"是指一切为用户着想、一切以预防为主、一切用数据说话和一切工作遵循 PDCA 循环。

二、护理质量管理

（一）护理质量管理的概念

护理质量是指为患者提供护理技术服务和生活服务的效果和程度，即护理品质的优劣和效率的高低。护理质量不仅取决于护士的业务素质、技术水平和职业道德水平，而且与护理管理方法的优劣和管理水平的高低密不可分。科学有效的质量管理是提高护理质量的主要措施和必要手段。

护理质量管理是指按照质量形成的过程和规律，对构成护理质量的各要素进行计划、组织、协调和控制，以保证护理工作达到规定的标准和满足服务对象需要的活动，是护理管理的重要内容。

（二）护理质量管理的意义

1. 护理质量管理是提高医院社会效益和经济效益的重要保证　随着医疗市场竞争的日益加剧，医疗护理质量受到人们的普遍关注，社会对医疗护理服务质量提出了更高的要求。只有坚持一切以病人为中心，把社会效益放在第一位，用一流的技术、高质量的服务和尽可能低的成本费用提供符合质量标准的护理服务，并获得患者的满意，才能在获得社会效益的同时取得经济效益。

2. 护理质量管理是加强护理队伍建设的重要措施　护理质量管理强调通过培养和造就优秀的护理人才队伍，提供高质量的护理服务。护理管理者应重视质量教育，树立质量意识和质量创新观念，不断增强提高质量的责任感、紧迫感和危机感，使全体护士参加到质量管理过程中，人人重视质量，不断提高护理队伍的整体水平。

3. 护理质量管理有利于促进护理学科的发展　护理质量管理是护理学科的重要内涵，护理质量管理水平的高低直接决定了护理学科的发展状况。护理管理者通过开展各项质量管理活动，实现质量管理科学化、规范化，使护理质量管理符合要求并获得持续改进，从而促进护理学科不断发展。

（三）护理质量管理的基本任务

1. 建立质量管理体系　护理质量管理体系是医院质量管理体系的重要组成部分。建立质量管理体系是进行质量活动、贯彻质量方针、实现质量目标的重要基础。完善护理质量管理体系，明确规定各个部门、各个阶层、各个岗位和每名护士的任务、职责和权限，形成一个目标明确、职权清晰的管理体系，保证护理服务质量不断提高。

2. 开展护理质量教育　质量教育是质量管理重要的基础性工作之一。护理质量教育的任务表现在两个方面：第一，增强护士的质量意识，使护士树立质量第一的观念，意识到自己在提高质量中的任务和责任，明确提高质量对整个社会、医院和患者的重要意义；第二，学习并掌握质量管理的方法和技术，使护士在临床活动中自觉采取适当的方式、方法和手段，保证护理质量。

3. 制定护理质量标准　质量标准是质量管理活动的依据和准则，建立完善的护理质量标准是护理管理者的重要任务。护理管理者应借鉴国际先进、科学的护理质量标准，遵守国家和地方卫生管理部门颁布的有关标准，结合本医院的工作实际，制定完善的、具体的、具有可操作性的质量标准，明确护士在护理活动中应遵循的技术准则与程序方法，规范护士的职责和行为，使各项工作有章可循，有"法"可依。

4. 实施全面质量管理　护理管理部门应充分利用质量管理体系，依据质量管理标准，动员所有护士积极参与，利用先进的管理技术与管理方法，对影响护理质量的各要素、全过程进行全面监控，保证护理工作按照标准的流程和规范进行，及时发现可能存在的隐患，并采取纠正措施。

5. 护理质量持续改进　护理质量管理工作的重点不仅要防止差错、事故的发生，还应该在原有质量基础上不断进行质量改进。护理质量持续改进的内容包括进一步完善护理质量标准，进一步改进质量管理方式、方法和手段，进一步提高护理质量水平，进一步满足患者的护理服务需求。

（四）护理质量管理的基本原则

1. 以病人为中心原则　"以病人为中心"的整体护理模式，使得护理工作从理念到工作模式都发生了根本性的变化。护理管理者应以使患者满意为目标，确保患者的需要和期望得到满足。患者是护理的中心，护士要具备良好的护理职业道德、熟练的技能、全面的专业知识，确保给患者提供安全、舒适、满意的护理服务。

2. 预防为主原则　预防为主就是对质量进行前馈控制，把质量控制在质量形成以前。抓好护理工作的基本环节，注意寻找薄弱环节，善于发现问题，并及时采取切实可行的措施解决问题，防患于未然。在护理质量管理中树立"第一次就把事情做对"的观念，对形成护理质量的要素、过程和结果的风险进行识别，建立应急预案，降低护理质量缺陷发生的可能性。

3. 实事求是原则　质量管理要从护理实际工作出发，遵循护理工作规律，循序渐进，不可急于求成。既要树立高质量的管理理念，又不可脱离实际、盲目追求高标准。只有以严谨求实的态度抓好质量管理，才能不断提高护理质量和工作效率。

4. 数据化管理原则　数据化管理是科学管理的重要手段。护理管理者应以科学的态度和方法制定出各种定性和定量标准，对影响护理质量的要素、过程及结果进行严格测量和监控。只有充分利用数据、依靠数据，才能对护理质量进行正确的统计分析、判断和预测，从而做出科学决定。

5. 标准化原则　护理质量标准是衡量质量高低的准则，是质量管理的依据。没有标准，质量就失去了衡量的尺度，也就无从进行质量管理。因此，护理管理者应对每项护理工作环节的质量要求及其检查评定方法制定标准化体系，并按标准进行管理，才能使护理管理工作符合医学科学发展的规律，保证护理质量不断提高。

6. 持续改进原则　持续改进即持续性质量提高，是在全面质量管理基础上发展的更注重过程管理、环节质量控制的活动。管理者应不断强化各层次护士，特别是管理层人员追求卓越质量的意识，以获得更好的效果和更高的效率为目标，强调持续、全程的质量管理，不断寻求改进的机会，使质量持续提升。

第二节　控制与护理质量控制

管理的目的是有效地实现组织目标，而实现组织目标的过程离不开控制。科学的控制可以增加成功的机会，提高工作效率和工作质量。控制工作是护理管理活动的一项重要职能，贯穿于护理管理活动的全过程，并对其他管理职能的正常开展起着保障作用，任何护理活动都离不开控制。

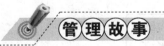 管理故事

丰收庆典上的酒

从前有一个部落，在一次隆重的丰年庆典中，酋长要求每家都捐出一壶自己酿的酒，并且将酒都倒在一个大桶里，准备在庆典最后让大家共享。当由几个人抬着的大桶经过各家门口时，每户人家都郑重其事地倒下自家酿的酒，很快就将桶装满了。终于到了可以共享美酒的时刻了，酋长拔掉了木塞子，在每个人的杯中都注满了一大杯酒。当大伙一饮而尽时，却发现喝下去的都是清水。

一、控制概述

（一）控制的概念

控制是指按照既定的目标和标准，对组织活动进行衡量、监督、检查和评价，发现偏差，采取纠正措施，使工作按原定的计划进行，或适当地调整计划，使组织目标得以实现的过程。这一概念包括三层含义：①控制是一个过程；②控制是通过衡量、监督、检查和评价及纠正偏差来实现的；③控制的目的是保证组织目标的实现。

控制是管理活动的重要职能之一，与计划、组织、领导等职能紧密结合在一起，使管理活动形成一个相对完整的系统，而控制在各项职能中起着关键作用。同样，任何护理活动都需要实施控制，以确保护理计划的顺利执行和护理目标的顺利实现。

（二）控制的功能

1. 限制偏差累积　一般小的偏差和失误并不会立即给组织带来严重的危害，但如果不予纠正，长此以往，小的偏差就会累积放大，变得十分严重。正所谓"差之毫厘，失之千里"，从量变到质变，以致对计划的正常实施带来威胁。护理工作中出现偏差很大程度上难以避免，管理者应该及时获取相关信息，采取针对性的纠偏措施，减少偏差累积，防止产生严重的后果。例如，如果不对新护士出现的操作错误及时纠正，就有可能在临床工作中出现问题，给护理质量甚至是患者生命带来不可弥补的损失。

2. 适应环境变化　实际工作中，从制定组织目标到实现目标需要一段时间。在这个过程中，组织的内外部环境会发生很多变化。例如政府可能会制定新的政策、法规，组织可能会修订原有的计划，以及突发性公共卫生事件的发生、疾病谱的变化、服务对象的新需求、组织机构的重新调整、组织内部人员的变动，等等，这些都对组织目标的实现产生影响。因此，组织需要建立有效的控制系统帮助管理者预测和识别这些变化，对系统和工作进行及时调整，以充分利用机遇和从容应对威胁。这种监测越有效、持续时间越长，组织对环境变化的适应能力就越强，组织在激烈变化的环境中生存和发展的可能性就越大。

（三）控制的类型

按照不同的划分标准，控制可分为不同的类型。工作中最常见的是根据控制的时机进行分类，分为前馈控制、过程控制和反馈控制三种类型，见图11-1。

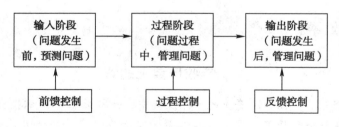

图 11-1　控制类型

1. 前馈控制　又称预先控制，是在系统运行的输入阶段进行的控制。前馈控制面向未来，可以"防患于未然"。这就要求管理者在实际工作开始之前，准确运用所能得到的各种最新信息，包括上一控制循环所产生的经验教训，对可能出现的结果进行科学预测，提前采取措施控制各种因素，预防出现不良事件。由于前馈控制主要是对可能出现问题的条件进行控制，不针对具体的工作人员，因此，一般不会造成对立面的冲突，员工易于接受。

在护理管理工作中，护士准入制度、护理业务技术标准、操作规程、规章制度，以及对急诊急救物品、医疗器械的要求都属于前馈控制。

2. 过程控制　又称同步控制，是在计划执行过程中所实施的控制。过程控制具有监督和指导两项职能。监督是指按照规定标准检查正在进行的工作，以保证预期目标的实现。指导是指管理者针对工作中出现的问题，根据自己的知识与经验，对下属的工作进行指导，或与下属商讨纠偏措施，以保证工作人员正确完成规定任务。例如护士长发现护士在护理过程中违反操作规程，及时予以纠正，或者护理部检查时发现病房管理问题立即指出，并提出改进措施等。相对于前馈控制和反馈控制，过程控制的特点是对员工有指导作用，兼具培训功能。过程控制要求管理者必须亲临现场，但由于受时间、经历、业务水平等方面的限制，管理者很难事必躬亲，所以适用范围较窄。而且由于过程控制主要是针对具体工作人员的特定行为，比较容易在控制者与被控制者之间形成心理对抗。

在护理工作中，各级护理管理人员的现场检查，如护士长的每日查房、护理部组织的午间、夜间及节假日查房均属于过程控制。这些控制可以保证护理工作，尤其是薄弱环节的护理工作顺利进行，减少或避免风险事件的发生。

3. 反馈控制　又称事后控制，是在计划完成之后对输出环节进行的控制。这类活动发生在工作结束以后，通过对工作过程的回顾、总结和评价，发现工作中已经发生的偏差并采取相应措施。其目的不是改进本次活动，而是矫正今后的行动，防止类似偏差的再度发生或继续发展，所以反馈控制的主要作用是"惩前毖后"、"亡羊补牢"、"引以为戒"。

在护理工作中，对以往的护理差错进行回顾性分析，确定事件的高发时段和人员，以便有针对性地采取措施，可以减少或避免差错的再次发生。例如在护理质量控制中的"压疮发生率""护理合格率""消毒隔离达标率""患者满意度"等统计指标都属于反馈控制指标。

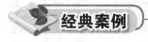 经典案例

扁鹊论医

魏文王问名医扁鹊说："你们家兄弟三人，都精于医术，到底哪一位医术最好呢？"扁鹊答说："长兄最好，中兄次之，我最差。"文王吃惊地问："你的名气最大，为何长兄医术最高呢？"扁鹊惭愧地说："我扁鹊治病，是治病于病情严重之时。一般人都看到我在经脉上穿针管来放血、在皮肤上敷药等大手术，所以以为我的医术高明，名气因此响遍全国。我中兄治病，是治病于病情初起之时。一般人以为他只能治轻微的小病，所以他的名气只及于本乡里。而我长兄治病，是治病于病情发作之前。由于一般人不知道他事先能铲除病因，所以觉得他水平一般，但在医学专家看来他水平最高。"

本案例中，就人的健康而言，扁鹊兄弟三人分别采取的是前馈控制、过程控制和反馈控制。可以看出，反馈控制不如过程控制，过程控制不如前馈控制。然而很多管理者不能认识到这一点，总是等到错误决策酿成重大损失时才发现。这时，损失已不可避免，唯一能做的就是亡羊补牢，引以为戒。

（四）控制的重要性

1. 保证组织目标实现　控制的根本目的是保证既定目标的实现。开展控制工作不仅可以使组织按预定计划运作，还有助于管理人员随时了解组织的运转状况，及时发现工作中的偏差，分析偏差产生的原因，据此采取有效措施纠正偏差，保证组织目标的实现。

2. 有助于了解组织环境的变化　在工作计划实施的过程中，组织所处的环境可能会发生这样或那样的变化，这些变化可能有助于组织发展，也可能会对组织带来威胁。作为组织的管理人员，借助控制工作，可以及时把握环境所带来的机会，正确对待环境所带来的威胁，科学决策，保证组织安全。

3. 有利于合理实施授权　有效的管理者应善于授权下属，但工作中经常出现管理者因为害怕下属犯错误需要自己承担责任，而不愿进行授权的情况。通过建立有效的控制系统，可以及时反馈下属的工作业绩等信息，便于管理者督促下属，同时也有利于下属监督上级权利的使用情况，从而保证行动的正确性和组织目标的实现。

二、护理质量控制的基本原则

控制是管理的一项基本职能，也是容易出现问题的一项工作。很多情况下，管理者制定了周全的计划，也建立了良好的组织，但由于没有很好地把握控制这一环节，最终没有实现组织目标。为了保证护理工作顺利进行，护理质量控制必须遵循以下基本原则。

（一）控制关键点原则

在临床护理实践中，护理管理者要想完全控制各项工作或活动的全过程几乎是不可能的，也是没有必要的。由于组织的各部分、各环节、各种因素在实现组织目标过程中的地位和作用不同，因而管理者应抓住整个过程中的关键和重点进行控制。坚持控制关键问题，不仅可以扩大管理的幅度，降低管理成本，还可以改善沟通效果，提高管理效率。例如手术患者术前术后交接、各护理班次的交接班、急救设备的完好状态、对危重患者的病情观察、消毒隔离管理、护理安全管理、护理文件书写等都是护理组织中的关键问题，控制住这些重点，就基本上控制了护理工作的全局。

（二）客观性原则

客观性原则要求在控制工作中实事求是，对组织实际情况及其变化进行客观的了解和评价，而不是仅凭主观直觉办事。控制活动是通过人来实现的，难免受到主观因素的影响。在控制过程中，最容易受主观因素影响的是对人的绩效评价。首因效应、晕轮效应和近因效应等心理作用常常会影响人们为控制系统提供信息的准确性与客观性，从而使控制工作难以达到目的，甚至还可能导致严重的后果。为防止这些心理效应所带来的负面影响，护理管理者应从组织的角度客观地观察问题，以事实为依据，避免形而上学，减少个人偏见和成见。要尽量建立客观的衡量方法，用客观的方法记录、评价工作绩效，把定性的内容具体化，使得整个控制过程所采取的技术方法和手段能够正确地反映组织运行的真实状况。

（三）及时性原则

控制不仅要准确，而且要及时，一旦错过最佳时机，将无法达到控制的目的。控制的及时性体现在管理者能够及时获取信息，及时果断、正确地决策，及时实时控制并发现控制效果。只有保证控制的及时性，才能保证组织目标的实现。例如病房急救药品缺失没有及时发现、对患者的病情观察不及时、对危重患者抢救不及时等，都有可能使患者错过最佳的抢救时机，失去控制的意义。

（四）灵活性原则

控制的灵活性是指控制不能机械、僵化，应该具有一定的弹性。任何组织所处的环境都处于变动过程中，为了提高控制系统的有效性，就应使控制系统具有弹性，以免执行时出现被动。这就要求管理者在设计控制系统时要有一定的灵活性，还要求控制工作依据的标准、衡量工作所用的方法等能够随着情况的变化而变化。在护理管理工作中，如果管理者发现原来的计划制定错误或者不适应新环境的要求，就应该及时修正，机械、僵化地按照不适用的计划实施控制，只能离组织目标的实现越来越远。

（五）经济性原则

控制的经济性是指尽量以最少的资源消耗获取理想的控制效果。实际工作中很多问题没有得到很好的控制，其主要原因之一就是控制需要投入大量人力、物力和财力等组织资源。护理管理者必须把控制所需的资源消耗与控制所产生的效果进行比较，努力提高控制效果。要达到这一目的，护理管理者首先要精心选择控制点，其次要通过改进控制方法和手段，努力降低控制的耗费并获得理想的控制效果。

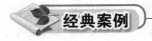　经典案例

袋鼠和笼子

一天，动物园的管理员发现袋鼠从笼子里跑出来了，于是开会讨论。大家一致认为是笼子的高度过低，所以决定将笼子的高度由原来的10m加高到20m。第二天，袋鼠还是跑了出来，于是他们又将笼子的高度加高到30m。没想到隔天袋鼠居然还是全跑到了外面。于是管理员们大为紧张，决定一不做二不休，将笼子的高度加高到100m。

过了几天，长颈鹿和几只袋鼠闲聊时说："你们看，这些人会不会继续加高你们的笼子？"袋鼠说："很难说。如果他们继续忘记关门的话！"

三、护理质量控制的对象

（一）人员

人力资源是组织最重要的资源，人力资源管理是最重要的管理内容，对人员的控制是控制工作的重点之一。为实现护理组织目标，管理者就必须既要相信下属、依靠下属，又不能放任不管，即放弃监督的权利与指导的义务。最常见的对人员及其行为的控制方法有直接巡视和评估员工的表现。例如，护士长直接巡视观察护士的技术操作和对患者的服务情况，如

有不当，及时指明正确的操作方法，并告知今后应按正确的流程操作。对护士的系统化评估需要定期进行，通过评估，使每一名护士的工作绩效得到鉴定。对绩效好者给予表扬奖励，使之今后工作得更好；对绩效差者，管理者应该采取相应的措施，如进行业务培训、职业道德教育等，并根据偏差的程度给予相应的处分。

（二）财务

要保证组织各项工作的正常运作，必须进行财务控制。财务控制主要包括审核各期的财务报表、分析财务预算的执行情况、发现财务方面的潜在风险、找出与目标之间的差距、分析形成差距的具体原因，以降低财务成本，保证各项资产都得到有效利用等。这部分职能主要由财务部门完成，对护理管理者来说，主要的工作是进行护理预算和护理成本控制。

（三）作业

作业控制主要是通过评价组织把资源转换成产品或服务的活动与过程，保证组织获得较高的工作效率，达到预期的工作效果。相对于人员控制，作业控制的对象是"事"。一个组织的成功与否，在很大程度上取决于它生产产品或提供服务的效率和效果。对护理工作而言，作业就是指护士为患者提供各项护理服务的过程。通过对护理服务过程的控制，来评价并提高护理服务的效率和效果，从而提升护理服务质量。护理工作中常见的作业控制有：护理技术控制、护理质量控制、医用耗材及药品控制、库存控制等。

（四）信息

管理者通过信息来完成控制工作，信息的数量、质量、来源和时效性直接关系到整个控制工作的成效。因此，信息是控制工作的前提和重点之一。管理者应根据组织实际情况构建适宜的信息管理系统，以便及时、正确、准确地获取控制所必需的信息。护理信息系统包括护理业务管理、行政管理、科研教学三类。护理业务管理系统又分为患者信息系统、医嘱管理系统和护理病例管理系统等。这些系统所显示的信息多数为现状信息，而现状信息则是来自于护士的临床观察、测量、评估、操作、计算机输入等行为。因而，要保证现状信息及时、正确，首先要对护士获取、录入、储存信息的方法、手段进行科学控制。另外，还要对现状信息进行综合评估、合理利用、严格监管，确保信息及时、真实、安全、有效。

（五）组织绩效

组织绩效是指在某一时期内组织任务完成的数量、质量、效率及盈利情况，这是管理者关注的重要内容。护理绩效控制的前提是对绩效进行评价，而评价的主体既包括护理管理者，还包括患者和其他相关人员。在规范的管理中，组织要决定一个部门的预算是增加还是减少，其根本的依据就是该部门的任务和绩效。衡量护理绩效不能局限于单一的指标，组织的效率、效果、效益、适应性、稳定性，护士的士气以及出勤率等都是衡量护理组织绩效的重要指标。但其中任何一个单独的指标都不能等同于组织的整体绩效。通过对这些指标进行监控，护理管理者及时、准确地发现绩效运行中的问题，以便采取适当措施予以控制。

四、护理质量控制系统的特征

控制系统是指组织中具有监督和行为调节功能的管理体系，包括受控和施控两个子系统。护理管理的受控系统就是控制的对象，一般分为人、财、物、作业、信息和组织绩效等。施控系统有两种常见的类型：一是护理部—总护士长—护士长三级护理管理组织形式，二是护理部或总护士长—护士长二级护理管理组织形式。各级护士既是受控的客体，又是对下一级护士和自我控制的主体。有效的护理质量控制系统具有以下特征。

1. 适时控制 护理活动所产生的偏差只有及时采取措施加以纠正，才能避免偏差放大或产生不利的影响。有效的控制系统能够及时发现偏差，并迅速做出反应，防止偏差的累积。

2. 适度控制 适度控制是指控制的范围、程度和频度恰到好处。有效的护理质量控制要做到：防止控制过多或控制不足，能处理全面控制与重点控制的关系，以最少的费用投入获得足够的控制收益。

3. 客观控制 有效的护理质量控制必须是客观的、符合实际的。一是控制过程中所采用的检查、测量的技术手段必须能正确地反映组织在时空上的变化程度与分布情况，管理者能够准确地判断和评价各部门的实际质量状况。二是护理组织还必须定期检查和修订现行的标准和计量规范，使之符合现阶段的要求，标准和规范不应自相矛盾。

4. 自我控制 实现自我控制的前提是护士对控制系统的认同。认同感越高，控制系统发挥推动和激励的作用越明显。有效的控制系统应允许护士进行自我反馈和自我控制。护士自发地控制自己的思想和行为是实施控制的最好方法，这样既可以克服被人控制的消极影响，也可以降低控制成本、节省控制时间，提高组织的有效性。

五、护理质量控制的过程

控制过程包括三个主要步骤：制定标准、确定偏差和纠正偏差，它们相互关联，缺一不可。制定标准是控制工作的前提，没有标准，控制就没有依据；确定偏差直接关系到控制工作的实施，只有掌握偏差信息，才能正确实施控制；纠正偏差是控制工作的关键，纠偏措施是根据偏差信息，做出调整决策，并付诸实施。

（一）制定标准

标准是衡量工作及其成效的依据和尺度。没有标准，检查和衡量工作就失去了依据。控制的目的是保证计划的顺利进行和组织目标的实现，因此，控制标准的制定必须以计划、制度和组织目标作为依据。在护理管理中，许多控制标准是国家、行业或地方卫生行政部门制定的，但也有不少是各医疗机构根据上述标准自行制定的。在制定这些标准的过程中，首先要确定控制对象，其次是选择控制的关键点，然后再制定具体的控制标准。

1. 确定控制对象 控制工作首先应明确要"控制什么"。控制的最终目的是更好地实现组织目标，因此，凡是影响组织目标实现的因素都应该成为控制的对象。然而，在实际管理工作中，影响组织目标实现的因素很多，想要对它们都一一实行控制是不可能的。因此，要分析各种因素对目标实现的影响方式和影响程度，从中挑出主要的和关键的因素作为控制对象。护理管理的控制对象主要有护士、患者、时间、操作规程、职责、规章制度、环境及物品等。

2. 选择控制关键点 控制对象确定后，还应该选择对工作成效具有关键意义的因素或环节作为控制的关键点。一般情况下，在影响组织运行状态和计划实施效果的多种因素和工作环节中，有些对组织目标的实现和计划的完成具有重要影响。如果缺少对这些因素和环节的控制，组织目标的实现和工作的进展就会受到严重影响，这些因素和环节就应该成为控制工作的关键点。控制好关键点，就可以取得最佳的控制效果。

护理管理控制的关键点包括：①核心制度，如查对制度、消毒隔离制度、交接班制度和危重患者抢救制度等；②特殊护士，如新上岗的护士、实习护士、进修护士以及近期遭受重大生活事件变化的护士等；③高危患者，如疑难重症患者、新入院患者、大手术后患者、接受特殊检查和治疗的患者、有自杀倾向的患者以及老年和婴幼儿患者等；④特殊设备和药品，如特殊耗材、急救器材和药品、重症监护仪器设备、剧毒药品、麻醉药品、高渗药品以及高腐蚀性药品等；⑤重点科室，如急诊科、手术室、供应室、监护室、新生儿病房、血液透析室、产婴室、高压氧治疗中心等；⑥特殊时间，如交接班时间、节假日、午间、夜班等；⑦特殊环节，如患者转运环节等。

3. 制定控制标准　确定关键控制点以后，根据关键控制点本身的属性和将要实现目标的客观要求，确定控制对象的主要特征及其理想状态，即控制的标准。控制标准的制定必须以实现组织或工作目标为依据，在具体控制标准制定的过程中，通常采用一些科学的方法将要实现的目标分解为一系列具体可操作的控制标准。常用的方法包括：①统计学方法，即利用统计学的相关方法，对组织自身或相关机构以往的数据或试验结果进行统计分析，在此基础上，结合具体目标，提出预期结果；②经验判断方法，即根据管理者的经验和判断对预期结果进行估计，从而提出一个相对合理的控制标准。

（二）确定偏差

工作中常会出现各种偏差，理想的控制是在偏差产生以前就能被及时发现，并采取有效措施预防发生偏差。但在护理管理中，受信息和管理人员预测能力等多种因素的限制，这种理想的控制方式并不多见。在这种情况下，最满意的控制就是在偏差发生之后，能够及时发现并迅速采取有效的措施防止偏差进一步放大，这就要求护理管理者必须及时掌握能够反映偏差是否产生以及偏差大小的信息。因此，护理质量控制过程的第二步就是将工作的实际进展和预先设定的标准进行比较，以获得工作是否出现偏差以及偏差大小的信息。

1. 建立有效的信息反馈系统　护理管理者只有及时掌握反映实际工作与预期工作目标之间偏差的信息，才能迅速采取有效的纠正措施。然而，实际上衡量计划执行情况、制定纠偏措施和执行纠偏措施是由不同的人员完成的，因此，有必要建立有效的信息反馈系统。通过该系统，把准确反映实际工作情况的信息迅速上传到相关部门，纠偏指令也可以快速下达到执行部门。护理管理者可以采用以下几种方法获取信息。

（1）现场观察："耳听为虚，眼见为实"。现场观察可以为管理者提供有关实际工作的第一手的、未经他人过滤的、最直接的信息。通过深入工作现场，有助于查询隐情、获得其他来源所疏漏的信息，并能够及时觉察问题，从而实行有效的过程控制。例如，护士长对护士仪表、操作和服务态度以及病区环境的观察等。

（2）建立工作汇报制度：可以通过口头、书面汇报和召开会议等形式，让各管理者或下属汇报各自的工作状况和遇到的困难，使上级管理者及时了解下属的工作情况，从而实施有效的控制。例如护理部每周一次的科护士长碰头会、病房护士每天的晨间交班等。

（3）建立监督检查机构：成立各级监督检查机构，进行定期或不定期地监督检查。例如成立院级、科级和病区护理质量监督控制小组，定期或随机对各病区的护理质量进行全面或抽样的督促检查，使管理者及时发现护理质量管理过程中的问题，并采取有效的改进措施。

2. 确定适宜的衡量频度　控制过多或不足都会影响控制的有效性。检查与控制次数过多或力度过大，不仅增加成本，还会引起有关人员的不满和不信任感，从而影响员工的工作态度；检查与控制次数过少或力度过小，有可能使一些重大的偏差或偏差风险不能被及时发现，不能随时采取有效的控制措施。衡量的频度一般取决于控制对象的性质和要求。例如，对护理质量的控制需要以日、周、月为单位，护士长管理工作的绩效则常常以季、年为单位。

3. 检验标准的客观性和有效性　利用预先制定的标准去衡量各部门的工作绩效，就是对标准本身的客观性和有效性进行检验。通过这项工作，管理者可以辨别和剔除那些不能为有效控制提供信息，并易产生误导作用的不适宜的标准。与标准相比，检查结果有两种可能性：一种是没有偏差。此时虽然不需要采取任何纠偏措施，但要分析成功控制循环的原因，从而积累管理经验，向下属及时反馈信息，适时奖励，以便激发下属的工作热情。另一种是存在偏差。出现偏差的原因有两种，一是执行中出现问题，二是标准本身存在问题。若是前者，则要纠正执行行为。若是后者，则要修正或更新标准。

（三）纠正偏差

在确定偏差的基础上，护理管理者要认真分析偏差产生的原因，制定并实施必要的纠正措施，这是控制的第三步。这项工作不仅体现了控制职能的目的，而且将控制与管理的其他职能紧密结合在一起。

1. 分析偏差产生原因　纠正偏差首先需要找到产生偏差的原因，然后才能有的放矢地针对原因采取相应措施。偏差是实际结果与预定标准之间的差距。有些偏差可能反映了计划制定和执行过程中的严重问题，影响组织目标的实现。有些偏差则可能是一些偶然的、暂时的、区域性因素引起的，不一定对组织活动的结果产生重要影响。例如急救物品完好率99%与健康教育知晓率90%相比，前者1%的偏差会比后者10%的偏差所造成的危害更大。

一般而言，引起偏差的原因归纳起来有四大类：①外部环境发生变化，使得原来设计所需的外部条件不能够得到满足；②组织根据情况的变化调整了经营方针和经营策略；③原来制定的计划不尽合理；④由于管理不善或员工自身的错误等导致原来的计划不能很好地实施。

2. 明确纠偏实施对象　引起偏差的原因不同，纠偏的对象也可能不同，可能是工作的具体内容，也可能是计划本身或衡量的标准。调整计划或标准的原因主要有两个：①原先的计划或标准制定得不科学，在执行中发现了问题；②原来正确的标准和计划，由于客观环境发生了变化，不再适应新形势的要求。这两种原因都不是实际工作的问题，是由于目标不切合实际造成的，需要重新修改计划或标准。

3. 选择适当的纠偏措施　确定纠偏对象以后，要针对偏差产生的原因制定改进工作或调整计划与标准的纠偏方案。根据行动效果的不同，纠偏措施可分为两种：①立即执行临时性应急措施。针对那些迅速、直接影响组织正常活动的紧迫问题，要求以最快的速度纠正偏差，避免造成更大的损失。②采取永久性的根治措施。通过对引起偏差的原因进行深入分析，力求从根本上永久性解决问题，消除偏差。在纠正偏差的过程中，管理者需要注意以下问题：

（1）保持纠偏方案的双重优化：纠偏工作应注意体现成本效益原则，做到双重优化。第一重优化是指实施纠偏工作要注意权衡利弊得失，即所付出的成本应小于偏差带来的损失；第二重优化是通过对各种方案进行比较，找出其中追加投入最少、成本最小，且解决偏差效果最好的方案来付诸实施。

（2）充分考虑原有计划实施的影响：纠偏行为多是由于原计划不适应客观环境的变化等原因影响组织目标的实现，因而要求对原有计划进行调整，这种决策相对于初始决策属于"追踪决策"。客观对象与环境由于原有计划的实施已受到干扰，制定纠偏方案时必须考虑到伴随着初始决策的实施已经消耗的资源，以及由于这种消耗对客观环境造成的各种影响。

（3）注意消除组织成员对纠偏措施的疑惑：新方案的实施可能会引起护理组织结构和人员关系的变化，也会对管理者和护士的个人利益带来影响，这种影响既可能使某些人从中受益，又可能使某些人利益受损。因此，为保证纠偏工作顺利进行，应充分考虑到每名管理者和护士的情况，提前做好解释说明工作，消除他们的顾虑，争取更多人的支持与理解，避免纠偏实施过程中的人为障碍。

第三节　医院评审与护理质量管理

一、医院评审概述

（一）医院评审的概念

医院评审在国际上通称"医疗机构评审"，是指由医疗机构之外的政府卫生行政部门、医院的上级主管部门、本行业的专业权威组织对该机构的管理与医疗行为进行评估，以判断该机构在执行卫生政策、贯彻质量标准、满足质量需求的符合程度。医院评审的目的是提高医院的科学管理水平，改进服务，全面促进医院建设与发展，更好地为民众健康服务。

（二）医院评审制度的建立与发展

1. 国外医院评审制度的建立与发展　在国际卫生服务领域，医院评审作为医院质量管理和改进的有效手段已引起世界各国的重视。美国是国际上最早开展医院质量评审的国家。美国医疗机构评审联合委员会（Joint Commission on Accreditation of Healthcare Organizations，JCAHO）及其前身近 80 年来一直致力于改善医疗服务质量。该机构制定并逐步完善了一整套符合各国医疗机构实际情况的医院服务和管理标准，并通过评审活动判断医疗机构是否符合其标准，目的是保证患者得到持续、安全、高质量的服务。

为了在全球范围内推广其先进的医疗行业质量管理理念，JCAHO 在 1998 年成立了联合委员会国际部（Joint Commission International，JCI）。JCI 由医疗、护理、行政管理和公共卫生政策等方面的国际专家组成的、独立的非政府组织，其主要功能是为医疗机构提供评审服务。虽然 JCI 评审是自愿申请，但评审结果却获得了普遍认可，拥有良好的社会信誉。除美国外，目前已有许多国家和地区的医疗机构接受了 JCI 评审。我国自 2003 年引入 JCI 评审，到 2013 年 4 月，已先后有 22 家医疗机构通过了 JCI 认证。

除了专业的 JCI 评审以外，国际标准化组织（International Organization for Standardization，ISO）也常常被用于医疗机构的评审。ISO 成立于 1947 年，是世界上最大的非政府性标准化专门机构，其任务是促进全球范围内的标准化及其有关活动，以利于国际间产品与服务的交流，以及在知识、科学、技术和经济活动中发展国际间的相互合作。ISO 认证被广泛应用于企业，但对于医疗机构的标准化管理与服务同样具有重大的指导意义，因而不少国家也将该认证体系应用于医疗卫生领域。我国自 2000 年前后将该标准引入医疗机构认证，2003 年至 2006 年间许多医院主动申请并通过认证。但由于 JCI 标准针对性更强，因而逐渐为之所取代。

2. 我国医院评审制度的建立与发展　我国在医院评审方面也进行了卓有成效的探索。1989—1998 年，卫生部在全国范围内普遍开展的医院分级管理与第一周期医院评审工作，就是在总结我国三级医疗网和文明医院建设经验的基础上，借鉴国外医院评审经验建立起来的中国医院评审制度。

2005 年卫生部引入第二版 JCI 标准，结合我国通过 JCI 评审医院的成功经验，以"医院管理年"为契机颁布《医院管理评价指南（试行）》，成为新一轮医院评审标准的雏形。2009 年，卫生部发布《综合医院评价标准（修订稿）》和《综合医院评价标准实施细则（征求意见稿）》，停止了十余年的医院评审工作再次启动。为不断提高医疗质量，保证医疗安全，提高医疗行业整体服务水平和服务能力，卫生部颁布了《三级综合医院评审标准（2011 年版）》和《二级综合医院评审标准（2012 年版）》。自 2012 年起，我国医院评审工作以此为依据，进入了新一轮评审。

（三）医院评审的意义

1. 患者受益　患者是医院评审的最大受益者。医院评审可以保证有获得资格认证的医院和医务人员来为患者提供服务，这不仅使患者的权利得到尊重和保护，而且通过改善医疗服务质量，也可以更好地确保患者的安全。

2. 医务人员受益　通过评审，医务人员能够得到更多的继续学习与培训的机会，所创造的良好工作环境与临床过程能为医务人员提供更好的工作条件，进而提升员工工作满意度。

3. 医院受益　医院评审授予医院改善医疗服务质量的权利，提供了持续改进医疗服务质量的机会与具体措施。通过公开改善医疗服务质量的承诺，不仅提高了社会对医院的信任程度，也可以为医院提供实现最优标准、获得更多筹资的机会。

4. 支付方和监管机构受益　通过医院评审，医保部门、商业保险公司和其他第三方组织可以构建客观的遴选机制与制度，获得有关医院在医疗设备、基础设施和医疗服务水平等方面可靠的信息，有利于他们有效地实施监督与管理。

二、医院评审标准简介

（一）美国 JCI 评审标准简介

自 1997 年始，JCAHO 成立了由富有经验的医师、护士、管理者和公共政策专家组成的国际工作小组，制定针对世界上不同国家通用的《国际医院评审标准》（以下简称 JCI 标准），为美国以外的国家和地区提供医院评审。20 多年来，JCI 不断修订评审标准，最新的第四版于 2011 年 1 月正式执行。

1. JCI 标准的理念　JCI 标准强调医疗质量和患者安全，以满足服务对象的全方位合理需求作为宗旨，最大限度地实现医疗服务"以病人为中心"，并建立相应的政策、制度和流程，以鼓励持续不断的质量改进，规范医院管理，为患者提供周到、优质的服务。标准不是评比、不是评优，而是对保障医院质量与安全的条件和措施的认证。

2. JCI 标准的特点　该标准的主要特点是：①以国际公认的标准作为评审的依据；②标

准设置的基本理念是基于质量管理与持续质量改进的原则；③把每一个接受评审的医疗机构必须达到的标准列为核心标准，包括患者权利、支持对患者采取安全的治疗手段与措施、减少医疗过程中的风险、人员的资格与教育等；④评审过程的设计要考虑到适应各国的法律、宗教和文化等；⑤采用追踪方法，JCI 认证成员在患者和护医人员完全不知情的状态下，对医疗过程的各个环节进行全方位的跟踪检查，尤其关注那些严重影响患者安全与医疗服务质量的流程。

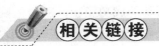

追踪方法

追踪方法是通过对患者在整个医疗系统内获得的诊疗护理经历进行追踪来分析、评价医疗服务系统质量水平的一种方法。追踪方法包括个案追踪和系统追踪两种方式。个案追踪是指评审员追踪单个患者的就医经历，以评价标准为准则来评价医院的状况；系统追踪是以个体为基础，关注的是医疗机构中某个具体的系统或环节，评价各学科和部门间的沟通，各学科、各科室、各项目、各项服务或者各个单元之间的相互关系，以及它们提供的治疗、护理或服务的重要性。在个案追踪过程中，评审专家一旦在某环节发现了问题，就会转入系统追踪，分析这些问题是某个人的问题还是系统和组织的问题。系统追踪着重系统的风险管理。

3. JCI 标准的设置　JCI 标准以国际患者安全目标为主导，包括以病人为中心的标准和医疗机构管理标准两大部分，分设 13 章。以病人为中心的标准有 7 章：①医疗可及性和连续性；②患者与家属的权利；③患者评估；④患者治疗；⑤麻醉和手术治疗；⑥药物管理和使用；⑦患者与家属教育。医疗机构管理标准有 6 章：①质量改进与患者安全；②医院感染预防与控制；③治理、领导和管理；④设施管理与安全；⑤员工资格与教育；⑥沟通和信息管理。

JCI 标准共有 368 个标准（其中 200 个核心标准，168 个非核心标准），每个标准之下又包含若干个衡量要素，共有 1033 小项，主要针对医疗、护理过程中最重要的环节。整个标准中没有单设护理工作及管理的标准章节，但所有的标准中都有对护理工作的要求，都与临床护理服务质量相关。

（二）我国《三级综合医院评审标准（2011 年版）》简介

《三级综合医院评审标准（2011 年版）》（以下简称《标准（2011 年版）》）是在总结我国第一周期医院评审和医院管理年活动等工作经验的基础上，借鉴 JCI 标准而制定的。评审标准在关注医疗质量和医疗安全的同时，紧紧围绕新医改的中心任务，内容具体、操作性较强。

1.《标准（2011 年版）》的理念　评审坚持政府主导、分级负责、社会参与、公平公正的原则和以评促建、以评促改、评建并举、重在内涵的方针。通过评审促使医疗机构改进思维模式和管理习惯，坚持"以病人为中心"，以体现医院整体管理理念为原则，以持续改进医疗质量与安全为宗旨。通过医院评审，促进构建目标明确、布局合理、规模适当、结构优化、层次分明、功能完善、富有效率的医疗服务体系，对医院实行科学化、规范化、标准化的分级管理。

2.《标准（2011年版）》的特点 此次评审标准的特点是：在制定时突出以患者需求为导向，更加关注患者就医的感受；以"质量、安全、服务、管理、绩效"为重点；监测指标是以过程（核心）质量指标与结果质量指标并重的模式展现；主张第三方机构作为评审组织；评审方法除传统方法外，强调运用追踪方法，保持评审公正、公平和客观；评价结果分为优秀、良好、合格与不合格四个档次。

3.《标准（2011年版）》的设置 评审标准共有7章73节378条标准与监测指标。由医院全面指标转变为有限指标，突出质量与安全指标，重视内涵建设。前6章共67节342条636款标准，用于对三级综合医院实地评审，并作为医院自我评价与改进之用。第七章共6节36条监测指标，用于对三级综合医院的医院运行、医疗质量与安全指标的监测与追踪评价。除了基本标准以外，结合公立医院改革的重点工作，将部分医疗安全与患者权益的重点标准设置为核心条款，共计48项。此外，设置部分可选项目，主要是指可能由于区域卫生规划与医院功能任务的限制，或是由政府特别控制，需要审批，而不能由医院自行决定开展的项目。

评审标准的第五章为"护理管理与质量持续改进"，包括确立护理管理组织体系、护理人力资源管理、临床护理质量管理与改进、护理安全管理与特殊护理、单元质量管理与监测5节内容，设30条53款，其中包括2项核心条款：优质护理服务落实到位；实施以病人为中心的整体护理，为患者提供适宜的护理服务。

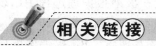 **相关链接**

《标准（2011年版）》中关于"临床护理质量管理与改进"的条目

1. 根据分级护理的原则和要求，实施护理措施，有护理质量评价标准，有质量可追溯机制。

2. 依据《护士条例》、《护士守则》、《综合医院分级护理指导原则》、《基础护理服务工作规范》与《常用临床护理技术服务规范》规范护理行为，优质护理服务落实到位。

3. 临床护士护理患者实行责任制，与患者沟通交流，为患者提供连续、全程的基础护理和专业技术服务。

4. 有危重患者护理常规，密切观察患者的生命体征和病情变化，护理措施到位，患者安全措施有效，记录规范。

5. 遵照医嘱为围手术期患者提供符合规范的术前和术后护理。

6. 遵照医嘱为患者提供符合规范的治疗、给药等护理服务，及时观察、了解患者用药和治疗反应。

7. 遵照医嘱为患者提供符合规范的输血治疗服务。

8. 保障仪器、设备和抢救物品的有效使用。

9. 为患者提供心理与健康指导服务和出院指导。

10. 有临床路径与单病种护理质量控制制度，质量控制流程，有可追溯机制。

11. 按照《病历书写基本规范》书写护理文件，定期质量评价。

12. 建立护理查房、护理会诊、护理病例讨论制度。

三、医院评审与护理质量管理的关系

（一）JCI 评审与护理质量管理

JCI 评审引入我国后，使我国的医院管理面临新的挑战，其中在护理质量管理方面有如下突出特点。

1. 凸显以病人为中心理念　JCI 标准的所有章节都是围绕与患者直接相关的内容进行设置，凸显以病人为中心的理念。在护理服务中具体表现为：①保证患者在医院就医时可以获得由具有资质的护士提供的优质护理；②通过加强科室内部与部门之间的合作，保证护理服务的可及性与连贯性；③重视对患者生理、心理与社会的全面评估，为患者提供个性化护理；④加强患者转诊、转科、交接班等环节的有效沟通与信息传递；⑤减少特殊患者的就医障碍。通过 JCI 评审，医院的很多程序都被标准化，使患者所接受的护理服务也更加完善。

2. 更加关注患者安全　JCI 标准中 50% 的标准与患者安全直接相关。这些标准体现了患者安全的六大目标：①提高患者身份核对的准确性；②促进医务人员之间的有效沟通；③提升使用高危险性药物的安全性；④避免错误的手术部位、错误的患者及错误的手术方式；⑤减少患者发生坠床的危险性；⑥降低发生医源性感染的风险。为保障患者的安全，要求医疗机构从加强患者身份辨识、预防患者跌倒等细节处入手，建立健全各种应急预案，不断完善和修改制度及工作流程。同时 JCI 倡导全员参与管理，鼓励护士积极上报护理过程中出现的意外事件，找出护理管理系统存在的问题并加以改进，减少各种不良事件的发生。

3. 强调护理质量持续改进　促进质量持续改进是 JCI 评审的基本理念，JCI 提倡医院应用 PDCA 循环，通过连续不断的"计划、执行、检查、行动"等环节，使质量获得螺旋式的提高。针对工作中最薄弱、最需要改进的环节，全体护士按照统一的步骤和方法实施改进，保证改进过程的规范性和改进结果的可靠性，促使护理质量管理形成持续向上的良性循环和护理工作质量的不断提高。

4. 改变护理质量监控方式　目前，我国大多数医院的质量管理理念和实践还偏重于回顾性的质量检查和对结果的控制，而 JCI 评审主要以追踪方法为轴心，即运用个案追踪方法了解患者在就医过程中是否得到了标准的、连续的照顾以及各科室之间的沟通情况，运用系统追踪方法了解医疗机构的药品管理、感染控制、数据观察、设施与设备管理、安全系统以及人员资格与教育等方面的状况。JCI 标准强调护理质量控制工作在方式上应减少传统的结果控制，更多采用前馈控制和过程控制。改变单项检查模式，对患者的基础护理、文件书写、重症护理、药品管理、消毒隔离等环节进行横向与纵向的检查，增进小组间沟通，发现问题相互求证，力求真正解决问题。

（二）我国综合医院评审与护理质量管理

我国新一轮的综合医院评审工作，借鉴了 JCI 评审理念及其他国家与地区的成功经验，也注意与我国现阶段的实际情况相结合。与 JCI 评审相比较，在同样追求以病人为中心的理念、强调质量持续改进原则、保障患者安全等要求的基础上，突出了我国医院评审的特点。

1. 更加关注患者就医感受　与 JCI 评审相同，综合医院评审根据当前深化医药卫生体制改革工作的要求，以医疗品质和医疗服务绩效作为评审的重点，始终坚持以病人为中心、尊重患者权益的原则。此外标准在社会评价章节增加了患者满意度的第三方评价方式，更加关注患者的就医感受。这就提示临床护理工作必须改变过去以工作为中心的模式，无论在工作流程设计、护理标准建立，还是日常服务评价等管理活动方面，都应以尊重患者人格、满足患者需求为导向，使护理工作迈向一个新台阶。

2. 重视日常工作管理　评审标准设置了医院运行、抗菌药物使用、医院感染管理控制等日常统计学评价指标，引导医院管理者重视收集医院日常信息。评审中日常评价的比重将不低于总分的 30%，且随着日常评价的逐步规范和常态化，比重还会进一步提高。日常评价比重的加大，要求医院应稳扎稳打做好平时的每一项工作。作为管理者应重视收集护理工作的日常信息，关注每一个细节，通过搭建护理信息上报平台，加强日常护理质量控制体系建设，全方位动态监控护理服务状况。切实加强过程管理，使之与定期评价相结合，促进评价工作的科学化与常态化。

3. 建立全面质量管理体系　此次综合医院评审采用追踪方法了解患者在整个医疗系统内获得的诊疗、护理和服务经历，从患者角度"看"医疗服务，并进行分析，提出医疗过程中存在的问题及改进方法。因此，评审不是领导和医院中某些部门、某些员工的参与，而是全院所有部门和员工的共同参与。这就需要建立全面质量管理体系，把评审标准的持续遵循作为系统工程，医院领导、职能科室、临床护医人员共同协作，把标准中相关的每一个细节进行整合，系统性、连贯性地结合评审标准开展护理服务。

无论是国际 JCI 认证还是我国综合医院评审，其目的都是促进医疗机构加强自身建设，不断提高管理水平，保证患者安全，提供能更好地满足患者需求的服务。但评审主要是提供行动的框架和方向，至于每家医院如何促进护理质量管理的内涵建设，则需要广大护理管理者更多的思考与实践。

（孔繁莹）

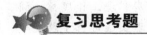 **复习思考题**

1. 简述护理质量管理的基本原则。
2. 比较三种控制类型的优缺点。
3. 简述控制职能在护理质量管理中的作用。
4. JCI 认证有哪些特点？
5. 简述医院评审与护理质量管理的关系。

第十二章

护理质量管理实践

学习目标 ▷

识记：

护理质量管理的常用方法，护理质量评价的内容，医院感染的概念。

理解：

PDCA循环的特点，六西格玛管理的原则，优质护理服务的内涵，护理质量管理方法及意义，护理工作中感染控制的重要性。

运用：

PDCA循环、六西格玛管理与品管圈的方法制定护理质量持续改进方案。

预习案例

产房护理质量的好坏直接关系到母婴两条生命的安全，持续改进产房护理工作质量，确保母婴平安，是产房护理管理工作的核心。某医院产科护士长对产科护理实践进行了改进与优化。她先对产房中存在的护理缺陷进行调查分类，根据分类分别成立以提高患者满意度、降低新生儿重度窒息发生率、降低会阴伤口感染发生率、降低顺产后出血率为目标的质量控制小组，按照质量改进手段和方法对产房的护理工作进行质量改进。经过几个月的努力，患者对护士服务的综合满意度由活动前的89%提高到98%，新生儿重度窒息发生率从1.29%降至0.58%，会阴伤口感染发生率由1.62%降至0.49%，阴道产后出血发生率由1.10%降至0.69%，有效地提高了产房的护理工作质量和患者对护理服务的满意度，收到了满意的效果。

案例思考

1. 这个案例反映了怎样的质量理念？
2. 作为质量的生产者我们应该怎么做？

护理质量是医院质量的重要组成部分，也是护理管理工作的重点。护理质量不仅取决于护士的业务素质，还取决于管理方法是否得当和管理水平的高低。在护理质量管理中，恰当地选择和运用质量管理的基本原理和方法是确保护理工作科学化、规范化、标准化的必要手段。

第一节　护理质量管理常用方法

一、PDCA 循环法

PDCA 循环是 20 世纪 50 年代美国著名质量管理专家爱德华·戴明（W. Edwards Deming）根据信息反馈原理提出的全面质量管理方法，因而又称戴明循环。PDCA 是英文计划（plan）、执行（do）、检查（check）、处理（action）四个单词的缩写，是一种程序化、科学化、标准化的管理方式。

（一）PDCA 循环的步骤

PDCA 循环的实施过程分为 4 个阶段 8 个步骤，见图 12-1。

1. 计划阶段　此阶段包括四个步骤：第一步分析现状，找出存在的质量问题，确立质量改进项目；第二步逐项分析影响质量的各种因素；第三步找出影响质量的主要因素；第四步针对影响质量的主要因素研究对策，制定措施，拟定改进计划，并预测效果。

2. 实施阶段　即第五步，按照制定的质量改进计划及要求，组织相关人员认真实施。

3. 检查阶段　即第六步，根据计划要求、实际执行情况，把执行结果与要求达到的目标进行对比检查，衡量和考察所取得的效果，发现问题并制定下一步改进措施。

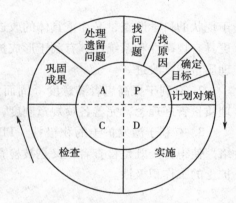

图 12-1　PDCA 循环 8 个步骤

4. 处理阶段　分为两个步骤：第七步把成功的经验总结出来，纳入各项标准（技术标准或管理工作标准），巩固已取得的成绩，防止不良结果再次发生；第八步把没有解决的或新发现的质量问题转入下一个循环，并制定新的循环计划。

（二）PDCA 循环的特点

1. 系统性　PDCA 循环的四个阶段必须是完整的，缺一不可。制订计划是为了实施，检查是为了确认实施的效果，是处理的前提，而处理是检查的目的。

2. 关联性　大循环是小循环的依据，小循环是大循环的基础，各个循环之间相互协调，相互促进，见图 12-2。

3. 递进性　PDCA 循环的四个阶段周而复始的运转，每循环一次都有新的目的和内容，产品质量、过程质量或工作质量就提高一步，见图 12-3。

（三）PDCA 循环对护理质量管理的意义

1. 促进护理质量的持续改进　PDCA 循环既强调基

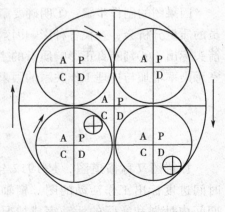

图 12-2　PDCA 循环关联性示意图

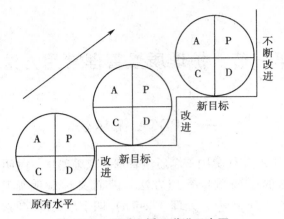

图 12-3　PDCA 循环递进示意图

于现状的科学调查，又注重具体的改进措施，并强化追踪落实与效果评价，使护理质量控制更具有规律性和系统性，有利于形成护理质量管理的良性循环体系，提高管理效能，促进护理质量持续改进。

2. 有利于提高患者满意度　周而复始的 PDCA 循环可有效强化"以病人为中心"的护理质量管理理念，完善各项规章制度，优化护理工作流程，提高患者的满意度。

3. 有利于激发护士的积极性　PDCA 循环强调全员参与，注重构建透明的质量管理网络，使得护士既是检查者，又是被检查者，人人有目标、有压力、有动力，从而有利于激发护士的工作积极性。

二、因 果 图 法

因果图又名石川图、鱼骨图、特性要因图，是一种用于分析质量特性（结果）与可能影响质量特性的因素（原因）的工具。该方法通过分层次列出各种可能导致某结果产生的原因，帮助人们识别与该结果有关的真正原因，特别是关键原因，进而寻找解决问题的方法。其方法是先找出影响质量的大原因，然后从大原因中找出中原因，再从中原因中找出小原因，步步深入，直到找出具体原因为止。

因果图的制作步骤：①明确要解决的质量问题；②针对要解决的问题召开专家及有关人员的质量分析会，查找各种影响因素；③将影响质量的因素按大、中、小分类，依次用大小箭头标出；④判断真正影响质量的主要原因和次要原因。图 12-4 是某医院护理部分析手术室感染率增加与护理工作关系的因果图。

三、甘 特 图 法

甘特图又称横道图，是 1912 年美国人亨利·甘特（Henry Gantt）提出的一种按照时间进度标出工作活动的图。横轴表示时间，纵轴表示活动（项目），线条表示在整个期间内计划和实际的活动完成情况。该方法简单明了，可以直观地表明任务计划的进展

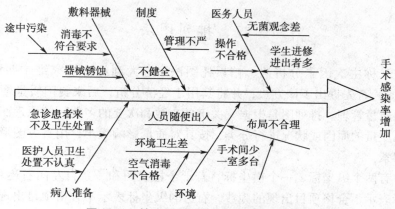

图 12-4 某院手术感染率增加因果分析图

情况。

甘特图用于护理质量管理中，一般分为以下几个步骤：

第一步，列出需要实施的任务及分项目。例如将护理质量控制内容分列出大项目：病房管理、医院感染、基础护理、护理文书、实习带教等，再将各大项目进一步分化出细项目。

第二步，按照时间顺序对任务进行规划。例如以天为时间单位，编排周一至周五每日检查项目表，每个月 4 周均按第 1 周内容重复执行。

第三步，编制护理质量控制内容时间项目甘特图。图的横坐标为时间，纵坐标为质量控制项目，如床单元整洁、生命体征测量、引流管护理等。在各质量控制项目内容表格上标记时间跨度，反映检查工作的持续时间，见图 12-5。

第四步，审核和调整甘特图。根据质控项目内容的复杂程度和重要性以及前期实践和效果评价，调整质控日程安排，使质控运行图不断完善，确保护理质量控制每天有计划、有重点，每月有统筹安排，促使护理质量持续提高。

编号	项目	星期								
		一	二	三	四	五	六	日	一	二
1	基础护理									
1.1	压疮及预报跟踪									
1.2	床单元整洁									
1.3	引流管护理									
1.4	留置导尿护理									
1.5	口腔护理									
1.6	T、P、R测量情况									
1.7	标本送检情况									
2	医院感染管理									
2.1	无菌观念及操作									
2.2	无菌物品有效期									
2.3	手卫生执行									
2.4	重复使用物品消毒处理									
2.5	垃圾分类放置									

图 12-5 护理质量管理甘特图

四、排列图法

排列图法又称主次因素分析法、帕累托图法。意大利经济学家维尔弗雷多·帕累托（Vilfredo Pareto）首先提出了该方法，并将其用于经济分析，后来美国质量管理专家朱兰将它应用于全面质量管理。排列图是根据"关键的少数和次要的多数"的原理而制作，也就是根据影响产品质量的原因或状况进行分类，按其对质量影响大小，用直方图形顺序排列，从而找出主要因素。

排列图中有两个纵坐标、一个横坐标、若干个柱状图和一条自左向右逐步上升的折线。左边的纵坐标表示不合格项目出现的频数，右边的纵坐标表示不合格项目出现的百分比，横坐标表示影响质量的各种因素，按影响大小排列，直方形高度表示相应因素的影响程度，曲线表示累计频率。

排列图的作用：①确定影响质量的主要因素。一般把所有影响因素分为三大类：累计百分比在80%以内为A类因素，即主要因素；累计百分比在80%～90%为B类因素，即次要因素；累计百分比在90%～100%为C类因素，即一般因素。显然，只要A类因素消除了，大部分质量问题也就得到解决。②确定采取措施的顺序。③动态排列图可评价采取措施的效果。

排列图绘制的步骤：①确定调查事项，收集数据；②按内容或原因对数据分类，然后整理数据，计算累积数和累积占有率；③做出柱形图，画出累积曲线；④填写有关事项。

例如：某医院对2010—2011年145起住院患者投诉原因进行了统计，见表12-1。根据表中的数据，制作排列图，见图12-6。从排列图可以看出，145起住院患者投诉原因主要是服务态度差、病室环境不安静，此两项累计百分比高达82.1%，属于A类因素。消除这些因素，大部分质量问题即可得到解决。

表 12-1　某医院 2010—2011 年住院患者投诉原因

投诉原因	投诉次数	百分比（%）	累计百分比（%）
1. 服务态度差	66	45.5	45.5
2. 病室环境不安静	53	36.6	82.1
3. 护士穿刺技术差	11	7.6	89.7
4. 收费不合理	5	3.4	93.1
5. 治疗不及时	3	2.1	95.2
6. 液体渗漏	3	2.1	97.3
7. 其他	4	2.7	100.0
合计	145	100.0	—

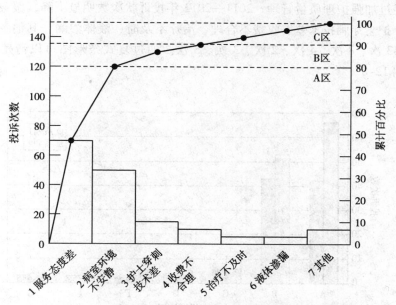

图 12-6　某医院 2010—2011 年住院患者投诉原因排列图

五、条形图法

条形图也叫长条图、直条图，是用单位长度表示一定的数量，根据数量的多少画成长短不同的直条，然后把这些直条按一定的顺序排列起来。条形可以是竖条，也可以是横条。从条形图中很容易看出各种数量的多少，便于比较。条形图又分为单式条形图和复式条形图，前者由一类数据组成，后者由多类数据组成，并用不同的颜色标出。

如果将表 12-1 中的患者投诉原因分布状况用单式条形图表示，则显示为图 12-7。

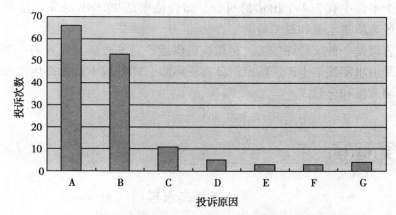

图 12-7　某医院 2010—2011 年住院患者投诉原因条形图
A. 服务态度差；B. 病室环境不安静；C. 护士穿刺技术差；
D. 收费不合理；E. 治疗不及时；F. 液体渗漏；G. 其他

该医院经过加强护理质量管理，2011—2012 年投诉状次数明显下降，服务态度差、病室环境不安静、护士穿刺技术差、收费不合理、治疗不及时、液体渗漏、其他各投诉次数分别降至 42 次、43 次、8 次、4 次、2 次、3 次、3 次。通过复式条形图可以清楚地看到投诉改进状况，见图 12-8。

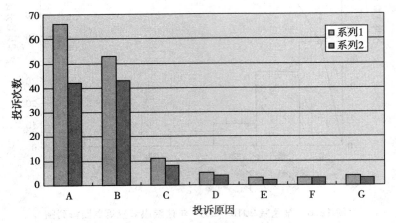

图 12-8 某医院 2010—2012 年住院患者投诉原因变化条形图

A. 服务态度差；B. 病室环境不安静；C. 护士穿刺技术差；D. 收费不合理；

E. 治疗不及时；F. 液体渗漏；G. 其他；

系列 1. 2010—2011 年投诉情况；系列 2. 2011—2012 年投诉情况

六、六西格玛管理

西格玛（σ）在统计学中表示标准差，反映的是质量特征值偏离正态分布均值的大小，如单位缺陷或错误的概率性。西格玛值越大，错误或缺陷就越少。六西格玛是一个目标，可解释为每百万个事件中有 3.4 个出错的机会，即合格率是 99.999 66%。这是一个近乎于人类能够达到的最高质量水平和最完美的境界。

六西格玛管理是一种统计评估法，是组织提供近乎完美产品和服务的一个高度规范化的过程。其核心是追求零缺陷生产、防范产品责任风险、降低成本、提高生产效率和市场占有率、提高顾客满意度和忠诚度。

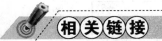 **相关链接**

西格玛水平

6 个西格玛 = 3.4 失误/百万机会：意味着卓越的管理、强大的竞争力和忠诚的客户。

5 个西格玛 = 230 失误/百万机会：意味着优秀的管理、很强的竞争力和比较忠诚的客户。

4 个西格玛 = 6210 失误/百万机会：意味着较好的管理和运营能力，满意的客户。

3 个西格玛 = 66 800 失误/百万机会：意味着平平常常的管理，缺乏竞争力。

2 个西格玛 = 308 000 失误/百万机会：意味着组织资源每天都有三分之一的浪费，组织生存艰难。

1 个西格玛 = 690 000 失误/百万机会：意味着每天有三分之二的事情做错，组织将无法生存。

（一）六西格玛管理的原则

1. 高度关注顾客满意度 以广泛的视角关注影响顾客满意度的所有因素，并努力提升顾客满意度和服务水平，进而提升业绩。

2. 注重数据和事实 高度重视数据，依据数据和事实决策以获得更多改进机会，达到消除或减少工作差错及产品缺陷的目的。

3. 重视流程改进 重视并通过流程改进使产品质量得到显著性甚至突破性提高，从而使组织获得显著的经济利益。

4. 有预见的积极管理 六西格玛用动态的、即时反应的、有预见的、积极的管理方式取代被动的习惯，促使组织在当今追求近乎完美质量水平的竞争环境下快速向前发展。

5. 倡导无界限合作 无界限合作也叫全面合作，是指打破一切人为屏障，如来自职能、官衔、地域、种族、性别等方面的障碍。这就扩展了合作机会，加强部门之间、上下环节之间的合作和配合。

（二）六西格玛管理步骤

六西格玛有一套全面而系统地发现、分析、解决问题的方法和步骤，这就是业务流程改进遵循的 DMAIC 五步法。

1. 定义（define）阶段 主要是明确问题、目标和流程。例如对比分析护理质量指标体系数据，找出与六西格玛水平相对应的 σ 值，使差距量化，为护理质量的改进寻找一个可晋级的目标。

2. 测量（measure）阶段 详细了解患者最重视什么，获悉患者的期望，根据患者需要制定不同类型的患者需求调查表，进行测量，收集数据。

3. 分析（analyze）阶段 应用统计学方法对数据进行分析，找出有统计学意义并且影响患者满意度的关键因素，提出解决方案，选择可操作性的最佳方案。

4. 改进（improve）阶段 实施最佳方案，并在实践中不断验证和完善措施，最终将措施标准化。

5. 控制（control）阶段 确保所做的改善能够持续下去，避免错误再次发生，采取措施以维持改进的结果。控制是六西格玛能长期改善质量、降低成本的关键。

（三）六西格玛管理对护理质量管理的意义

1. 提升护理质量 有助于护理组织树立注重细节、追求完美、"一次就要做好"的观念，杜绝或者减少护理缺陷，提高护理质量。

2. 提高患者满意度 强调以病人为中心，关注并尽力满足患者的各种合理性需求，为患者提供个性化护理服务，提高患者满意度。

3. 提高管理效益　采用量化方法分析护理流程，护理决策以数据和事实为依据，强调科学性与实用性，避免决策失误，提高管理效率与效益。

七、品　管　圈

品管圈（quality control circle，QCC）亦称持续质量改善小组、质量控制圈、质量小组等，由日本石川馨（Kaoru Ishikawa）博士于 1962 年所创，是指由同一个工作场所的人员，为了解决质量问题或突破工作绩效，自动自发地结合成一个小组（圈圈），然后分工合作，解决工作场所的障碍问题，以达到质量与业绩持续改善的活动。

护理品管圈活动的宗旨是及时发现护理工作中存在的不足，制定相关管理措施，消除隐患，为提升护理质量和工作顺利开展提供有效保障。

（一）品管圈活动实施步骤

1. 成立组圈　根据存在的不同问题，在自愿的前提下组成不同的品管圈活动小组，每组 6 人左右，圈长由小组成员民主推选。

2. 制定主题与活动计划　结合实际工作，从质量、服务、效率、成本等方面，以民主方式确定活动主题。主题的选定一般以 3 个月左右能解决问题为原则。讨论并制定活动计划及进度表，确定分工与职责。

3. 分析现状　针对选定的主题，分析质量问题产生的原因。使用控制圈、因果图、条形图、排列图、检查表、层别法、散布图等方法，从各个角度找出影响问题的主要原因。

4. 制定活动目标　从工作实际出发制定本次活动要达到的目标。目标既要有一定的挑战性，又要有可行性。

5. 制定对策　制定达到目标值的具体对策和方法。

6. 实施　圈员按照制定的方法实施，及时收集相关动态数据，分析并提出修改计划。

7. 评价成果　评价对策实施的效果，无效对策需通过会议取消，并提出新对策。

8. 制定标准　将经过验证的成功经验纳入标准化管理内容，以巩固成果。

（二）品管圈活动对护理质量管理的意义

1. 改变了护理质量管理的模式　以往的护理管理方式大都是自上而下的管理，护士是被管理者、被检查者，而品管圈则提供由下而上的管理模式，使护士自动自发地参与管理活动，并在工作中获得满足感。

2. 有利于提高护士评判性思维能力　品管圈活动的特点是人人都有参与决策和解决问题的机会。参与活动的护士必须通过认真观察、学习才能提出问题，采用科学的统计技术和工具来分析问题，并制定出改进措施，有利于提高护士评判性思维能力和解决问题能力。

3. 有利于增强团队合作意识　品管圈重视团队活动，强调通过相互沟通，让组员感受到共同协作的快乐，有利于增强团队合作意识，提高团队协作能力和凝聚力。

4. 有利于促使管理标准化　品管圈采取科学的方法查找原因、制定对策、实施对策、效果确认及评价，有利于促使所有护理活动形成标准化作业规则，从而使护理质量持续改进。

第二节　护理质量评价与持续改进

一、护理质量评价的内容

（一）以要素质量为导向的评价内容

要素质量是护理质量的基础和重要内容，以要素质量为导向的护理质量评价主要包括以下几个方面：

1. 环境方面　就医环境、结构布置是否合理，患者所处环境是否安全、清洁、整齐、舒适，以及温湿度是否适宜等，是护理质量的基础性内容。

2. 护士方面　主要指护士个人素质和业务水平是否合乎标准、职责是否明确，护理方式的选择是否恰当，管理者的组织协调是否合理等。

3. 物资方面　主要指与护理工作相关的器械、设备是否处于正常工作状态，各类药品、消耗品、办公用品等是否合格与完备。

4. 患者方面　主要指护士是否掌握患者的病情，是否制订有针对性的护理计划，采取的护理措施是否有效，患者的生理、心理是否得到照顾。

5. 制度方面　主要指各类规章制度是否健全并得以落实，护理文书是否完整，后勤保障工作是否到位等。

以要素质量为导向的评价方式有现场检查、定期考核、问卷调查、查阅资料等。

（二）以流程优化为导向的评价内容

护理流程优化是对现有护理工作流程的梳理、完善和改进的一项策略，不仅要求护士做正确的事，还要求护士正确地做这些事，以达到降低护理风险，提高患者满意度，减轻护士工作压力，提高护理工作效率和护理质量的目的。以流程优化为导向的评价就是以护理流程设计、实施和改进为导向对护理质量进行评价，即针对某一个或多个优化指标进行评价，具体表现为：

1. 护理管理　主要指护士的配置能否发挥最大效益，护理班次安排能否满足患者的需求，以及是否有利于护士身心健康和护理工作的安全有效运行，护理操作流程是否简化，是否使得患者、护士、医院均受益等。

2. 护理服务　主要指护士接待患者是否主动热情，患者安置是否及时妥当，是否能经常主动与患者沟通交流，入院、出院介绍是否详细等。

3. 护理技术　主要指急救、护理基础操作、健康教育、药品配置、心理护理等技术是否规范，流程是否合理。

4. 护理成本　主要指病房固定物资耗损情况、一次性物品使用情况等。

以护理流程优化为导向的评价方式主要为现场检查、考核和资料分析，包括定性评价和定量评价。

（三）以患者满意为导向的评价内容

患者作为护理服务的受体，对护理质量的评价是最直接并较为客观的。以患者满意为导向的护理质量评价是将监测评价重点放在患者满意度方面，将监督、评价护理质量的权力交给患者，既维护了患者的权益，又最大限度地实现了护理工作以满足患者需求为目的的服务宗旨。依据患者对护理服务的评价，分析、评估护理服务的效果，从而达到护理服务质量持续改进的目的。评价内容包括：护士医德医风、工作态度、服务态度、技术水平、护患沟通、健康教育、病区环境管理、护士长管理水平等。

以患者满意为导向的评价方式有：①与患者直接沟通：这是获取患者满意程度的最佳方式，可采用定期召开患者座谈会、设立患者来信来访室、开通热线电话等方式收集患者意见；②问卷调查：可通过信函、传真、电子邮件、网上调查、现场发放调查表等形式征询患者意见与建议；③患者投诉处理：医院应主动设立公开投诉热线电话，在重要场所设立投诉箱，方便患者投诉，广泛获取患者意见。此外，还可以通过新闻媒体报道、权威机构的调查、行业协会调查等方式获取患者满意度信息。

二、护理质量评价的方法

（一）建立健全质量管理和评价组织

成立护理质量督导组是护理质量管理和评价的组织保证。医院分管护理工作的副院长或护理部主任任督导组组长，督导组由科护士长及部分护理专家组成，科室与病区分别成立护理质量控制小组，形成护理部、科护士长、护士长三级循环管理体系。

1. 一级质控　以病区护士长为核心，成立由护士长和 2～3 名护理骨干组成的质控小组，建立科学的质控制度，进行自我监控，要求每日检查，每周讲评。

2. 二级监控　由科护士长每天下科室，随机检查各病区护理质量，即时监控与指导，每月小结。

3. 三级监控　护理部成立由护理部主任、科护士长和护理专家组成的质控小组，根据医院质控标准，每季度进行质量大检查，主动发现问题并提出整改意见。

（二）加强信息管理

信息是质量管理的重要基础，是计划和决策的依据。护理质量管理依赖于护理信息的正确、及时与全面。因此，护理管理者要注意信息的获取和应用，对各种信息流进行集中、比较、筛选、分析，从中找出干扰质量的主要的和一般的、共性的和个性的因素，再从整体出发，结合客观条件做出适当指令。

（三）采用数理统计指标进行评价

医院护理部应根据各科室报表及检查、督导情况，建立反映护理工作数量、质量的统计指标体系，使质量评价更具有科学性。运用统计方法时要注意统计资料的真实性、完整性和准确性，注意统计数据的可比性和显著性。按照统计学原则要求，正确对统计资料进行逻辑处理。

（四）评价的时间

1. 定期评价

（1）综合性全面定期检查评价：可按季度或半年、一年进行，由护理部统一组织全面检查评价。检查时应有所侧重，注意重点单位、重点问题。

（2）专题对口检查评价：根据每个时期的薄弱环节，组织对某个专题项目进行检查评价。时间随任务内容而定，质量管理人员按质量标准定期检查评价。

2. 不定期评价　各级护理管理人员、质量管理人员根据临床实际和相关检查评价标准，随时深入到临床科室进行检查评价。

三、护理质量持续改进

（一）质量持续改进概述

持续质量改进（continuous quality improvement，CQI）是在全面质量管理基础上发展的，以系统论为理论基础，强调持续的、全程的质量管理方法。该方法在注重终末质量的同时，更注重过程管理、环节控制，强调管理的连续性和质量的不断提升。

质量改进不同于质量控制。质量控制是使产品或服务保持已有的质量水平，或符合相关标准；质量改进是在现有质量水平基础上逐步提高，使质量达到一个新水平、新高度。质量改进必须遵循以下要求：①质量改进是为了做得更好；②质量改进必须把服务对象的利益放在第一位；③质量改进必须得到组织内所有人的认同与参与；④发现需要改进的问题是质量改进的契机；⑤质量改进策略需建立在充足的资料和数据基础上；⑥质量改进是一个持续的过程。

（二）护理质量持续改进的方法

护理质量持续改进最常用、最典型的方法是 PDCA 循环法。该方法已在本章第一节详细介绍，这里不再赘述。此外，下面两种方法可以分别从"事前预防"和"事后纠正"两个方面加强质量管理，并使护理质量持续改进。

1. 失效模式与效应分析　失效模式与效应分析（failure mode and effects analysis，FMEA）是一种基于团队的、系统的及前瞻的分析方法，用于识别一个程序或设计出现故障的方式和原因，以及为改善质量提供建议并制定措施。FMEA 强调的是"事前预防"，即预见性地发现流程缺欠，在发生问题前修正已经失效的模式，防患于未然，避免发生不良事件及质量问题。

2. 根本原因分析法　根本原因分析法（root cause analysis，RCA）是对不良事件进行回顾性分析，进而使质量不断改进的管理方法。通过对已经发生的事件和问题进行分析，找出发生问题的根本原因，针对其薄弱环节及程序缺欠进行修改或重新设计，以减少或防止类似事件重复发生。该方法的核心理念是分析整个系统及过程，而非个人执行上的过错与责任。

在护理质量管理中实施 RCA 时，护理管理部门应先建立专业化的项目质量改进小组。根据项目性质，选择相关的护理业务骨干参与，由具有丰富管理经验的护理专家任组长，分析质量各个环节，找出影响质量的根本原因，重新修改、细化护理工作（操作）流程，明确质量标准，在实施过程中及时总结评价，以便继续巩固。

虽然根本原因分析法不能提前阻止错误的发生，只是"事后纠正"，但仍能起到亡羊补牢的作用，使同类不良事件不会再次发生，达到了护理质量的持续改进。

在护理质量管理中，可以将 FMEA 与 QCC 相结合，调动全体护士的积极性，集中集体智慧，分工协作，发挥团队优势，以促进护理质量持续改进。

护理质量改进是一种不间断的过程，没有终点。护理管理者应建立前瞻性的护理质量管理模式，将质控的重点前移，同时对不良事件进行原因分析和调查总结，采取"事前"预防与"事后"纠正相结合的方法，不断推进护理质量持续提升。

四、优质护理服务

（一）优质护理服务的概述

1. 优质护理服务概念 优质护理服务是指以病人为中心，强化基础护理，全面落实护理责任制，深化护理专业内涵，能够为患者提供安全、优质、满意的护理服务。"以病人为中心"是优质护理服务的核心理念，是指所有护士在思想观念和护理行为上处处为患者着想，紧紧围绕患者的需求，提高服务质量，控制服务成本，简化工作流程，为患者提供"优质、高效、低耗、满意、放心"的护理服务。

背景资料

优质护理服务示范工程

卫生部发布了《2010 年"优质护理服务示范工程"活动方案》的通知，在全国范围内逐步开展以患者满意、社会满意、政府满意为目标的"示范工程"活动。要求到 2010 年底，在全国创建 100 所"优质护理服务示范医院"、300 个"优质护理服务示范病房"和 600 名"优质护理服务先进个人"。通过 2010 年的工作，以点带面，在总结经验的基础上于 2011 年进一步推广。

实施"优质护理服务示范工程"的目的是：在卫生系统各级各类医院全面加强临床护理工作，坚持"以病人为中心"，强化基础护理，提高护理质量，改善护理服务，保障医疗安全，努力为人民群众提供安全、优质、满意的护理服务。

---

2. 优质护理服务的内涵 通过倡导人性化服务理念，注重人性化护理管理，营造人性化服务环境，更好地满足护理对象的基本生活需求，保证患者安全与躯体的舒适，协助平衡患者的心理，取得患者家庭和社会的协调和支持，用优质护理提升患者与社会的满意度。

3. 优质护理服务管理

（1）调研患者的期望或要求：定期对患者及家属进行服务调研和满意度调查，深入收集、分析服务对象的期望和要求，制定可行、合理的护理服务标准，根据服务标准加强管理。

（2）倾听护士的意见与建议：护理管理者应积极倾听一线护士的意见和建议，减少管理层次，增加与护士直接沟通的机会，从而调动护士工作的积极性与创造性。

（3）建立优质护理服务团队：确定护理服务目标，培养团队精神。加强培训，树立优质服务理念，提高服务技能，规范服务行为，提高发现问题、分析问题、解决问题的能力，以及持续改进服务质量的能力。

（二）满意服务与感动服务

1. 满意服务 满意服务是指护士认真执行医嘱和各种规章制度及操作流程，在服务上按标准和常规执行，以达到患者满意的服务。日本东京理工大学教授狩野纪昭（Noriaki Kano）提出 KANO 模型，将顾客满意度分为三个层次：

（1）基本预期境界：这是患者认为应当提供的服务，被患者认可但不会感到特别满意。这一层次是满意度的基础，如果做不到会迅速产生不满。

（2）满意的境界：患者感到比期望的好，感到很满意。此类需求得到满足或表现良好，患者满意度会显著增加。而当此类需求得不到满足或表现不好时，患者的不满也会显著增加。

（3）惊喜的境界：此类需求一经满足，即使表现并不完善，也能使患者满意度急剧提高，患者接受服务后有喜出望外和惊喜之感。

2. 感动服务　感动服务不仅仅是人性化服务，也是融先进技术、优良设备、舒适环境和良好感知于一体的超值服务。感动服务是建立在满意服务基础上的人性化互动服务，体现"以人为本"的理念，是对患者生命与健康、权力与需求、人格与尊严的关心和关注，也反映了护士的素养和品格。

（1）感动服务的理念：感动服务是现代服务理念的又一次推进，是理想的目标，也是无模式、无止境的创新服务。感动服务是先进护理文化的重要组成部分，是有效的竞争手段，它可以促进服务行为从被动到主动的转变，促进服务由标准化向个性化迈进。感动服务是服务的更高境界，充分体现了人文医学思想，是人性化服务理念的需要，也是医院创建独特服务品牌的需要。

（2）感动服务的标志：护理工作中，感动服务应通过三个层次来实践和体现：①患者没想到的，护士想到了，患者需要的，护士做到了；②患者想到了，但认为护士做不到而没有提出，可护士主动做到了；③患者认为护士已经做得很好了，可护士要做得更好。这三个层次的感动效果是逐步增强的。护士应更新服务观念，变"供给"制服务为"需求"制服务，主动换位感受，实现完美服务。让每个患者都享受到超过个人期望的高品质护理服务，是取得患者信任的根本。

（3）感动服务的基本内容：感动服务是全过程、全方位、多层次的服务，它包括患者从入院到出院以及出院后的跟踪服务。具体包括：①转变服务观念；②优化服务流程；③提供个性化服务；④提供温馨护理；⑤提供细节服务。

感动式服务的开展有利于护士树立终身学习的理念，内强素质、外塑形象，有助于激发工作热情，发挥个人潜能，为患者提供优质、高效、全方位、多层次的惊喜服务，实现护患双赢。

五、投诉处理

随着社会的发展，人们对健康含义的认识不断深入，患者的法制观念、维权意识不断增强，对护理质量、护理安全提出了更高的要求。凡是因护理服务质量、服务态度、服务收费等原因而引起患者和家属的不满，并以书面或口头方式反映到护理部或有关部门转回护理部的意见，均为护理投诉。护理投诉轻者影响医院的声誉，重者影响医院的经济效益和社会效益，对当事人双方身心健康都造成极大影响。因此，如何减少护理投诉是新形势下护理管理所面临的新问题。

（一）投诉原因分析

护理工作具有工作环节多、操作多、交接多、技术强、服务要求细、时间连续性强等特点。当护理服务质量未达到患者的期望时，容易导致患者及家属的不满，引发投诉。常见的投诉原因主要有以下几个方面：

1. 沟通不及时　各种特殊检查、治疗前告知不全面，使患者及家属对风险认识不足；各种注意事项没有引起足够重视，引起患者不满或产生不良后果，或延误治疗的时机。

2. 服务不到位　护士缺乏以人为本的服务意识，不能换位思考，或因工作繁重和精力有限，与患者交流时，语气生硬，表情冷漠，致使患者及家属认为护士敷衍了事，而产生反感情绪。

3. 责任心不强　护士缺乏责任心，违反操作规程，自觉性不强，无菌观念淡薄，交接班制度落实不好，护理记录有漏记、错记现象，病情观察不及时，处理不果断，延误了病情抢救时机等。

4. 医疗费用问题　由于高新技术和新药物的临床应用等原因，医疗费用逐年上涨。患者对每日清单不清楚，极易造成患者的误解。因为各种原因多记账、错记账现象也时有发生。这些涉及医疗费用的问题也容易引起患者的投诉。

5. 其他　如病区环境欠佳、物品丢失、因信息不对称而导致患者误解等原因，也可能导致患者投诉。

（二）处理投诉的步骤

研究表明，对服务不满意的人中只有4%的人提出投诉，但所有不满意的人都会将不满告诉另外的10～20人，被告知者中13%的人又继续将这个坏消息传播给另外的10～20人。如果他们的投诉问题得到及时、妥善的解决，95%的人将会成为"回头客"。因此，为了提高患者的满意度和医院的社会声誉，必须正确对待和处理投诉问题。

1. 情感安抚　投诉接待者处理投诉时，应先关注患者的心情，站在患者的立场上，冷静、耐心地处理问题。注意转移并冲淡情绪爆发的程度，避免强调客观而使问题激化。如果患者在就医现场投诉时，应把患者从投诉现场引开，以避免打扰其他就医者。

2. 耐心倾听　一般患者投诉时情绪都不稳定，一旦发生争论，只会适得其反。因此，开始处理投诉时，必须耐心地倾听投诉者的抱怨，尽量了解问题发生的全过程，并边听边记录，适当地重复、确认投诉者提出的问题。在对方陈述过程中判断问题的起因，抓住问题的关键。

3. 分析问题　投诉受理者要认真分析问题的严重程度，是否有必要作进一步调查了解，投诉者有何诉求，等等。

4. 采取行动　投诉的处理必须付诸行动，不能单纯地同情和理解。能当场处理的尽量当场处理，不能当场处理的要告诉投诉者解决问题的步骤和时间。必要时要向上级领导汇报或找相关的科室、人员了解情况，以便客观公正地解决问题。

5. 详细记录　无论投诉大小，都应详细记录，以便管理者掌握、落实履行承诺的情况。只有真正执行了所有承诺，才可能得到投诉者的认可，圆满解决投诉。

6. 改进工作　要把投诉看作改进服务的契机，通过处理投诉，及时发现工作中的缺陷，并且从中总结教训，以便更好地为患者提供优质护理服务，构建和谐的护患关系。

（三）投诉的防范措施

根据护理投诉的原因，护理管理者应采取针对性措施防范护理投诉。

1. 加强护德护风建设，提高护士职业道德水平　护士应树立"以人为本，以病人为中心"的服务理念，严格护德规范，大力推进优质护理服务，改善服务态度。根据患者的实际情况实施"个性化护理"，让患者满意、家属满意，减少以致杜绝因护理服务引起纠纷。

2. 增强法制观念，提高护士依法服务和依法自我保护意识　随着社会的快速发展和国家法律、法规的逐步健全，人们在就医过程中应用法律来衡量医疗、护理行为的意识不断增强。因而应加强对护士的法制教育，提高护士的法律意识和遵纪守法的自觉性，依法从事护理工作，并懂得用法律保护自己。

3. 转变服务观念，规范服务行为　现代护理观念是以病人为中心，全方位为患者服务。作为特殊的消费者，患者有权利根据医疗条件、自己的经济状况等自由选择医院、医师、护士和医疗护理方案。护士应不断提高自身素质，经常换位思考、理解和尊重患者，主动告知患者目前的病情、治疗措施和效果，尽量满足患者的生理和心理需求。

4. 加强在职培训，提高护士专科护理水平　专科护士要加强自身学习、更新知识、互帮互学、取长补短。科室定期进行护理查房、业务学习、晨间提问、疑难病例护理讨论，以提高护士的专科理论水平。每年定期培训护理技术操作常规、专科技能操作、急救技能操作，并结合临床实际进行考核。

5. 改善沟通的技巧，建立良好的护患关系　良好的护患沟通与交流可增加患者对医疗技术局限性和风险性的了解，增强对护士的信任，有助于建立相互尊重、信任、配合的新型护患关系。

6. 落实规章制度，严格质量管理　强化岗位职责，合理安排工作人员，严格执行各项规章制度，认真落实查对制度及护理质量管理方案，不断提高护理管理水平。

7. 及早发现隐患，防止矛盾激化　护士应主动发现服务环节中的问题，并及时改进、解决，使纠纷消除在萌芽中，或使纠纷得到及时化解，防止矛盾激化。完善服务补救措施，争取患者和家属的理解、配合。

8. 加强收费方面的管理　随着患者消费意识、维权思想的逐步增强，对医疗服务收费方面的关注程度越来越高。医嘱清单不再只是医疗、护理行为的依据，更是医疗收费等多种信息的发生点。因此，应正确录入和核对医嘱，及时纠正不合理的医疗收费行为，保证患者医疗费用的准确性。

9. 改善就医流程与环境　发挥门诊服务台、分诊中心的功能，优化就医流程，减少排队次数与等候时间。及时增添护理辅助设备，满足临床需求。加强病房管理，保持病区干净、安静、整洁，尽量美化就医环境，体现人性化服务宗旨。

第三节　护理工作与医院感染控制

一、医院感染概述

（一）医院感染的概念

医院感染亦称医院获得性感染，是指住院患者在医院内获得的感染，包括在住院期间发生的感染和在医院内获得出院后发生的感染；但不包括入院前已开始，或入院时已处于潜伏期的感染。医院工作人员在医院内获得的感染也属医院感染。

医院感染既是一个严重的公共卫生问题，又是一个重大的医院管理课题。预防和控制医院感染，是保证医疗质量和医疗安全的一项重要工作。护士处于临床第一线，消毒、灭菌、无菌、隔离技术等都是护理工作的基础，护理工作贯穿于预防医院感染的各项工作、各个环节中。

（二）医院感染的分类

根据感染来源不同，医院感染分为：

1. 内源性感染　内源性感染是指免疫功能低下患者由自身正常菌群引起的感染，即患者在发生医院感染之前已是病原携带者，当机体抵抗力降低时引起自身感染。

2. 外源性感染　①交叉感染：在医院内或他人处（患者、带菌者、工作人员、探视者、陪护者）获得而引起的直接感染；②环境感染：由污染的环境（空气、水、医疗用具及其他物品）造成的感染，如由于手术室空气污染造成患者术后切口感染，注射器灭菌不严格引起的乙型肝炎等。

（三）医院感染的不良后果

医院感染的发生可能会带来一系列的不良后果。

1. 危害人群健康　首先，医院感染给患者增加痛苦，严重时使患者原发疾病的治疗不能达到预期的疗效，甚至产生难以治愈的后遗症或死亡，严重地影响医疗质量。其次，医院感染造就了新的感染源，通过传播途径而继续传播，可能会带来新的危害。

2. 降低医院的工作效率　医院感染会延长患者住院时间，加大医疗护理工作量和工作负担，使床位周转率下降，从而降低医院的工作效率。

3. 造成卫生资源的浪费　医院感染会增加患者、医保机构及国家的经济负担，造成卫生资源的浪费。

4. 妨碍先进技术的发展　医院感染易发生于接受多种现代先进技术检查和治疗的患者中，例如器官移植过程中，医院感染的发生可能导致移植失败。所以，医院感染是妨碍现代先进技术应用和发展的重要原因。

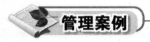 **管理案例**

天津市某妇幼保健院医院感染事件

2009 年 3 月 18 日、19 日，天津市某妇幼保健院有 6 例重症患儿转到北京某儿童医院治疗，其中 3 例患儿诊断为新生儿败血症，血培养结果均为阴沟肠杆菌阳性。因怀疑为医院感染所致，北京某儿童医院、北京市卫生局及时上报卫生部。接到报告后，卫生部立即成立专家组，与天津市卫生局组派的调查组抵达天津某妇幼保健院进行调查。经过调查，确定该事件是由于天津市某妇幼保健院新生儿室管理混乱并存在严重医疗缺陷造成的一起严重的新生儿医院感染事件。最终，6 例重症感染患儿中有 5 例死亡。

（四）医院感染管理中存在的问题

1. 对医院感染认识不足　主要体现在，对医院感染控制的意识不强，对医院感染控制的重要性认识不足，对相关制度执行不力，对控制范围模糊不清等。护士是消毒灭菌、护理操作的执行者。各项护理操作与医院感染预防与控制息息相关，特别是由个体独立完成的操作是否符合无菌操作程序，在紧急抢救时是否所有的处置均符合操作规范等，均关系到医院感染的发生与否，如果不严格把关，极有可能为医院感染埋下隐患。

2. 缺乏医院感染管理的知识　医院感染管理是近 20 年来兴起并迅速发展的边缘学科。我国现行的护理教育对医院感染控制相关知识涉及较少，且毕业后继续教育尚没有将其作为护理学科的重点科目，导致护理人员缺乏相应的知识和技能，常用的物品消毒技术不够熟练，常规物品的监测方法不够准确等。

3. 医院高层对医院感染管理重视不够　2003 年"非典"暴发以后，卫生部要求全国所有二级以上医院必须设置独立的医院感染管理部门，并配备一定数量的经过培训的专业管理人员。但是，由于医院感染管理是一项直接投入大，但直接经济效益不明显，甚至没有经济效益的工作，再加上不少医院高层对此项工作认识不清，导致一些医院在人员、资金、设施、设备、仪器、耗材等方面的投入严重不足，被动应付、得过且过、走过场、搞形势现象依然存在。近年来，全国多家医院发生过严重的院内交叉感染事件，都与医院领导对该项工作不重视有直接关系。

二、医院感染与护理管理

（一）护理管理在医院感染控制中的重要性

实践证明，预防比治疗更具主动性、积极性。WHO 于 1986 年向全球推荐的以消毒隔离、消毒灭菌、无菌技术操作、合理使用抗菌药物、监测并通过监测进行医院感染控制的效果评价为主的五项关键措施。这些措施的落实均涉及护理工作，其中护理管理在预防控制医院感染中起着关键作用。加强护理管理，对于提高医院感染管理水平具有非常重要的意义。

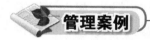
管理案例

新生儿脐部感染控制

某医院近期产科新生儿脐部感染率较高，脐残端愈合率偏低。护理部为此召开该科护士长及质控小组会议，认真分析原因。会议认为，可能的原因包括：①母婴同室，消毒隔离制度不严；②沐浴时脐残端浸泡在非无菌水中；③脐残端留置过长；④分娩过程中断脐器械可能被污染；⑤脐部护理不规范；⑥产前宫腔内感染。其中①、②、④应该是主要原因。为此制订了改进措施：①加强产程管理，增强无菌观念，严密监测供应室消毒情况；②严格消毒后再断脐，残端再严格消毒；③沐浴前用负压球罩住脐部，浴后严格消毒；④护士护理新生儿前消毒双手；⑤病室每日通风并消毒。

1 个月后，护理部对改进后的情况进行分析总结，发现新生儿脐部感染率明显下降，脐部残端 5 天愈合率达 88%，取得了良好的质控效果。

（二）护理操作中医院感染的预防

在临床工作中，护士与患者接触密切，抓好护理过程中的感染控制工作，是预防医院感染的关键环节，必须引起高度重视并采取有效的控制措施。

1. 预防呼吸机相关肺炎感染 加强病室管理，保持室内空气新鲜，晨间护理时对床铺采用消毒剂湿式清扫，以避免被单上的皮屑及病原微生物等在空气中飞扬；对接受全麻醉或胸腹部手术的患者、具有器质性肺功能不全的患者，鼓励勤咳嗽、深呼吸以助排痰；对卧床患者定时翻身拍背，鼓励患者做扩胸运动，增强肺功能；给氧器具、雾化吸入器具等按要求消毒；对呼吸机及管路等附件管理、口腔护理等操作应规范；对呼吸道传染病患者要采取适宜的隔离措施。

2. 预防导管相关泌尿道感染 对卧床、糖尿病和尿失禁患者，要督促并协助其按时行会阴部清洗，勤换内裤，保持清洁；严格掌握导尿指征，操作时严格执行无菌技术，做好留置导尿管的护理。

3. 预防胃肠道感染 做好患者床单元的卫生管理；做好可复用便器的清洁、消毒及一次性便器的无害化处理；做好患者的饮食管理，避免食用不洁食物；加大对患者手卫生的宣传力度。

4. 预防动静脉导管感染 在进行中心静脉，外周动、静脉管插管时，要严格掌握插管指征，选择好穿刺部位，操作时严格执行无菌技术，并做好置管后的护理。

5. 预防手术部位感染 做好手术前患者皮肤的准备，备皮时要对所用物品消毒；严格遵守手术室无菌操作规范；做好手术后伤口的护理，如护理手术切口前、后按规定洗手，换药器械与敷料达到灭菌要求，换药器械一人一用一灭菌，注意观察伤口愈合情况。

6. 预防皮肤感染 做好危重、卧床患者的皮肤护理，每 2 小时翻身按摩骨突出处一次，有条件的可卧海绵床或气垫床；保持床单整洁干燥，减轻对患者皮肤的摩擦；一旦出现红斑、水疱，应想方设法使其加速愈合，预防进一步损伤和感染。

（三）护理管理中医院感染的控制措施

1. 更新观念，提高认识 医院感染可能会发生在护理工作的每一个环节、每一项操作、每一个需要护理的患者中。护理管理者要加大教育力度，提倡"慎独"精神，树立"主人翁"意识，克服"可控可不控"的错误倾向，增强"非控不可"的观念。只有人人强化控制医院感染的意识，医院感染才能得到有效控制，护理质量、医疗效果才能得到保证。

2. 完善体系，加强管理 成立医院感染管理委员会，建立医院感染管理三级网络组织体系，对医院感染监控工作实施"全员、全程、全面"的组织与领导。护理部成立护理感染管理二级网络体系，即各护理单元为一级管理，护理部为二级管理。

（1）一级管理为自我监测：负责对本病区的规章制度的建立与完善、执行与自我督查；检查督促消毒隔离措施、无菌技术操作和消毒灭菌质量监测等工作，及时发现问题、制定整改措施并实施；协助做好医院感染病例监测与报告。

（2）二级管理为护理部监控：定期督查与随时监督、抽查相结合。根据医院制定的质量指标体系，重点抓好薄弱环节的控制。对检查中发现的问题，及时制订整改措施，并限期整改落实。对各科室存在的普遍性问题，护理部可会同医院感染管理部门与护士长共同分析讨论、提出解决方案。

3. 强化培训，提高知识与技能 医院感染管理作为一门新兴的、迅速发展的学科，相关的理论和技术进展很快。应定期组织开展医院感染知识和技能的培训，及时掌握新的规范和标准。建立严格的培训制度和培训计划，分层次制定相应的知识和技能目标。考核结果与奖惩挂钩，并纳入学分管理，形成激励机制，调动全员参与。

4. 加强重点部门（科室）的管理　应把手术室、产房、重症监护病房、内镜室、消毒供应中心、血液净化病房、器官移植病房等作为医院感染管理的重点部门，作为护理质量管理的主要对象；深入各科室督查制度、措施执行情况；针对发现的问题，指导制定整改措施。根据各专科医院感染管理、消毒隔离管理要求，从建筑布局、区域划分及各区域房间设置等方面提出合理建议，加强监管和督导。

5. 严格无菌技术管理　加强无菌物品的管理，严格无菌物品的领取、存放和使用制度与程序，必须一人一用一灭菌；无菌操作前、后应规范洗手或手消毒；治疗车、换药车物品摆放应规范，上层为清洁区，下层为污染区；进入病室的治疗车、换药车应配有快速手消毒剂。

6. 强化病房管理　各临床科室应根据本科室的特点制定各项规章制度、消毒隔离措施、操作流程，做到全员重视、规范操作、人人把关；护士长负责督促、检查各项消毒隔离制度落实情况，使各项护理工作均在制度控制之下进行，发现问题及时纠正；针对薄弱环节和存在问题，制定并实施改建措施；病房每天定时通风换气，保证空气新鲜；保持室内清洁、床单位整洁，为患者提供舒适、整洁的休养环境。

7. 加强一次性医疗用品的管理　医院感染管理科、护理部应及时掌握一次性用品使用的信息，严格监管购入、管理、使用和回收各个环节，发现问题及时反馈，发挥监管作用。做好一次性医疗用品的分类、存放及使用管理。使用前须对其有效期，包装完整性等认真检查；使用中若出现热原反应，须保存好样本备查、并及时上报医院感染管理科和护理部、采购部门进行处理；使用后分类弃置于不同的容器内，由专人负责回收处理，严禁自行处理和倒卖。

8. 标准预防、手卫生的预防与控制　研究表明，医护人员每天坚持高质量的洗手消毒可使医院感染发生率降低 25% ~ 50%，因而实施标准预防措施，保持手卫生是有效预防和控制病原体传播，从而降低医院感染发生率的最基本、最简单，且行之有效的手段。

9. 严把消毒灭菌质量关　2009 年 4 月 1 日，卫生部颁布了有关于消毒供应中心的三个卫生行业标准，规范了消毒供应中心的管理、操作及消毒灭菌效果监测。消毒供应中心是承担各科室所有重复使用诊疗器械、器具和物品清洗消毒、灭菌以及无菌物品供应的部门。医院应采取集中管理的方式，对所有需要消毒或灭菌后重复使用的诊疗器械、器具和物品由消毒供应中心回收，集中清洗、消毒、灭菌和供应。

10. 职业安全防护及职业暴露后处理　我国护理教育体系中尚缺乏有关护士职业防护的专门课程，医院对护士的职业防护宣传教育也较少，护士的职业防护意识淡薄，防护能力较低；繁重的护理工作，也会使护士忽视对自身的保护。各科室应根据可能发生职业暴露的高危因素，有针对性地加强职业暴露防护知识、技能的宣传培训，做到人人掌握防护知识、熟悉暴露后处理流程；要备齐符合要求的职业暴露防护用品，放置于固定、显著的地方，便于取用；按规定及时上报已发生的职业暴露；配合医院感染管理科等相关部门完成检测、登记、药物应用、疗效观察和追踪。

11. 合理使用抗菌药物　人体正常微生态失衡及医院感染的发生与抗菌药物使用不当和滥用密切相关。护士应掌握抗菌药物的药理作用、应用特点、应用原则，不同药物间的合理搭配、配伍禁忌等，以期达到治疗效果，避免不良现象的发生。

12. 加强医疗废物管理 护士要严格遵守医疗废物管理制度和医疗废物的交接制度。不同医疗废物与生活垃圾要分类包装、存放与处理，收集不同医疗废物的容器应按规定分别标识；医疗废物存放选址要合理，并定期消毒；如医疗废物发生意外泄漏、扩散等污染事件，护士应该采取应急控制措施，封锁现场，进行彻底清洁和消毒，尽可能降低或避免废物对周围环境的污染。

（黄志红）

复习思考题

1. PDCA 循环的步骤及特点有哪些？

2. 护理质量管理常用的方法有哪些？

3. 护理质量评价的内容有哪些？

4. 如何做到护理质量持续改进？

5. 何为优质护理服务？优质护理服务的内涵是什么？

6. 护理管理中如何预防控制医院感染？

第十三章

护理信息管理

学习目标 ▮▮▮

识记：

护理信息与护理信息学的概念、护理信息的特点与分类，护理信息收集、加工与利用方法。

理解：

护理信息的发展及应用，医院信息系统的作用，护理信息管理的发展趋势。

运用：

护理信息管理的程序、原则及方法。

预习案例

某医院是一所拥有 1500 多张床位，年收治患者 25 000 多人的三级甲等综合医院，近年来，随着医院规模的逐渐扩大和收治患者的不断增多，医院管理也由过去的人工管理向信息化管理不断推进。目前已经在全院各临床科室全面推广使用电子病历，不仅节省了医院人力资源成本，而且使医疗档案更加规范、完善，且便于管理。

案例思考

1. 电子病历与传统病历相比较有哪些优势？

2. 举例说明护士如何有效利用医院信息系统来加强对患者的管理？

在飞速发展的信息化时代，护理信息管理已成为势不可挡的趋势。科学的管理方法要通过现代化的管理手段来实施，护理信息能否得到及时、准确的传递是护理管理工作需要迫切解决的问题。目前以计算机为代表的信息技术在医院日常工作的各个方面得到广泛应用，在很大程度上对提高医院管理水平、经济效益、社会效益和医疗护理质量等方面产生了积极的作用。

第一节　护理信息与护理信息学

一、信　　息

信息是指反映客观事物本质、特征、现象的语言、文字、符号、声音、图像、数据等资料。信息是事物的本质、特征、运动规律，以及事物之间相互联系、相互作用的反映。在日常信息管理工作中，文献、资料、情报、知识、数据以及消息、新闻等均以不同的形式反映事物的运动状态或特征。

（一）信息的特征

认识信息的特征有利于全面了解信息的内涵，准确把握信息的使用价值。信息的特征主要包括：

1. 客观性　客观性是信息的核心属性，任何不符合事实的信息不仅不能增加任何知识，而且有严重的危害。用失真的信息进行决策，就会造成决策失误，使组织遭受巨大损失。但现实中，确实有些事物在特殊情况下会表现出对人们极具误导作用的信息。

2. 传递性　信息在运动中产生，在传递中发挥价值。信息的获取、利用以及信息的反馈，必须借助于信息的传递。

3. 依附性　信息的记录、储存、传递和价值实现必须依附于某种载体，并以载体的形式表现出来，如语言、文字、声音、图像、光波、磁带、光盘等。没有载体就没有信息，但信息的内容不会因记录的手段或载体形式的改变而发生变化。

4. 价值相对性　信息作为一种特殊的资源具有相应的价值，能够满足人们某些方面的需要。但信息使用价值的大小是相对的，它取决于接收信息者和使用信息者的需求、理解、认知、判断与使用能力。

5. 时效性　信息的时效是指从信息源发送信息，经过采集、加工、传递、利用所经历的时间间隔及其效率。信息的价值与时间有关，一般情况下，时间间隔越短，使用信息越及时，时效性也越强，则使用价值就越高。反之，时效性越弱，使用价值也越低，如疫情信息、科技信息、股票信息等。但有些信息随时间的推移价值却会上升，如文物、名人字画等。

6. 共享性　信息一旦为人们所掌握，便可通过各种途径传递给其他人，使大家共享这一信息。特别是信息技术和网络技术的快速发展，使各种信息的利用与共享越来越方便，人们可以利用各种通讯工具检索查阅各类信息。例如：医疗广告、患者相关信息、网上购买医疗保健相关产品、网上药店、电子病历、在线医疗咨询及远程会诊等。

7. 可处理性　信息数量庞大、内容复杂，要发挥信息的作用就需要对信息进行判断、筛选、转换等加工处理。由原始信息可加工成便于使用的二次信息，如题目、文摘、照片、录音带等；二次信息经过分析、研究、综合，可加工成三次信息，如综述、图表、录音剪辑等。每次加工，都可改变原有信息的结构和表现形式，并赋予其新的价值。

（二）信息的类型

1. 按信息发生的领域划分

（1）社会信息：社会信息是指来自社会各方面的人与人之间交流的信息。按其活动领域又可细分为经济信息、政治信息、科技信息、卫生信息、军事信息等。

（2）生物信息：生物信息是指生物界的信息，如人类的各种疾病信息、喜怒哀乐信息，植物的花色或分泌的香精是吸引传粉动物的信息，等等。

（3）自然信息：自然信息是指反映无生命世界本质和特征的信息，例如风雨雷电、春夏秋冬、山川河流等。

2. 按信息的表现形式划分

（1）口语信息：口语信息是指以口头语言的方式表述与获得的信息。其特点是传递迅速、互动性强，但稍纵即逝，久传易出现差异，如谈话、会议、讲座、学术交流等信息。

（2）文献信息：文献信息是指以文字、图形、符号、音频、视频等方式记录在各种载体中的知识和信息。这类信息经过加工、整理，较为系统、客观可靠，便于保存和利用，但在信息加工方面，对整理者有较高要求，且需保证整个过程的客观性与真实性。这类信息是目前数量最大，利用率最高的信息资源。文献信息根据其载体可划分为五类：①书写型，如病案、统计报表、会议记录等；②印刷型，如图书、期刊、报纸、图谱、论文等；③缩微型，如缩微胶卷、卡片等；④声像型，如录音带、电影、幻灯片等；⑤机读型，如磁带、硬盘、光盘、软盘等。

二、护理信息

护理信息是指在护理活动中产生的各种情报、消息、数据、指令、报告等，通常以声音、图像、文字、数据等形式表现和传递，是护理管理中最活跃的因素。

（一）护理信息的特点

由于护理信息来源于医疗护理实践，因此，护理信息除具有信息的一般特点外，还有其专业本身的特点：

1. 生物医学属性　护理信息主要是与患者健康有关的信息，因此具有生物医学属性的特点。由于患者的健康与疾病状况处于动态变化过程中，所以护理信息又具有动态性和连续性。例如，血压不仅反映血管的弹性，还反映人体有效循环血量及组织血液灌注等信息。

2. 相关性　护理信息就其使用来讲大多是若干单个含义的信息相互关联，互为参照来表现一种状态。例如，一个外科术后患者体温升高不能完全说明患者是术后感染，只有参考血培养及血常规等检查信息，才能全面、真实地反映患者是否为术后感染。

3. 不完备性　不完备性是指使用中所需信息不完整、不全面。不完备性往往源于获取信息的手段和时间受限制。护理信息多来源于患者及家属，由于患者对相关疾病知识缺乏，不能准确描述自身病情，医护人员不能等所有的病情资料齐全后再进行治疗、护理，所以就要求护士要准确观察和判断患者的病情，充分认识疾病的复杂性，及时给予患者恰当的治疗护理。

4. 准确性　虽然有些护理信息可以用客观的数据来表达，如患者出入院人数、患者生命体征的变化、平均住院日等，但有些信息则来自护士的主观判断，例如患者的神志、瞳孔和意识状况等，需要护士能准确观察并综合分析。

5. 复杂性　护理信息量大、涉及面广、种类繁多，有来自临床的护理信息、护理管理的信息、医师医疗文件的信息，有数据信息、图像信息、声音信息、有形和无形信息，等等。同时护理信息的收集和传递需要许多部门和人员的配合，使信息的呈现变得更加复杂。

（二）护理信息的分类

医院护理信息种类繁多，主要分为护理业务信息、护理科技信息、护理教育信息和护理管理信息。

1. 护理业务信息 护理业务信息主要来源于护理临床业务活动中的一些信息。这些信息与护理服务对象直接相关，如患者生命体征信息、入院信息、转科信息、出院信息、患者一般信息、医嘱信息和护理文件书写资料信息等。

2. 护理科技信息 护理科技信息包括国内外护理新进展、新技术、科研成果、论文、著作、译文、学术活动情报、护理专业考察报告、护理专利、新仪器、新设备、各种疾病的护理常规、卫生宣教资料等。同时还包括院内护理科研计划、成果、论文、著作、译文、学术活动、护士的技术档案资料、护理技术资料、开展新业务、新技术情况等。

3. 护理教育信息 护理教育信息主要包括教学计划、实习和见习安排、进修管理资料、继续教育计划和培训内容、日常业务学习资料、历次各级护士考试成绩及标准卷等。

4. 护理管理信息 护理管理信息是指在护理行政管理中产生的一些信息，这些信息往往与护士直接相关，如护士基本情况、护士配备情况、排班情况、出勤情况、考核评价情况、奖惩情况、护理管理制度、护理质量检验结果等。

（三）护理信息的应用

护理信息是现代护理管理的重要资源，借助于护理信息的流通，重视护理信息在护理管理中的运用，可以克服护理信息大多分散在各科室、各专业、各级护理人员中，不易集中化的弊端，有利于激励护士的工作积极性、上进心，有利于成就护士的职业认同感，有利于营造医院护理文化氛围，提升护理服务文化品质。

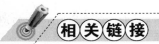

相关链接

护理信息管理软件

以护理信息系统为主，但能共享病房信息系统中的资源，能与其他任何临床信息系统兼容，完成信息的输入输出功能。

护理信息管理软件包括护理临床信息系统和护理管理信息系统。前者应依据护理程序的步骤设计，从患者入院到出院完成系统性整体护理的计算机化；后者应实现局域网人力资源管理、科研管理、临床教学管理、远程网络教育、文献资料查询（为循证护理、护理临床路径的实现提供帮助）以及财物管理等。具备外延功能，随时添加新的模块。如社区卫生保健服务、健康教育资料系统等。充分扩展护士角色和职能，体现护士工作的对象是人群，而不仅仅是患者的专业内涵。

三、医院护理信息系统

（一）信息系统

1. 信息系统的概念 信息系统是一个人造系统，它由人、计算机硬件和软件及数据资源组成，目的是及时、正确地收集、加工、存储、查询、传递和提供决策所需的信息，实现组织中各项活动的管理、调节和控制。

2. 信息系统的分类 按照信息系统的功能、目的和特点不同，信息系统一般分为以下几类：

（1）业务信息系统：即用来记录和处理各类业务信息系统，如病案系统、销售系统、产品质量系统等。

（2）管理信息系统：即以人为主导，利用计算机硬件、软件、网络通讯设备以及其他设备进行数据的收集、传输、加工、储存、更新和维护，以提高组织效益和效率为目的，支持组织高层决策、中层控制和基层作业的集成化的人机系统。如医院的 HIS 系统，人力资源管理系统等。

（3）决策支持系统：即通过数据、模型和知识，以计算机为工具，应用决策科学以及有关学科的理论及方法，以人机交互的方式辅助决策者解决各种问题的信息系统。它可以为决策者提供分析问题、建立模型、模拟决策过程和方案的环境调动各种资源和分析工具，帮助决策者提高决策水平和质量。

（二）医院信息系统

1. 医院信息系统的概念 医院信息系统是利用先进的电脑技术和网络通讯手段来实现信息的收集、加工、储存、传递、应用和反馈，并在自动化、标准化、网络化的基础上科学有效地支持医院全方位的运作与管理系统。医院信息系统可以对医院信息进行分散收集、统一管理、集中使用、全员共享，实现提高医疗质量和管理效率的目的。

医院信息系统是计算机技术、网络通讯技术和现代管理科学在医院管理中的应用，是计算机技术对医院管理、临床医学、医院信息管理长期影响、渗透以及相互结合的产物。

2. 医院信息系统的发展

（1）国外医院信息系统的发展概况：20 世纪 60 年代初，美国、日本、欧洲各国开始建立医院信息系统。到 20 世纪 70 年代已建成许多规模较大的医院信息系统，例如，瑞典首都斯德哥尔摩建立了市区所有医院的中央信息系统，可处理 75 000 个住院和门诊患者的医疗信息。

医院信息系统的发展趋势是将各类医疗器械直接联机，并将附近各医院乃至地区和国家的医院信息系统联成网络。其中最关键的问题是不同系统中的病历登记、检测、诊断指标等都要标准化。医院信息系统的高级阶段将普遍采用医疗专家系统，建立医疗质量监督和控制系统，进一步提高医疗水平和保健水平。

国外的护理信息系统在智能化程度和应用深度上都有很大的发展。例如：临床护理信息系统的人性化及智能化；移动工作站将护理的工作模式由护士站转向病房；无线射频系统的应用，加强了护理安全，提高了护理服务质量；使用手术管理系统、急诊管理系统、消毒器械的跟踪管理系统、护士配置系统，药品与耗材的管理系统等，可以加强医院的护理管理，推进护理事业的信息化发展。

（2）我国医院信息系统的发展状况：我国自 20 世纪 80 年代计算机在医疗行业中开始应用以来，医院信息管理系统的发展经历了三个阶段：

第一阶段为管理信息系统（management information system，MIS）阶段。这一阶段主要以单机和单任务管理，医院的信息化建设是以提高管理工作效率，辅助财务核算为主要目的。

目前，我国绝大多数医院已经实现了这一管理任务，大大提高了行政管理效率。

第二阶段为临床医疗信息管理系统（clinical information management system，CIMS）阶段。该阶段通过局域网逐步实现了从部门到整个医院的信息收集、使用和管理。医院可以将电子病历系统、检验信息系统、影像系统、麻醉监护系统等实现有效对接，大大提高了工作效率。目前，多数大中型医院的信息管理系统处于这一阶段。

第三阶段为区域医疗信息系统（area medical information system，AMIS）阶段。随着各类区域性医疗网络、远程医疗以及社区医疗的发展，信息化、数字化医院将超越实际的地域限制，通过各种医疗机构的网络互连以及信息交换，实现全社会范围的医疗信息化和数字化。目前在我国经济较发达的部分地区已经开始在探索区域医疗的信息化建设。

3. 医院信息系统的作用　拥有良好的信息管理系统已成为现代医院发展的一个必要条件，医院信息系统在医院信息管理中的作用，主要体现在以下几个方面：

（1）提高工作效率：在现代医院管理中，有效的管理离不开信息系统的支持，信息系统效能的充分发挥有助于管理模式和工作流程的变革。医院信息系统的应用，改变了医院原有的工作方式，极大地提高了医院各部门人员的工作效率和工作质量。在计算机网络管理模式下，医院各级各类工作人员处理事务的速度明显增快，而且信息的正确性、完整性、连续性、共享性和传递速度都有很大提高，各部门的联系和反馈更加方便、快捷，各环节工作效率普遍提高。

（2）提高经济效益：医院在计算机网络管理模式下，增加了医院各项管理工作的透明度，能够对医疗经费、物资进行有效管理，减少药品、物资的积压和浪费，减少库存及流动资金的占用，降低医疗成本，节约和充分利用卫生资源，提高医院的经济效益。

（3）提高科学管理水平：医院信息系统为医院管理的科学化、数量化提供了技术保证。医院计算机网络化、自动化管理的实行，使医院管理模式发生重大变革，各项工作由终末管理变为环节控制管理。同时，由于提供及时、准确的信息，使得超前管理成为可能，克服了管理中的盲目性和滞后性，促进了医疗、护理、药品、物资等工作的标准化管理，促进了由经验型管理向科学型管理的转化，将事后管理变成事前预防与过程控制相结合的管理模式，加强了各部门间的密切协作，提高了医院的科学管理水平和效率。

（4）提高医疗质量：医院信息系统的广泛应用，使医务人员对患者的诊疗工作更加准确、及时而有效。医务人员可以随时从系统中查询患者以往的和现在的各种情况；各种检查报告可以通过网络系统实时传输到医务人员手中；远程会诊使医师足不出户即可参与各种会诊讨论；遇有疑难病患时，可通过查询数据库及时得到有益的线索和帮助，从而提高医院医疗、护理工作质量。同时，有利于合理配置人力资源，缩短患者的平均住院日，加快病床的周转。

（5）提高信息利用效率：医院信息系统简化了医院内外信息的传递工作，加快了信息传递速度，节约了大量的记录、绘制报表等时间，工作量大大降低，并使信息传递的连续性和准确性提高，极大地提高了信息利用效率。

（6）提高医院的信誉度：医院信息系统使医疗服务项目收费公开化，透明度增加，患者可以全面、及时、便捷地查询医疗费用，维护了患者的合法权益，保证医院按标准收费，避免漏收、错收，同时也规范医院的收费行为，增强患者及医疗保险机构对医院的信任感，从而提高医院在社会及广大人民群众中的信誉度。

（7）促进教学与科研工作的开展：大型综合性医院，特别是医学院校的附属医院，使用医院信息系统可以为教学和科研工作提供便捷、完善的信息服务，有利于实施教学与科研管理，提高教学质量和科研能力。

（8）实现卫生资源共享：数据共享是国家信息化的一条根本原则和重要目标，只有实现共享才能得到更快的发展。医院信息系统的不断建设与完善，可以避免重复建设，有利于提高经济效益、信息综合分析水平、咨询和服务能力。

4. 医院信息系统的分类 医院信息系统是面向大中型医院的通用系统，它涉及面广，覆盖医院主要管理职能和患者在医院就诊的各个环节。从系统应用的角度，可将医院信息系统分为以下三类：

（1）管理信息系统：管理信息系统（management information system，MIS）主要功能是支持医院日常信息的处理。例如医疗概况、护理概况、人力资源状况、财务收支、物资供应、处方情况等。

（2）临床医学信息系统：临床医学信息系统（clinical medical information system，CMIS）的主要功能是为医务人员提供临床数据通讯支持。例如医师工作站、护士工作站、门诊工作站和临床检验、医学影像、重症监护等子系统。

（3）专家系统：专家系统（expert system，ES）也称专家咨询系统，是能像人类专家一样解决困难和复杂的实际问题的计算机系统。该系统主要处理以下信息：①患者信息，包括患者自然信息、住院信息、诊断信息、病程信息、手术信息、医嘱、检验和检查结果等，这些均属基本信息，见图13-1；②管理信息，包括患者流动情况、住院天数、护士上岗情况、医师流动情况、床位使用情况、效益分析等；③医疗费用信息，包括在各个诊疗环节发生的检查、处置、手术、药品等各类费用；④业务过程信息，是指完成业务所产生的过程控制信息，包括预约信息、入出转院（科）信息、药品出入库信息、护理质量调查信息等。

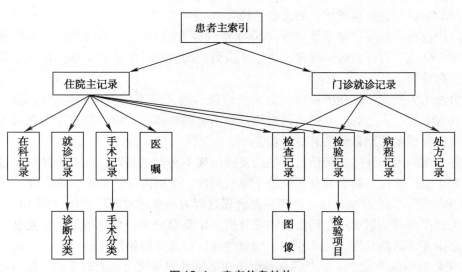

图13-1 患者信息结构

5. 医院信息系统结构 医院信息系统结构分为三层：①数据处理层，负责特定对象的信息收集和输入；②信息加工层，主要负责信息的整理、汇总、分析，并决定信息流向，是信息系统的技术处理中心；③决策层，是根据所传递过来的信息做出相应决策，反馈到原对象。

（三）医院护理信息系统

护理信息系统（nursing information system，NIS）属于医院信息管理系统的一个子系统，是一个由护士、计算机及网络组成，可以迅速收集、储存、处理、检索、显示护理管理和护理业务所需动态护理学资料，并能进行人机对话的计算机系统。

1. 护理信息系统的发展历程

（1）国外护理信息系统发展历程：20世纪60年代，美国的一些大型医院开始将计算机应用于医院管理及护理管理，是医院信息系统的开创性研究。到了20世纪70年代，医院信息系统向两个方向发展，一是使用大型计算机进行集中式处理，二是使用小型机进行分散式处理。之后，微型计算机的出现使情况发生了很大变化，局域网络、用于数据处理的高速计算机和用于数据存储的大容量磁盘、光盘等相继出现，极大地促进了医院信息系统及护理信息系统的推广应用。20世纪90年代后，护理信息系统的开发与应用，向广度和深度快速发展。

（2）国内护理信息系统发展历程：计算机在我国医院中的开发应用始于20世纪70年代，应用于医院信息管理是在20世纪80年代初期。护理信息系统与医院信息系统（hospital information system，HIS）相伴而生，其发展过程从内容、方式和规模来看与医院信息系统的发展历程大体相同，具体可分为四个阶段：

第一阶段为单任务阶段（20世纪80年代），个别医院依据本单位的实际情况，自行或联合开发一些独立的、单个的应用程序。这一时期，尚属摸索试验阶段，用户量很小，应用范围也相对狭小，例如医学诊断程序、护理工作部分资料管理等。

第二阶段为部门信息管理阶段（20世纪90年代），这一阶段使用护理信息系统的医院逐渐增多，很多护理工作开始常规应用计算机系统，并逐步形成多机多部门及独立系统的应用和多项目的综合信息管理程序，如医嘱系统等。

第三阶段为集成医院信息系统阶段（2000年以后），护理信息系统形成了全面规划、统一规范、统一标准、有序发展、循序渐进、逐步到位的格局，医院各个部门形成了局域网络化的护理信息系统。

第四阶段为大规模一体化的医院信息系统阶段，近几年不仅实现了包括医院信息系统、医学影像处理系统、人工智能和图书情报检索等功能的一体化，而且实现了本医院信息系统与本区域或协作医院信息系统的有效对接。

由于各方面原因，我国护理信息系统的发展呈现不平衡状态。目前部分医院护理信息系统的发展处于第三阶段，尚有部分医院处于第二阶段，个别医院已步入第四阶段。

2. 护理信息系统的管理过程　护理信息管理过程为一个相对闭环系统（图13-2）。它由一系列相关有序的环节组成，包括信息需求分析、信息源分析、信息收集、信息加工、信息存储、信息检索、信息开发、信息利用、信息传递、信息反馈等环节。

3. 护理信息系统的特点　护理信息系统是在数据处理系统上发展起来的，是面向管理的一个集成系统。护理信息系统覆盖了整个护理管理、临床护理和护理科研和教育等环节，直接为各护理单元和相关部门服务。其特点主要表现在以下几个方面：

（1）高度集中性：护理信息系统是由人、计算机与临床、管理相关的各种信息等元素组

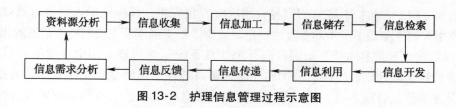

图 13-2 护理信息管理过程示意图

成的统一集合体，它将各部门各类数据和信息集中起来，进行快速处理，统一使用。

（2）适应性：护理信息系统在医院的护理系统内容是一个开放的系统，经过一定的授权，可以对信息进行修改和调整，以适应护理工作的需要。

（3）信息量大而复杂：护理信息种类繁多，依据不同的标准可划分为护理系统内部信息、护理系统外部信息，前者包括护理工作信息、患者病情信息、护理技术信息等。后者包括医护合作治疗患者、医院各医技部门与护理工作的配合等信息。还可以分为数据信息、图像信息、声音信息、有形信息和无形信息，等等。这些信息往往相互交错、互相影响，形成一个复杂的信息网络。

（4）及时性：护理信息系统中的部分信息必须及时获取，准确判断，并作出迅速反应，例如患者的血压、脉搏、意识的变化。在患者病情发生突变，危及生命时，信息的准确、及时与否，将对患者产生重大影响。

（5）动态性与连续性：护理信息是与人的健康和疾病紧密相关的信息，由于健康和疾病处在动态变化之中，所以护理信息具有较强的动态性和连续性。

（四）护理信息系统的分类

1. 护理业务管理信息系统

（1）病区信息系统：病区是患者诊断治疗、康复休养的场所，病区信息系统可以为实施科学管理提供依据和支持。例如，患者从入院到出院的全部过程，入院信息、护理过程信息、转科信息、出院信息，护理资料信息、手术室管理以及床位使用信息等资料，可通过计算机将患者信息进行输入、分类、整理、复制、输出等，使本科室医务人员和相关人员全面了解病区动态，实现及时、准确的信息交换与资源共享。

（2）医嘱管理系统：医嘱管理系统是医务人员对患者进行诊断、治疗、护理决策所需要的医疗信息管理系统。医嘱处理与执行由护士通过护士工作站子系统接收并处理。

（3）护理病历管理系统：护理病历管理系统的引进与临床应用，可使护士降低劳动强度，减少繁杂的书写过程，节省时间和精力，提高工作效率。随着其系统功能的不断升级，系统能够更全面、直观地展示护理病历的有关内容，为护士全面评估患者，准确提出护理诊断（问题）以及相关因素、护理目标及措施提供充足的备选答案，从而为护士全面、准确、方便、快捷地操作提供技术保障。

（4）手术室管理系统：该系统主要是针对手术患者能够及时、方便、准确地实施手术而开发的，其功能包括手术预约、手术登记和麻醉信息管理。

（5）供应室管理系统：该系统的主要功能是将物品的种类、数目、价格、发放情况、回收情况、使用情况等输入计算机，编制数据，整理程序，由计算机定期统计供应室的工作量、资源消耗与经济效益的盈亏情况。

（6）重症监护信息系统：此系统具有储存、显示、分析和控制功能。医务人员可利用计算机自动监测和呼叫，在监护系统监测到异常情况时发出警报，提醒医护人员及时处理和抢救。该系统的使用大幅度降低了护士的重复性观察，减少了手工操作及主观判断所造成的误差。

2. 护理行政管理信息系统　护理行政管理信息系统是对护理工作中涉及的人员、技术、设备信息进行科学的计划、组织、协调和控制，提高护理工作质量和工作效率，为患者提供良好护理服务的信息管理系统。护理部可通过患者信息系统和护士考勤系统了解各科室护士的工作情况及工作强度，对全院护理工作进行综合考虑和人力调配，查阅各科室护士出勤情况和工作量。可以执行文书处理、档案处理、网上查询、网上考试、发布指令等。护理行政管理信息系统包括：①患者分类系统；②护士调配及排班系统；③护士技术档案管理系统；④病房用物、器材管理系统；⑤质量管理系统；⑥不良事件报告系统。

3. 护理科研教育信息系统　在护理科研与教育方面，计算机起着越来越重要的作用。通过网络系统，护士可以及时了解统计院内、科内所有的护理信息，了解国内外护理信息与动态。护理研究中，人们充分利用网络进行检索、查询、收集相关资料，发布研究信息，进行相关问题的探讨。护理教育领域利用计算机系统开展多媒体教学、远程教学、继续教育、召开网上会议、运用计算机进行学生管理、国内外学术交流等。

四、护理信息学

护理在患者的治疗过程中是一个很重要的环节。护士不仅要为患者提供最直接的护理服务，还要关注患者的症状、主观感觉、心理与精神状态，收集并记录相关信息。早在 19 世纪中期，南丁格尔收集和分析的资料就为其他护士、医师、保健工作者和医院管理人员交流患者的状况提供了重要的依据。正是护理信息的这些特殊作用，在医学信息学领域又诞生了具有独自研究对象、应对特定需求的护理信息学。

（一）护理信息学的定义

护理信息学是以信息论、控制论、计算机技术、人工智能技术和仿生学等学科为基础，研究护理信息、数据和知识的收集、储存、检索和有效利用的交叉性学科。作为一门新兴学科，护理信息学的诞生已经对提高护理管理水平和临床护理质量起到了重要作用，应用前景广阔。

护理信息学专家从不同的角度出发，曾给出过多种护理信息学的定义，Hannah Kathryn 对于护理信息学的经典定义为：护士履行其职责时所涉及的信息技术的应用。Graves 和 Corcoran 给出的定义为：辅助护理资料、信息和知识的管理和处理，支持护理业务和提供临床护理的计算机科学、信息科学和护理学的结合。1994 年美国护理学会的定义为："护理信息学是一门综合学科，包括护理科学、计算机科学及信息科学，用于识别、收集加工和管理数据与信息，与支持护理实践、管理、教育、研究及护理知识的扩展。"

（二）护理信息学的发展及应用

1992 年美国护士协会（ANA）正式将护理信息学作为护理的一个专科实践领域。至 21 世纪初，在发达国家的护理学院，护理信息学已经形成了一门独立的学科，有一支专业的教学与研究师资队伍、涉及研究生与本科教育，成为护理本科教育与护士继续教育不可或缺的内容。护理信息学的应用对象是护士，学科的基础是护理学、计算机科学和信息技术，应用的内容包括临床护理的护理信息技术、数字化健康护理仪器设备、信息化护理培训教育、与护理相关的政策制定、患者教育、自我教育、研究和行政管理上的信息化应用。

1. 护理信息技术的应用 可以节省人力、物力资源，提高工作效率，有效地预防护理缺陷的发生，保证护理安全，提高护理质量，使临床护理工作朝着更加科学化、规范化、标准化的方向发展。例如电子体温单使用：数据录入后形成电子体温单，符合护理文书书写规范，方便护士操作，节省时间。监测记录单：记录体温、心率、脉率、呼吸、血压、SPO_2、瞳孔等。危重护理记录使用：支持结构模板式录入，亦可自行编辑；出入量通过医嘱执行信息提取，自动进行班次汇总；书写时间严格控制；出入量汇总信息及体征信息可自动传送到电子体温单上。

2. 信息化护理培训教育 护士通过网络进行实时培训、远程教育和有关文献资料查询，完成继续教育。

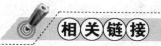

相关链接

护理信息的应用

目前多家医院的护士长排班不再是传统的手工操作，护士也不再转抄医嘱，医技科室的申请与报告不需要护士去送和取，护士也不需要为患者的药费记账来回跑。那护士需要怎样做呢？护士只需要操作计算机就可以了，一切由护理信息管理系统搞定。输入科内护士名单，计算机自动完成排班；医师通过局域网开出长期医嘱和临时医嘱；患者的实验室检查和影像学检查申请和报告结果全部直接由网上传输；当新患者入院后，护士对计算机输入该患者的护理评估资料，系统自动生成护理诊断，护理计划，护理目标以及护理措施和评价标准，护士可根据情况进行修改和调整，计算机还能生成和打印各种表格，真正实现了把时间还给护士，把护士还给患者，提高系统性整体护理质量；护理部通过该局域网发出各种信息和通知，并随时了解各护理部门工作及管理情况，提高其宏观管理水平及决策能力。

第二节　护理信息管理

一、护理信息的收集与加工

（一）护理信息的收集

护理信息收集是指依据护理信息用户的需要，寻找、选择与护理相关的信息并加以聚合和集中的过程。

1. 护理信息收集原则

（1）针对性、选择性：要有针对性、有重点、有选择地收集对护理工作有用的信息，大力开辟收集渠道，要尽可能从患者、家属、医师及相关人员处获取具有较强针对性的信息。

（2）主动性、及时性：由于护理信息具有时效性，护理信息收集就要及时反映患者及相关事件的最新状况，要积极、主动、及时发现和捕捉有关动态信息，否则，信息价值不仅会降低或丧失，而且还会造成工作上的损失。

（3）系统性、连续性：收集护理信息时要重点注意需求信息内容上的系统性、完整性与时间上的连续性，全面收集一切与管理目标有关的信息。

（4）真实性、可靠性：信息是决策的保证，护士收集的信息必须是客观的、真实的信息，要善于去粗取精、去伪存真，深入细致地了解各种信息资源的信息含量、实用价值以及可靠程度。表述信息要力求清楚、明白、准确，对有关信息的发生时间、地点、人物、原因、过程、结果等要素应尽可能予以保留。通过间接渠道收集的信息要注意进行核实、确认。

（5）计划性、预见性：收集信息要根据本单位的任务、经费等情况制定比较周密详细的计划和规章制度，既要着眼于现实需求，又要有一定的超前性，尽可能多地收集对未来发展有指导作用的预测性信息。

（6）适用性、经济性：护理信息要有目的、有重点、有选择地收集。收集的信息要适用、适度，恰当地限定信息收集的具体范围、收集途径、收集方法和收集的数量，避免造成人力、物力、财力上的浪费。

2. 护理信息收集的方法

（1）统计报表法：统计报表法是利用统计学的方法，以报表的方式，在一定时期内通过一定程序系统收集有关护理资料的方法，如卫生基本情况年报表、护士现状调查表等。

（2）日常工作记录法：日常工作记录法是以日常工作的记录、登记为主的收集有关护理资料的方法，例如用以检查、评价日常护理工作数量、质量和效果的登记表、患者日报表等。

（3）实验研究法：实验研究法是有目的地进行实验研究，获得实验数据资料的方法，如临床护理研究等。

（4）专题调查法：专题调查法指事先选定一个调查研究题目进行调查设计，依据设计程序深入现场开展调查，从而获取有关护理信息的一种方法。根据专题调查的范围可分为：①普遍调查，即在一定范围内对全部调查对象进行调查，如住院患者调查；②典型调查，即在一定范围内选择重点的、有代表性的典型对象进行调查，如门诊患者就诊环境的调查；③抽样调查，即在一定范围内从调查对象中抽取部分样本进行调查，如毕业后教育需求的调查。

（5）文献阅读法：文献阅读法是通过阅读文献获取信息的方法，如通过阅读医学图书、报纸、护理期刊、相关护理资料等文献获取信息。

（6）会议法：会议法是指护理组织及相关人员通过各种会议获取信息的方法，如护理学术交流会、护理用具展览会等。

（二）护理信息加工

护理信息加工是将收集来的大量护理原始信息进行筛选和判别、分类和排序、计算和研究、著录和标引、编目和组织使之成为二次信息的活动，是对信息进行理性思考和过滤的过程。

1. 护理信息加工的原则

（1）标准原则：为方便国内外的护理信息交流，在对护理信息进行加工时需要按标准化要求进行操作，遵循国际国内相关标准，否则，信息的利用价值就会降低。

（2）系统原则：收集到的护理信息应集中在一起，按照一定特征进行排序，以求前后连贯，使之呈现出某一规律或特征，明确相关信息之间的内在联系。只有经过系统化的信息，才能使人发现其中隐藏的某些共性规律。

（3）准确原则：加工后的护理信息内容要精练、简明扼要，记载信息的用语要规范、标准、简明、准确，信息量要适度，重点突出，问题集中，方便用户吸收和利用。

（4）及时原则：由于任何信息均具有时效性，所以在对护理信息进行加工时要有时间观念，收集到的信息要立即加工，力争在最短时间内将信息加工完成，以便最大限度地发挥信息的交流作用。

（5）通俗原则：经过加工的护理信息要便于推广，其内容必须通俗易懂。只有大家都能看明白的信息，才能被人们充分而广泛地利用。

2. 护理信息加工的方法

（1）鉴别：鉴别是对信息内容的可靠性予以认定的工作过程。在护理信息收集过程中，受信息收集者的主观因素影响，可能造成信息取舍不当，或由于信息提供者的自身限制可能造成信源失实，使收集到的信息失真、过时、失效，从而引起决策失误，造成重大损失。因此，在护理信息加工过程中，首先要鉴别信息内容的可靠性和准确性，方法包括：①查证法，即利用各种工具书和报刊发表的鉴别性文章来查证信息；②核对法，即用可靠的标准对所收集的信息进行核对；③比较法，即用从其他渠道获得的同类信息与本信息进行比较，以验证本信息的可靠程度；④信源法，即根据信源的可信度来推定信息的可靠性。

（2）筛选：筛选就是在鉴别的基础上对收集到的信息做出弃取，即剔除不适用的信息，或虽然适用但比较繁琐、臃肿的信息，保留先进的、科学的、有用的信息。主要方法包括：①感官判断法，即信息加工人员在浏览审阅原始信息过程中，依靠自己的学识，凭直觉判断信息的真伪和可信度；②集体讨论法，即对某些个人无法下结论的信息采用集体会诊方法来确定其取舍；③专家裁决法，即对一时无法确定取舍的信息交由专家裁决。

（3）整序：整序是指对筛选后保留下来的信息进行归类整理，即将信息按照某一特征分出等级和层次，使之成为系统有序、方便检索的集合体。具体方法包括：①分类整序，如《中国图书馆图书分类法》等；②主题整序，是以能够代表信息单元主题的词语作为信息标识，再按词语的字顺为序进行整序；③计算机整序，运用计算机的排序功能，将存入计算机的信息进行整序；④其他整序，包括著者姓名整序、号码整序、时间整序、地区整序、部门整序等。

二、护理信息的储存与利用

（一）护理信息储存

护理信息储存是指将经过加工处理的护理信息资源，按照一定的规定记录在相应的信息载体上，并将这些载体按照一定特征和内容性质组织成系统化的检索体系的过程。

1. 护理信息储存原则

（1）统一原则：护理信息资源的存储形式应在全国甚至世界范围内保持一致，因此，信息资源存储时需要遵守统一的行业标准、国家标准或国际标准。

（2）便利原则：护理信息资源的存储形式要以方便用户检索为前提，否则会影响用户使用该信息资源。所以，护理信息的存放、排列以及检索工具的编制，必须考虑使用时的方便。

（3）安全原则：护理信息储存中信息安全是非常重要的，要注意采取先进的保存技术、保密措施，对文献信息要做到防潮、防虫、防火、防盗等。

（4）节约原则：护理信息储存要尽量减少占用的空间（包括现实空间和虚拟空间），节省储存费用，便于保管和检索。

（5）更新原则：储存的护理信息，有相当一部分需要不断更新，所以储存的方式、分类的体系等要便于更新。同时，管理者要及时获取新信息，以便更新已储存的信息。

2. 护理信息储存方法

（1）计算机储存法：即将获取的信息录入到计算机相应的软件中，以统计表、音频、视频、图像、图表等形式表现出来。这些信息既可以储存在计算机硬盘中，也可以转录到光盘等其他储存设备中，或储存到网络服务器中。这是目前最常用的信息储存方法。

（2）笔记法：在收集信息时随时将需要的信息记在笔记本上，这种储存方法的优点是方便，缺点是不便于分类。

（3）剪报法：将报刊上有用的信息资料剪下来或复印下来，予以分类排列，贴在较厚的统一规格的纸片上，以备使用，缺点是储存的信息量有限。

（4）卡片法：是笔记法和剪报法的结合。它是将原来要记在笔记上的信息记在卡片上，便于分类排列。卡片分为题录卡、摘录卡、专题卡等。

后面三种方法是传统的储存方法，应与第一种方法结合使用。此外，护理信息储存的方法还有录音法、录像法、拍照法等。

（二）护理信息利用

护理信息利用是有意识地运用储存的护理信息，可以解决护理管理和临床护理具体问题，或进行护理科研和护理教学的过程。

1. 护理信息利用方法

（1）提供护理信息服务：即有选择地为信息利用者提供信息服务的方式。护理信息提供服务的主要表现方式包括上网传播、广播、电视播放、图书阅览、病例查询、报纸杂志发行、信息发布等。

（2）提供护理信息咨询服务：护理信息咨询服务是在护理信息提供服务方式的基础上发展起来的一种服务方式。如网上解答、热线解答、病例查询服务、报刊论文索引服务、统计资料咨询服务、在研项目跟踪服务、用户教育服务等。

（3）提供信息网络服务：指建立在计算机、通讯等现代信息技术基础上，以应用软件为手段，以信息库为利用对象的一种服务方式。如公开的网站宣传、有条件的图文信息网络服务、电子函件、光盘远程检索服务、远程电视会议服务等。

2. 护理信息的传递　护理信息传递是指以护理信息提供者为起点，通过传输媒介或者载体，将信息资源传递给护理信息接收者的过程。

（1）护理信息传递原则：①目的明确的原则：护理信息传递是信息管理者有意识针对特定用户的特定需要而进行的工作，强调传递的目的性和针对性；②保密原则：护理信息传递时要对传递的过程、途径、方式、方法进行严格控制，同时要控制信息接受者的行为，避免由于信息传递而泄露患者和相关工作人员的隐私，或泄露科研机密；③时效性原则：传递不及时，重要的护理信息超过时效，会直接造成组织或部门的损失；④高质量原则：要求护理信息传递的质量要高，不能在传递过程中出现信息失真、畸变等现象；⑤内容全面原则：要求护理信息传递的内容要全面，避免由于部分信息缺失而导致接受者误判。

（2）护理信息传递的方法：依据不同的划分标准，护理信息传递可分为以下多种方法。

按传递流向不同，护理信息传递可划分为：①单向传递，即信息传递者直接将信息传递给信息接收者，而信息接受者不将相关信息予以反馈，如护理工作日常报表；②相向传递，即信息传递者和信息接收者之间相互传递信息，两者均为传递者和接受者，如护士与医师之间有关患者信息的传递。

按传递范围不同，护理信息传递可划分为：①内部传递，即一个组织机构内部的上下级之间、平级之间、工作部门之间所进行的信息传递；②外部传递，即不同组织机构之间、组织机构与社会之间所进行的更为广泛复杂的信息传递。

按传递形式不同，护理信息传递可划分为：①语言传递，即通过对话、座谈、会议、讲座、录音、技术交流和推广人员口授等形式传递信息；②文字传递，即通过报表、报纸、杂志、图书、黑板报、宣传橱窗等形式传递信息；③直观传递，即通过实物展览、现场观摩、商品展销等形式传递信息。

另外，按传递载体不同，护理信息传递还可以分为人工传递、交通工具传递、电信传递、网络传递、光传递等。

（3）护理信息的反馈：护理信息反馈是指信息接受者将输入护理信息结果反馈给信息发送者的过程。护理信息反馈原则有：①准确原则，要求如实反馈护理信息接收和使用的客观实际情况，不能夸大或缩小事实；②及时原则，要求迅速、及时、灵敏地反馈各种护理相关信息，讲求信息的时效性；③全面原则，要求反馈的护理信息要有深度和广度，尽可能系统完整。

护理信息反馈方法包括：①典型反馈法：即将某些典型护理组织机构的情况、典型事例或病例、代表性人物的观点言行等典型内容反馈给信息发送者；②综合反馈法：即将不同科室、医院或不同患者、护士及相关人员，或不同事件、病例等内容汇集在一起，通过分析归纳找出内在联系，形成一套较完善、系统的观点与材料，进行集中反馈；③跟踪反馈法：即在护理信息传递之后，对特定主题内容进行全面跟踪，有计划、分步骤地组织连续反馈，形成反馈系列。

三、护理信息管理的发展趋势

护理信息对现代护理事业的发展有重大意义。近年来护理信息管理的发展方向包括开发和建立护理专家系统、远程护理、护理质量管理信息系统等。

（一）护理专家系统

护理专家系统是利用存储在计算机内某一特定区域内的专家知识来解决现实问题的计算机系统。随着护士职业范围的不断扩展，内涵的不断丰富，在"以病人为中心"、"优质护理服务模式"的指引下可以开发护理专家系统，运用专家丰富的经验和知识解决临床护理、护理管理中的疑难问题，以提高护理质量，促进学科发展。

（二）远程护理

1. 远程护理的概念　远程护理是利用远程通讯技术、计算机多媒体技术以及信息技术来传输医学信息以进行诊断和治疗、护理和教学的一门应用学科，是通过传输数据、文字、视频、音频和图像等形式，为远程服务对象提供医疗监护、护理指导、家庭保健等服务的护理新模式。远程护理的直接目的是提高护理质量、降低患者开支、缩短住院周期、实施护理教学等。

2. 远程护理的应用　远程护理系统包括远程护理诊断、远程医疗护理和远程护理教育等，其主要应用有：

（1）远程护理诊断与诊疗：通过远程护理系统，专家可以帮助协作医院对临床遇到的疑难问题进行护理诊断，提供治疗指导。

（2）远程护理教学：通过远程护理系统可以实施视频课堂教学与临床教学，其应用具有时空延展性、学习资源共享性、学习对象广泛性等优势。

（3）护理指导与咨询：就某些问题对某一咨询者提供护理知识与技术的指导与咨询服务。

（4）建立远程护理数据库：通过远程护理系统可以完成护理信息的采集、存储、传输、查询等工作，有利于建立远程护理数据库、共享更多的护理信息资源。

（三）护理质量管理信息系统

1. 护理质量管理信息系统的作用

（1）减少差错，保证安全：通过护理质量管理信息系统，管理者可以及时得知各个护理单元的质量状况，及时发现问题、分析问题、解决问题，减少护理差错事件的发生，保证护理安全。

（2）加强过程控制：护理质量管理按照护理质量形成的过程和规律，对构成护理质量的各个要素进行实时控制，以便及早发现问题，并予以纠正，保证护理服务达到规定的标准和满足服务对象需要。

（3）促进护理质量的持续改进：护理质量管理系统通过对护理管理的质量要素进行监控，对质量问题进行原因分析，并对根本原因进行有效统计归类，用数字来细化和分析，有利于护理质量的持续改进。

2. 护理质量管理系统的构成　护理质量管理系统主要由护理单元质量管理、护理不良事件管理、护理近似错误管理三个子系统构成。

（1）护理单元质量管理子系统：该系统包括护理制度制定、护理规程落实、病区环境管理、药品管理、抢救车管理、护理应急管理、护理文书质量控制、基础护理落实、患者健康教育管理、消毒隔离与感染控制、耗材管理、患者满意度调查等模块。

（2）护理不良事件管理子系统：该系统包括患者投诉、给药错误、压疮、跌倒、坠床、职业暴露、非计划拔管等不良事件管理模块。通过该系统可以实现对这些不良事件的非惩罚性上报，并按质量管理目标进行分类管理。分类统计时可以按事件发生的原因、发生的过程、发生的高危环节、发生的途径、发生的相关因素等进行，这对不良事件的预防有积极作用。

（3）护理近似错误管理子系统：该系统的主要目的和功能是及时发现潜在的问题和隐

患，并通过及时采取的纠正措施避免错误的发生。护理近似错误管理包括近似错误的类型、发现的途径、采取的纠正措施、系统改进行为等模块。

（四）护理人力资源管理系统

由于医学模式的转变、责任制整体护理模式的实施，患者对护理的需求和护士工作量不断增加，护理人力资源配置不足的情况更显严峻。该系统的应用有效地解决了传统护士编配方法导致的护理人力资源分配失衡问题，不同程度的克服了"人浮于事"和"超负荷工作"等不良状况，实现了对护理人力资源的动态、合理地调配，有效地提高了护理人力资源利用效率和护理质量，降低了护理人力资源成本，减少了人才浪费，增加护士对工作的满意度。

（五）护士培训与继续教育系统

医疗护理技术的发展和科技的进步，要求护士不断学习，及时更新知识，以适应学科发展的要求，而护士培训与继续教育系统为护士学习提供了快捷的途径。学分管理模式进一步规范了护士培训和继续教育管理，为医院护士的晋职管理提供了客观依据，有效地促进护士职业素质的提升。

（六）护士业务技术档案信息系统

运用此系统，护士的综合信息（包括个人简历、科研成果与论文、考试考核成绩，技术职称和护士注册等）可一次输入，永久保存，不但有效解决了以往资料保存不全，查询困难的问题，而且减少了手工操作产生的误差。系统强大的查询检索功能更有助于管理者全面掌握每个护士的信息，从而了解护士队伍的层次结构，为人才管理的监控和计划提供了便捷、可靠的依据。

（七）护理成本核算信息系统

随着医院成本化意识的不断增强，越来越多的管理者认识到，护理成本是医院成本的重要组成部分。如何有效而合理地降低护理成本，实现护理资源的优化配置，成为医院管理者所关注的重要课题。护理成本信息系统的应用不但可以保存数据的完整性，提高护理成本核算的自动化程度，而且可以有效地控制护理成本，避免产生无效成本。

（八）护理综合信息管理系统

此系统主要由人员档案系统、继续教育学分系统、质量控制系统、人力资源调配系统等模块组成。它的特点是功能强大、通用性广、实用性好，几乎包含了护理日常工作中所涉及的各类信息。系统生成的前瞻性数据，可以使管理者的决策减少了盲目性，更具有预见性和针对性。

（九）电子病历

护理电子病历系统提供患者生命体征记录和各类护理文档记录功能，包括护理评估记录单、患者体温单、护理记录单（包括一般护理记录、危重患者护理记录、首次护理记录、术后护理记录、分娩记录等）等。护理电子病历是电子病历的重要组成成分，也是评价电子病历系统水平的指标之一。目前，国内使用比较成熟的是电子体温单系统，可用图形化的方式直观再现患者的生命体征信息。之后又陆续出现了护理记录、入院评估、护理患者安全风险评估等应用的案例，并不断发展完善，形成了护理电子病历系统的雏形。

护理电子病历属于护理文书，具有举证作用，因而严格管理与使用权限尤其重要。除采用用户名和密码登录外，护士只能修改自己的记录；护士长和护理组长可以修改所管辖护士的记录；护理电子病历软件对电子病历的书写时限、书写质量进行事前提醒、事中监督、事后评价的全过程实时监控，为护理病历质量提供了方便、快捷、安全、有效的管理途径。

（十）条形码的应用

条形码技术是在计算机的应用实践中发展起来的，信息化管理是该技术应用的基础。条形码使用方便、操作灵活，并具有高自动化、高准确性、高可靠性的特点。目前数字化管理已深入到医疗领域，为条形码的基础。目前，一些条件较好、现代化管理程度比较高的医院已经在护理工作中充分利用条形码技术，实现了条码化管理，使护理工作效率和成效显著提高。

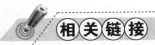

相关链接

条码腕带扫描系统在医院中的应用

条码腕带在识别患者或记录资料方面十分方便，能提高识别及记录的准确性且节省时间。目前条码腕带应用主要集中于自动用药和计算机处方输入系统方面。对患者的腕带进行扫描可以避免在样本采集与处理、检验和用药、患者转诊、用餐管理及其他一些管理与报表过程中出现错误。除了准确记录患者的治疗情况外，若某项治疗措施还没有执行，计算机系统就会发出警报，这是在用药方面最具价值的应用。

（十一）移动护士工作站

移动护士工作站以医院信息系统为支撑，以掌上电脑为平台，以无线局域网为传输交换信息的媒介，将护理信息管理系统扩展和延伸到患者床边，该技术充分利用医院信息系统向病房的扩展和数据的及时交换，有效地推动了医院的信息化建设和数字化发展。

随着信息化的发展，临床护理对信息化的需求也日益增高，临床护士可以利用现代化工具，将更好地护理方法应用于患者，管理者也将更好地完善管理方法，提高护理管理水平。

（袁慧云）

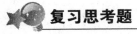

复习思考题

1. 简述护理信息的内容和分类。
2. 护理信息的收集和处理的方法有哪些？
3. 护理信息系统主要应用于哪些方面？发展趋势如何？
4. 简述护理信息学的概念与应用范围。
5. 护理信息在收集、加工、储存和利用过程中应分别注意哪些问题？

附 录

附录一

中华人民共和国国务院令

第 517 号

《护士条例》已经 2008 年 1 月 23 日国务院第 206 次常务会议通过，现予公布，自 2008 年 5 月 12 日起施行。

总理 温家宝
二〇〇八年一月三十一日

护士条例

第一章 总 则

第一条 为了维护护士的合法权益，规范护理行为，促进护理事业发展，保障医疗安全和人体健康，制定本条例。

第二条 本条例所称护士，是指经执业注册取得护士执业证书，依照本条例规定从事护理活动，履行保护生命、减轻痛苦、增进健康职责的卫生技术人员。

第三条 护士人格尊严、人身安全不受侵犯。护士依法履行职责，受法律保护。全社会应当尊重护士。

第四条 国务院有关部门、县级以上地方人民政府及其有关部门以及乡（镇）人民政府应当采取措施，改善护士的工作条件，保障护士待遇，加强护士队伍建设，促进护理事业健康发展。国务院有关部门和县级以上地方人民政府应当采取措施，鼓励护士到农村、基层医疗卫生机构工作。

第五条 国务院卫生主管部门负责全国的护士监督管理工作。

县级以上地方人民政府卫生主管部门负责本行政区域的护士监督管理工作。

第六条　国务院有关部门对在护理工作中做出杰出贡献的护士，应当授予全国卫生系统先进工作者荣誉称号或者颁发白求恩奖章，受到表彰、奖励的护士享受省部级劳动模范、先进工作者待遇；对长期从事护理工作的护士应当颁发荣誉证书。具体办法由国务院有关部门制定。

县级以上地方人民政府及其有关部门对本行政区域内做出突出贡献的护士，按照省、自治区、直辖市人民政府的有关规定给予表彰、奖励。

第二章　执业注册

第七条　护士执业，应当经执业注册取得护士执业证书。

申请护士执业注册，应当具备下列条件：

（一）具有完全民事行为能力；

（二）在中等职业学校、高等学校完成国务院教育主管部门和国务院卫生主管部门规定的普通全日制 3 年以上的护理、助产专业课程学习，包括在教学、综合医院完成 8 个月以上护理临床实习，并取得相应学历证书；

（三）通过国务院卫生主管部门组织的护士执业资格考试；

（四）符合国务院卫生主管部门规定的健康标准。

护士执业注册申请，应当自通过护士执业资格考试之日起 3 年内提出；逾期提出申请的，除应当具备前款第（一）项、第（二）项和第（四）项规定条件外，还应当在符合国务院卫生主管部门规定条件的医疗卫生机构接受 3 个月临床护理培训并考核合格。

护士执业资格考试办法由国务院卫生主管部门会同国务院人事部门制定。

第八条　申请护士执业注册的，应当向拟执业地省、自治区、直辖市人民政府卫生主管部门提出申请。收到申请的卫生主管部门应当自收到申请之日起 20 个工作日内做出决定，对具备本条例规定条件的，准予注册，并发给护士执业证书；对不具备本条例规定条件的，不予注册，并书面说明理由。

护士执业注册有效期为 5 年。

第九条　护士在其执业注册有效期内变更执业地点的，应当向拟执业地省、自治区、直辖市人民政府卫生主管部门报告。收到报告的卫生主管部门应当自收到报告之日起 7 个工作日内为其办理变更手续。护士跨省、自治区、直辖市变更执业地点的，收到报告的卫生主管部门还应当向其原执业地省、自治区、直辖市人民政府卫生主管部门通报。

第十条　护士执业注册有效期届满需要继续执业的，应当在护士执业注册有效期届满前 30 日向执业地省、自治区、直辖市人民政府卫生主管部门申请延续注册。收到申请的卫生主管部门对具备本条例规定条件的，准予延续，延续执业注册有效期为 5 年；对不具备本条例规定条件的，不予延续，并书面说明理由。

护士有行政许可法规定的应当予以注销执业注册情形的，原注册部门应当依照行政许可法的规定注销其执业注册。

第十一条　县级以上地方人民政府卫生主管部门应当建立本行政区域的护士执业良好记录和不良记录，并将该记录记入护士执业信息系统。

护士执业良好记录包括护士受到的表彰、奖励以及完成政府指令性任务的情况等内容。

护士执业不良记录包括护士因违反本条例以及其他卫生管理法律、法规、规章或者诊疗技术规范的规定受到行政处罚、处分的情况等内容。

第三章　权利和义务

第十二条　护士执业，有按照国家有关规定获取工资报酬、享受福利待遇、参加社会保险的权利。任何单位或者个人不得克扣护士工资，降低或者取消护士福利等待遇。

第十三条　护士执业，有获得与其所从事的护理工作相适应的卫生防护、医疗保健服务的权利。从事直接接触有毒有害物质、有感染传染病危险工作的护士，有依照有关法律、行政法规的规定接受职业健康监护的权利；患职业病的，有依照有关法律、行政法规的规定获得赔偿的权利。

第十四条　护士有按照国家有关规定获得与本人业务能力和学术水平相应的专业技术职务、职称的权利；有参加专业培训、从事学术研究和交流、参加行业协会和专业学术团体的权利。

第十五条　护士有获得疾病诊疗、护理相关信息的权利和其他与履行护理职责相关的权利，可以对医疗卫生机构和卫生主管部门的工作提出意见和建议。

第十六条　护士执业，应当遵守法律、法规、规章和诊疗技术规范的规定。

第十七条　护士在执业活动中，发现患者病情危急，应当立即通知医师；在紧急情况下为抢救垂危患者生命，应当先行实施必要的紧急救护。

护士发现医嘱违反法律、法规、规章或者诊疗技术规范规定的，应当及时向开具医嘱的医师提出；必要时，应当向该医师所在科室的负责人或者医疗卫生机构负责医疗服务管理的人员报告。

第十八条　护士应当尊重、关心、爱护患者，保护患者的隐私。

第十九条　护士有义务参与公共卫生和疾病预防控制工作。发生自然灾害、公共卫生事件等严重威胁公众生命健康的突发事件，护士应当服从县级以上人民政府卫生主管部门或者所在医疗卫生机构的安排，参加医疗救护。

第四章　医疗卫生机构的职责

第二十条　医疗卫生机构配备护士的数量不得低于国务院卫生主管部门规定的护士配备标准。

第二十一条　医疗卫生机构不得允许下列人员在本机构从事诊疗技术规范规定的护理活动：

（一）未取得护士执业证书的人员；

（二）未依照本条例第九条的规定办理执业地点变更手续的护士；

（三）护士执业注册有效期届满未延续执业注册的护士。

在教学、综合医院进行护理临床实习的人员应当在护士指导下开展有关工作。

第二十二条　医疗卫生机构应当为护士提供卫生防护用品，并采取有效的卫生防护措施和医疗保健措施。

第二十三条　医疗卫生机构应当执行国家有关工资、福利待遇等规定，按照国家有关规定为在本机构从事护理工作的护士足额缴纳社会保险费用，保障护士的合法权益。

对在艰苦边远地区工作，或者从事直接接触有毒有害物质、有感染传染病危险工作的护士，所在医疗卫生机构应当按照国家有关规定给予津贴。

第二十四条　医疗卫生机构应当制定、实施本机构护士在职培训计划，并保证护士接受培训。

护士培训应当注重新知识、新技术的应用；根据临床专科护理发展和专科护理岗位的需要，开展对护士的专科护理培训。

第二十五条　医疗卫生机构应当按照国务院卫生主管部门的规定，设置专门机构或者配备专（兼）职人员负责护理管理工作。

第二十六条　医疗卫生机构应当建立护士岗位责任制并进行监督检查。

护士因不履行职责或者违反职业道德受到投诉的，其所在医疗卫生机构应当进行调查。经查证属实的，医疗卫生机构应当对护士做出处理，并将调查处理情况告知投诉人。

第五章　法律责任

第二十七条　卫生主管部门的工作人员未依照本条例规定履行职责，在护士监督管理工作中滥用职权、徇私舞弊，或者有其他失职、渎职行为的，依法给予处分；构成犯罪的，依法追究刑事责任。

第二十八条　医疗卫生机构有下列情形之一的，由县级以上地方人民政府卫生主管部门依据职责分工责令限期改正，给予警告；逾期不改正的，根据国务院卫生主管部门规定的护士配备标准和在医疗卫生机构合法执业的护士数量核减其诊疗科目，或者暂停其 6 个月以上 1 年以下执业活动；国家举办的医疗卫生机构有下列情形之一、情节严重的，还应当对负有责任的主管人员和其他直接责任人员依法给予处分：

（一）违反本条例规定，护士的配备数量低于国务院卫生主管部门规定的护士配备标准的；

（二）允许未取得护士执业证书的人员或者允许未依照本条例规定办理执业地点变更手续、延续执业注册有效期的护士在本机构从事诊疗技术规范规定的护理活动的。

第二十九条　医疗卫生机构有下列情形之一的，依照有关法律、行政法规的规定给予处罚；国家举办的医疗卫生机构有下列情形之一、情节严重的，还应当对负有责任的主管人员和其他直接责任人员依法给予处分：

（一）未执行国家有关工资、福利待遇等规定的；

（二）对在本机构从事护理工作的护士，未按照国家有关规定足额缴纳社会保险费用的；

（三）未为护士提供卫生防护用品，或者未采取有效的卫生防护措施、医疗保健措施的；

（四）对在艰苦边远地区工作，或者从事直接接触有毒有害物质、有感染传染病危险工作的护士，未按照国家有关规定给予津贴的。

第三十条　医疗卫生机构有下列情形之一的，由县级以上地方人民政府卫生主管部门依据职责分工责令限期改正，给予警告：

（一）未制定、实施本机构护士在职培训计划或者未保证护士接受培训的；

（二）未依照本条例规定履行护士管理职责的。

第三十一条 护士在执业活动中有下列情形之一的，由县级以上地方人民政府卫生主管部门依据职责分工责令改正，给予警告；情节严重的，暂停其 6 个月以上 1 年以下执业活动，直至由原发证部门吊销其护士执业证书：

（一）发现患者病情危急未立即通知医师的；

（二）发现医嘱违反法律、法规、规章或者诊疗技术规范的规定，未依照本条例第十七条的规定提出或者报告的；

（三）泄露患者隐私的；

（四）发生自然灾害、公共卫生事件等严重威胁公众生命健康的突发事件，不服从安排参加医疗救护的。

护士在执业活动中造成医疗事故的，依照医疗事故处理的有关规定承担法律责任。

第三十二条 护士被吊销执业证书的，自执业证书被吊销之日起 2 年内不得申请执业注册。

第三十三条 扰乱医疗秩序，阻碍护士依法开展执业活动，侮辱、威胁、殴打护士，或者有其他侵犯护士合法权益行为的，由公安机关依照治安管理处罚法的规定给予处罚；构成犯罪的，依法追究刑事责任。

第六章 附 则

第三十四条 本条例施行前按照国家有关规定已经取得护士执业证书或者护理专业技术职称、从事护理活动的人员，经执业地省、自治区、直辖市人民政府卫生主管部门审核合格，换领护士执业证书。

本条例施行前，尚未达到护士配备标准的医疗卫生机构，应当按照国务院卫生主管部门规定的实施步骤，自本条例施行之日起 3 年内达到护士配备标准。

第三十五条 本条例自 2008 年 5 月 12 日起施行。

附录二

国务院令第 351 号

颁布日期：20020404 实施日期：20020901 颁布单位：国务院

医疗事故处理条例

第一章 总 则

第一条 为了正确处理医疗事故，保护患者和医疗机构及其医务人员的合法权益，维护医疗秩序，保障医疗安全，促进医学科学的发展，制定本条例。

第二条　本条例所称医疗事故，是指医疗机构及其医务人员在医疗活动中，违反医疗卫生管理法律、行政法规、部门规章和诊疗护理规范、常规，过失造成患者人身损害的事故。

第三条　处理医疗事故，应当遵循公开、公平、公正、及时、便民的原则，坚持实事求是的科学态度，做到事实清楚、定性准确、责任明确、处理恰当。

第四条　根据对患者人身造成的损害程度，医疗事故分为四级：

一级医疗事故：造成患者死亡、重度残疾的；

二级医疗事故：造成患者中度残疾、器官组织损伤导致严重功能障碍的；

三级医疗事故：造成患者轻度残疾、器官组织损伤导致一般功能障碍的；

四级医疗事故：造成患者明显人身损害的其他后果的。

具体分级标准由国务院卫生行政部门制定。

第二章　医疗事故的预防与处置

第五条　医疗机构及其医务人员在医疗活动中，必须严格遵守医疗卫生管理法律、行政法规、部门规章和诊疗护理规范、常规，恪守医疗服务职业道德。

第六条　医疗机构应当对其医务人员进行医疗卫生管理法律、行政法规、部门规章和诊疗护理规范、常规的培训和医疗服务职业道德教育。

第七条　医疗机构应当设置医疗服务质量监控部门或者配备专（兼）职人员，具体负责监督本医疗机构的医务人员的医疗服务工作，检查医务人员执业情况，接受患者对医疗服务的投诉，向其提供咨询服务。

第八条　医疗机构应当按照国务院卫生行政部门规定的要求，书写并妥善保管病历资料。

因抢救急危患者，未能及时书写病历的，有关医务人员应当在抢救结束后6小时内据实补记，并加以注明。

第九条　严禁涂改、伪造、隐匿、销毁或者抢夺病历资料。

第十条　患者有权复印或者复制其门诊病历、住院志、体温单、医嘱单、化验单（检验报告）、医学影像检查资料、特殊检查同意书、手术同意书、手术及麻醉记录单、病理资料、护理记录以及国务院卫生行政部门规定的其他病历资料。

患者依照前款规定要求复印或者复制病历资料的，医疗机构应当提供复印或者复制服务并在复印或者复制的病历资料上加盖证明印记。复印或者复制病历资料时，应当有患者在场。

医疗机构应患者的要求，为其复印或者复制病历资料，可以按照规定收取工本费。具体收费标准由省、自治区、直辖市人民政府价格主管部门会同同级卫生行政部门规定。

第十一条　在医疗活动中，医疗机构及其医务人员应当将患者的病情、医疗措施、医疗风险等如实告知患者，及时解答其咨询；但是，应当避免对患者产生不利后果。

第十二条　医疗机构应当制定防范、处理医疗事故的预案，预防医疗事故的发生，减轻医疗事故的损害。

第十三条　医务人员在医疗活动中发生或者发现医疗事故、可能引起医疗事故的医疗过失行为或者发生医疗事故争议的，应当立即向所在科室负责人报告，科室负责人应当及时向本医疗机构负责医疗服务质量监控的部门或者专（兼）职人员报告；负责医疗服务质量监控的部门或者专（兼）职人员接到报告后，应当立即进行调查、核实，将有关情况如实向本医疗机构的负责人报告，并向患者通报、解释。

第十四条　发生医疗事故的，医疗机构应当按照规定向所在地卫生行政部门报告。

发生下列重大医疗过失行为的，医疗机构应当在12小时内向所在地卫生行政部门报告：

（一）导致患者死亡或者可能为二级以上的医疗事故；

（二）导致3人以上人身损害后果；

（三）国务院卫生行政部门和省、自治区、直辖市人民政府卫生行政部门规定的其他情形。

第十五条　发生或者发现医疗过失行为，医疗机构及其医务人员应当立即采取有效措施，避免或者减轻对患者身体健康的损害，防止损害扩大。

第十六条　发生医疗事故争议时，死亡病例讨论记录、疑难病例讨论记录、上级医师查房记录、会诊意见、病程记录应当在医患双方在场的情况下封存和启封。封存的病历资料可以是复印件，由医疗机构保管。

第十七条　疑似输液、输血、注射、药物等引起不良后果的，医患双方应当共同对现场实物进行封存和启封，封存的现场实物由医疗机构保管；需要检验的，应当由双方共同指定的、依法具有检验资格的检验机构进行检验；双方无法共同指定时，由卫生行政部门指定。

疑似输血引起不良后果，需要对血液进行封存保留的，医疗机构应当通知提供该血液的采供血机构派员到场。

第十八条　患者死亡，医患双方当事人不能确定死因或者对死因有异议的，应当在患者死亡后48小时内进行尸检；具备尸体冻存条件的，可以延长至7日。尸检应当经死者近亲属同意并签字。

尸检应当由按照国家有关规定取得相应资格的机构和病理解剖专业技术人员进行。承担尸检任务的机构和病理解剖专业技术人员有进行尸检的义务。

医疗事故争议双方当事人可以请法医病理学人员参加尸检，也可以委派代表观察尸检过程。拒绝或者拖延尸检，超过规定时间，影响对死因判定的，由拒绝或者拖延的一方承担责任。

第十九条　患者在医疗机构内死亡的，尸体应当立即移放太平间。死者尸体存放时间一般不得超过2周。逾期不处理的尸体，经医疗机构所在地卫生行政部门批准，并报经同级公安部门备案后，由医疗机构按照规定进行处理。

附录三
中华人民共和国国务院令

第　376　号

《突发公共卫生事件应急条例》已经2003年5月7日国务院第7次常务会议通过，现予公布，自公布之日起施行。

总理　温家宝
二〇〇三年五月九日

突发公共卫生事件应急条例

第一章　总　　则

第一条　为了有效预防、及时控制和消除突发公共卫生事件的危害，保障公众身体健康与生命安全，维护正常的社会秩序，制定本条例。

第二条　本条例所称突发公共卫生事件（以下简称突发事件），是指突然发生，造成或者可能造成社会公众健康严重损害的重大传染病疫情、群体性不明原因疾病、重大食物和职业中毒以及其他严重影响公众健康的事件。

第三条　突发事件发生后，国务院设立全国突发事件应急处理指挥部，由国务院有关部门和军队有关部门组成，国务院主管领导人担任总指挥，负责对全国突发事件应急处理的统一领导、统一指挥。

国务院卫生行政主管部门和其他有关部门，在各自的职责范围内做好突发事件应急处理的有关工作。

第四条　突发事件发生后，省、自治区、直辖市人民政府成立地方突发事件应急处理指挥部，省、自治区、直辖市人民政府主要领导人担任总指挥，负责领导、指挥本行政区域内突发事件应急处理工作。

县级以上地方人民政府卫生行政主管部门，具体负责组织突发事件的调查、控制和医疗救治工作。

县级以上地方人民政府有关部门，在各自的职责范围内做好突发事件应急处理的有关工作。

第五条　突发事件应急工作，应当遵循预防为主、常备不懈的方针，贯彻统一领导、分级负责、反应及时、措施果断、依靠科学、加强合作的原则。

第六条　县级以上各级人民政府应当组织开展防治突发事件相关科学研究，建立突发事件应急流行病学调查、传染源隔离、医疗救护、现场处置、监督检查、监测检验、卫生防护等有关物资、设备、设施、技术与人才资源储备，所需经费列入本级政府财政预算。

国家对边远贫困地区突发事件应急工作给予财政支持。

第七条　国家鼓励、支持开展突发事件监测、预警、反应处理有关技术的国际交流与合作。

第八条　国务院有关部门和县级以上地方人民政府及其有关部门，应当建立严格的突发事件防范和应急处理责任制，切实履行各自的职责，保证突发事件应急处理工作的正常进行。

第九条　县级以上各级人民政府及其卫生行政主管部门，应当对参加突发事件应急处理的医疗卫生人员，给予适当补助和保健津贴；对参加突发事件应急处理作出贡献的人员，给予表彰和奖励；对因参与应急处理工作致病、致残、死亡的人员，按照国家有关规定，给予相应的补助和抚恤。

第二章　预防与应急准备

第十条　国务院卫生行政主管部门按照分类指导、快速反应的要求，制定全国突发事件应急预案，报请国务院批准。

省、自治区、直辖市人民政府根据全国突发事件应急预案，结合本地实际情况，制定本行政区域的突发事件应急预案。

第十一条　全国突发事件应急预案应当包括以下主要内容：

（一）突发事件应急处理指挥部的组成和相关部门的职责；

（二）突发事件的监测与预警；

（三）突发事件信息的收集、分析、报告、通报制度；

（四）突发事件应急处理技术和监测机构及其任务；

（五）突发事件的分级和应急处理工作方案；

（六）突发事件预防、现场控制，应急设施、设备、救治药品和医疗器械以及其他物资和技术的储备与调度；

（七）突发事件应急处理专业队伍的建设和培训。

第十二条　突发事件应急预案应当根据突发事件的变化和实施中发现的问题及时进行修订、补充。

第十三条　地方各级人民政府应当依照法律、行政法规的规定，做好传染病预防和其他公共卫生工作，防范突发事件的发生。

县级以上各级人民政府卫生行政主管部门和其他有关部门，应当对公众开展突发事件应急知识的专门教育，增强全社会对突发事件的防范意识和应对能力。

第十四条　国家建立统一的突发事件预防控制体系。

县级以上地方人民政府应当建立和完善突发事件监测与预警系统。

县级以上各级人民政府卫生行政主管部门，应当指定机构负责开展突发事件的日常监测，并确保监测与预警系统的正常运行。

第十五条　监测与预警工作应当根据突发事件的类别，制定监测计划，科学分析、综合评价监测数据。对早期发现的潜在隐患以及可能发生的突发事件，应当依照本条例规定的报告程序和时限及时报告。

第十六条　国务院有关部门和县级以上地方人民政府及其有关部门，应当根据突发事件应急预案的要求，保证应急设施、设备、救治药品和医疗器械等物资储备。

第十七条　县级以上各级人民政府应当加强急救医疗服务网络的建设，配备相应的医疗救治药物、技术、设备和人员，提高医疗卫生机构应对各类突发事件的救治能力。

设区的市级以上地方人民政府应当设置与传染病防治工作需要相适应的传染病专科医院，或者指定具备传染病防治条件和能力的医疗机构承担传染病防治任务。

第十八条　县级以上地方人民政府卫生行政主管部门，应当定期对医疗卫生机构和人员开展突发事件应急处理相关知识、技能的培训，定期组织医疗卫生机构进行突发事件应急演练，推广最新知识和先进技术。

第三章　报告与信息发布

第十九条　国家建立突发事件应急报告制度。

国务院卫生行政主管部门制定突发事件应急报告规范，建立重大、紧急疫情信息报告系统。

有下列情形之一的，省、自治区、直辖市人民政府应当在接到报告1小时内，向国务院卫生行政主管部门报告：

（一）发生或者可能发生传染病暴发、流行的；

（二）发生或者发现不明原因的群体性疾病的；

（三）发生传染病菌种、毒种丢失的；

（四）发生或者可能发生重大食物和职业中毒事件的。

国务院卫生行政主管部门对可能造成重大社会影响的突发事件，应当立即向国务院报告。

第二十条　突发事件监测机构、医疗卫生机构和有关单位发现有本条例第十九条规定情形之一的，应当在2小时内向所在地县级人民政府卫生行政主管部门报告；接到报告的卫生行政主管部门应当在2小时内向本级人民政府报告，并同时向上级人民政府卫生行政主管部门和国务院卫生行政主管部门报告。

县级人民政府应当在接到报告后2小时内向设区的市级人民政府或者上一级人民政府报告；设区的市级人民政府应当在接到报告后2小时内向省、自治区、直辖市人民政府报告。

第二十一条　任何单位和个人对突发事件，不得隐瞒、缓报、谎报或者授意他人隐瞒、缓报、谎报。

第二十二条　接到报告的地方人民政府、卫生行政主管部门依照本条例规定报告的同时，应当立即组织力量对报告事项调查核实、确证，采取必要的控制措施，并及时报告调查情况。

第二十三条　国务院卫生行政主管部门应当根据发生突发事件的情况，及时向国务院有关部门和各省、自治区、直辖市人民政府卫生行政主管部门以及军队有关部门通报。

突发事件发生地的省、自治区、直辖市人民政府卫生行政主管部门，应当及时向毗邻省、自治区、直辖市人民政府卫生行政主管部门通报。

接到通报的省、自治区、直辖市人民政府卫生行政主管部门，必要时应当及时通知本行政区域内的医疗卫生机构。

县级以上地方人民政府有关部门，已经发生或者发现可能引起突发事件的情形时，应当及时向同级人民政府卫生行政主管部门通报。

第二十四条　国家建立突发事件举报制度，公布统一的突发事件报告、举报电话。

任何单位和个人有权向人民政府及其有关部门报告突发事件隐患，有权向上级人民政府及其有关部门举报地方人民政府及其有关部门不履行突发事件应急处理职责，或者不按照规定履行职责的情况。接到报告、举报的有关人民政府及其有关部门，应当立即组织对突发事件隐患、不履行或者不按照规定履行突发事件应急处理职责的情况进行调查处理。

对举报突发事件有功的单位和个人，县级以上各级人民政府及其有关部门应当予以奖励。

第二十五条　国家建立突发事件的信息发布制度。

国务院卫生行政主管部门负责向社会发布突发事件的信息。必要时，可以授权省、自治区、直辖市人民政府卫生行政主管部门向社会发布本行政区域内突发事件的信息。

信息发布应当及时、准确、全面。

第四章　应急处理

第二十六条　突发事件发生后，卫生行政主管部门应当组织专家对突发事件进行综合评估，初步判断突发事件的类型，提出是否启动突发事件应急预案的建议。

第二十七条　在全国范围内或者跨省、自治区、直辖市范围内启动全国突发事件应急预案，由国务院卫生行政主管部门报国务院批准后实施。省、自治区、直辖市启动突发事件应急预案，由省、自治区、直辖市人民政府决定，并向国务院报告。

第二十八条　全国突发事件应急处理指挥部对突发事件应急处理工作进行督察和指导，地方各级人民政府及其有关部门应当予以配合。

省、自治区、直辖市突发事件应急处理指挥部对本行政区域内突发事件应急处理工作进行督察和指导。

第二十九条　省级以上人民政府卫生行政主管部门或者其他有关部门指定的突发事件应急处理专业技术机构，负责突发事件的技术调查、确证、处置、控制和评价工作。

第三十条　国务院卫生行政主管部门对新发现的突发传染病，根据危害程度、流行强度，依照《中华人民共和国传染病防治法》的规定及时宣布为法定传染病；宣布为甲类传染病的，由国务院决定。

第三十一条　应急预案启动前，县级以上各级人民政府有关部门应当根据突发事件的实际情况，做好应急处理准备，采取必要的应急措施。

应急预案启动后，突发事件发生地的人民政府有关部门，应当根据预案规定的职责要求，服从突发事件应急处理指挥部的统一指挥，立即到达规定岗位，采取有关的控制措施。

医疗卫生机构、监测机构和科学研究机构，应当服从突发事件应急处理指挥部的统一指挥，相互配合、协作，集中力量开展相关的科学研究工作。

第三十二条　突发事件发生后，国务院有关部门和县级以上地方人民政府及其有关部门，应当保证突发事件应急处理所需的医疗救护设备、救治药品、医疗器械等物资的生产、供应；铁路、交通、民用航空行政主管部门应当保证及时运送。

第三十三条　根据突发事件应急处理的需要，突发事件应急处理指挥部有权紧急调集人员、储备的物资、交通工具以及相关设施、设备；必要时，对人员进行疏散或者隔离，并可以依法对传染病疫区实行封锁。

第三十四条　突发事件应急处理指挥部根据突发事件应急处理的需要，可以对食物和水源采取控制措施。

县级以上地方人民政府卫生行政主管部门应当对突发事件现场等采取控制措施，宣传突发事件防治知识，及时对易受感染的人群和其他易受损害的人群采取应急接种、预防性投药、群体防护等措施。

第三十五条　参加突发事件应急处理的工作人员，应当按照预案的规定，采取卫生防护措施，并在专业人员的指导下进行工作。

第三十六条　国务院卫生行政主管部门或者其他有关部门指定的专业技术机构，有权进入突发事件现场进行调查、采样、技术分析和检验，对地方突发事件的应急处理工作进行技术指导，有关单位和个人应当予以配合；任何单位和个人不得以任何理由予以拒绝。

第三十七条　对新发现的突发传染病、不明原因的群体性疾病、重大食物和职业中毒事件，国务院卫生行政主管部门应当尽快组织力量制定相关的技术标准、规范和控制措施。

第三十八条　交通工具上发现根据国务院卫生行政主管部门的规定需要采取应急控制措施的传染病病人、疑似传染病病人，其负责人应当以最快的方式通知前方停靠点，并向交通工具的营运单位报告。交通工具的前方停靠点和营运单位应当立即向交通工具营运单位行政主管部门和县级以上地方人民政府卫生行政主管部门报告。卫生行政主管部门接到报告后，应当立即组织有关人员采取相应的医学处置措施。

交通工具上的传染病病人密切接触者，由交通工具停靠点的县级以上各级人民政府卫生行政主管部门或者铁路、交通、民用航空行政主管部门，根据各自的职责，依照传染病防治法律、行政法规的规定，采取控制措施。

涉及国境口岸和入出境的人员、交通工具、货物、集装箱、行李、邮包等需要采取传染病应急控制措施的，依照国境卫生检疫法律、行政法规的规定办理。

第三十九条　医疗卫生机构应当对因突发事件致病的人员提供医疗救护和现场救援，对就诊病人必须接诊治疗，并书写详细、完整的病历记录；对需要转送的病人，应当按照规定将病人及其病历记录的复印件转送至接诊的或者指定的医疗机构。

医疗卫生机构内应当采取卫生防护措施，防止交叉感染和污染。

医疗卫生机构应当对传染病病人密切接触者采取医学观察措施，传染病病人密切接触者应当予以配合。

医疗机构收治传染病病人、疑似传染病病人，应当依法报告所在地的疾病预防控制机构。接到报告的疾病预防控制机构应当立即对可能受到危害的人员进行调查，根据需要采取必要的控制措施。

第四十条　传染病暴发、流行时，街道、乡镇以及居民委员会、村民委员会应当组织力量，团结协作，群防群治，协助卫生行政主管部门和其他有关部门、医疗卫生机构做好疫情信息的收集和报告、人员的分散隔离、公共卫生措施的落实工作，向居民、村民宣传传染病防治的相关知识。

第四十一条　对传染病暴发、流行区域内流动人口，突发事件发生地的县级以上地方人民政府应当做好预防工作，落实有关卫生控制措施；对传染病病人和疑似传染病病人，应当采取就地隔离、就地观察、就地治疗的措施。对需要治疗和转诊的，应当依照本条例第三十九条第一款的规定执行。

第四十二条　有关部门、医疗卫生机构应当对传染病做到早发现、早报告、早隔离、早治疗，切断传播途径，防止扩散。

第四十三条　县级以上各级人民政府应当提供必要资金，保障因突发事件致病、致残的人员得到及时、有效的救治。具体办法由国务院财政部门、卫生行政主管部门和劳动保障行政主管部门制定。

第四十四条　在突发事件中需要接受隔离治疗、医学观察措施的病人、疑似病人和传染病病人密切接触者在卫生行政主管部门或者有关机构采取医学措施时应当予以配合；拒绝配合的，由公安机关依法协助强制执行。

第五章　法律责任

第四十五条　县级以上地方人民政府及其卫生行政主管部门未依照本条例的规定履行报告职责，对突发事件隐瞒、缓报、谎报或者授意他人隐瞒、缓报、谎报的，对政府主要领导人及其卫生行政主管部门主要负责人，依法给予降级或者撤职的行政处分；造成传染病传播、流行或者对社会公众健康造成其他严重危害后果的，依法给予开除的行政处分；构成犯罪的，依法追究刑事责任。

第四十六条　国务院有关部门、县级以上地方人民政府及其有关部门未依照本条例的规定，完成突发事件应急处理所需要的设施、设备、药品和医疗器械等物资的生产、供应、运输和储备的，对政府主要领导人和政府部门主要负责人依法给予降级或者撤职的行政处分；造成传染病传播、流行或者对社会公众健康造成其他严重危害后果的，依法给予开除的行政处分；构成犯罪的，依法追究刑事责任。

第四十七条　突发事件发生后，县级以上地方人民政府及其有关部门对上级人民政府有关部门的调查不予配合，或者采取其他方式阻碍、干涉调查的，对政府主要领导人和政府部门主要负责人依法给予降级或者撤职的行政处分；构成犯罪的，依法追究刑事责任。

第四十八条　县级以上各级人民政府卫生行政主管部门和其他有关部门在突发事件调查、控制、医疗救治工作中玩忽职守、失职、渎职的，由本级人民政府或者上级人民政府有关部门责令改正、通报批评、给予警告；对主要负责人、负有责任的主管人员和其他责任人员依法给予降级、撤职的行政处分；造成传染病传播、流行或者对社会公众健康造成其他严重危害后果的，依法给予开除的行政处分；构成犯罪的，依法追究刑事责任。

第四十九条　县级以上各级人民政府有关部门拒不履行应急处理职责的，由同级人民政府或者上级人民政府有关部门责令改正、通报批评、给予警告；对主要负责人、负有责任的主管人员和其他责任人员依法给予降级、撤职的行政处分；造成传染病传播、流行或者对社会公众健康造成其他严重危害后果的，依法给予开除的行政处分；构成犯罪的，依法追究刑事责任。

第五十条　医疗卫生机构有下列行为之一的，由卫生行政主管部门责令改正、通报批评、给予警告；情节严重的，吊销《医疗机构执业许可证》；对主要负责人、负有责任的主管人员和其他直接责任人员依法给予降级或者撤职的纪律处分；造成传染病传播、流行或者对社会公众健康造成其他严重危害后果，构成犯罪的，依法追究刑事责任：

（一）未依照本条例的规定履行报告职责，隐瞒、缓报或者谎报的；

（二）未依照本条例的规定及时采取控制措施的；

（三）未依照本条例的规定履行突发事件监测职责的；

（四）拒绝接诊病人的；

（五）拒不服从突发事件应急处理指挥部调度的。

第五十一条　在突发事件应急处理工作中，有关单位和个人未依照本条例的规定履行报告职责，隐瞒、缓报或者谎报，阻碍突发事件应急处理工作人员执行职务，拒绝国务院卫生行政主管部门或者其他有关部门指定的专业技术机构进入突发事件现场，或者不配合调查、采样、技术分析和检验的，对有关责任人员依法给予行政处分或者纪律处分；触犯《中华人民共和国治安管理处罚条例》，构成违反治安管理行为的，由公安机关依法予以处罚；构成犯罪的，依法追究刑事责任。

第五十二条　在突发事件发生期间，散布谣言、哄抬物价、欺骗消费者，扰乱社会秩序、市场秩序的，由公安机关或者工商行政管理部门依法给予行政处罚；构成犯罪的，依法追究刑事责任。

第六章　附　　则

第五十三条　中国人民解放军、武装警察部队医疗卫生机构参与突发事件应急处理的，依照本条例的规定和军队的相关规定执行。

第五十四条　本条例自公布之日起施行。

附录四

三级综合医院评审标准（2011 年版）（摘录）

本标准在关注医疗质量和医疗安全的同时，紧紧围绕医改中心任务，结合公立医院改革总体设计，将评价的重点放在改进服务管理、加强护理管理、城乡对口支援、住院医师规范化培训、推进规范诊疗和单病种费用控制等工作落实情况。同时，针对群众关心的热点、焦点问题，重点考核反映医院管理理念、服务理念的制度、措施及落实情况，以及医院的学科建设和人才培养情况、辐射带动作用等。促使医疗机构改进思维模式和管理习惯，坚持"以人为本"、"以病人为中心"，走以内涵建设为主、内涵与外延相结合的发展道路。

本标准适用于三级综合性公立医院，其余各级各类医院可参照使用。

第一章　坚持医院公益性

二、医院内部管理机制科学规范

（一）坚持医院公益性，把维护人民群众健康权益放在第一位。

（四）提高工作绩效，优化医疗服务系统与流程，缩短平均住院日、缩短患者诊疗等候时间。

（六）控制公立医院特需服务规模。

三、承担公立医院与基层医疗机构对口协作等政府指令性任务

（三）根据《中华人民共和国传染病防治法》和《突发公共卫生事件应急条例》等相关法律法规承担传染病的发现、救治、报告、预防等任务。

（四）建立院前急救与院内急诊"绿色通道"有效衔接的工作流程。

（五）开展健康教育、健康咨询等多种形式的公益性社会活动。

四、应急管理

（一）遵守国家法律、法规，严格执行各级政府制定的应急预案。服从指挥，承担突发公共事件的紧急医疗救援任务和配合突发公共卫生事件防控工作。

（三）明确医院需要应对的主要突发事件策略，建立医院应急指挥系统，制定和完善各类应急预案，提高快速反应能力。

（四）开展应急培训和演练，提高各级、各类人员的应急素质和医院的整体应急能力。

五、临床医学教育

（一）教学师资、设备设施符合医学院校教育、毕业后教育和继续医学教育的要求。

（二）承担本科及以上医学生的临床教学和实习任务。

（三）承担住院医师规范化培训和县级医院骨干医师培训任务。

（四）开展继续医学教育工作情况。

（五）指导和培训下级医院卫生技术人员提高诊疗水平，推广适宜卫生技术。

第二章　医院服务

二、门诊流程管理

（一）优化门诊布局结构，完善门诊管理制度，落实便民措施，减少就医等待，改善患者就医体验，有急危重症患者优先处置的制度与程序。

（五）有改善门诊服务、方便患者就医的绩效考评和分配政策，支持医务人员从事晚间门诊和节假日门诊。

三、急诊绿色通道管理

（二）落实首诊负责制，与挂钩合作的基层医疗机构建立急诊、急救转接服务制度。

（三）加强急诊检诊、分诊，及时救治急危重症患者，有效分流非急危重症患者。

（四）实施急诊分区救治、建立住院和手术的"绿色通道"，建立创伤、急性心肌梗死、脑卒中、急性呼吸衰竭等重点病种的急诊服务流程与规范，需紧急抢救的危重患者可先抢救后付费，保障患者获得连贯医疗服务。

（五）开展急救技术操作规程的全员培训，实行合格上岗制度。

四、住院、转诊、转科服务流程管理

（一）完善患者入院、出院、转科服务管理工作制度和标准，改进服务流程，方便患者。

（二）为急诊患者入院制定合理、便捷的收入院制度与程序。危重患者应当先抢救并及时办理入院手续。

（三）加强转诊、转科患者的交接管理，及时传递患者病历与相关信息，为患者提供连续医疗服务。

（四）加强出院患者健康教育和随访预约管理，提高患者健康知识水平和出院后医疗、护理及康复措施的知晓度。

六、患者的合法权益

（一）医院有相关制度保障患者及其家属充分了解其权利。

（二）应当向患者或其家属说明病情及治疗方式、特殊治疗及处置，并获得其同意，说明内容应当有记录。

（三）对医护人员进行知情同意和告知方面的培训，主管医师能够使用患者易懂的方式、语言与患者及其家属沟通，并履行书面同意手续。

（五）保护患者的隐私权，尊重民族习惯和宗教信仰。

七、投诉管理

（一）贯彻落实《医院投诉管理办法（试行）》，实行"首诉负责制"，设立或指定专门部门统一接受、处理患者和医务人员投诉，及时处理并答复投诉人。

（二）公布投诉管理部门、地点、接待时间及其联系方式，同时公布上级部门投诉电话。建立健全投诉档案，规范投诉处理程序。

（三）根据患者和医务人员投诉，持续改进医疗服务。

（四）对全体员工进行纠纷防范及处理的专门培训。

第三章　患者安全

一、确立查对制度，识别患者身份

（一）对就诊患者施行唯一标识（如：医保卡、新型农村合作医疗卡编号、身份证号码、病历号等）管理。

（二）在诊疗活动中，严格执行"查对制度"，至少同时使用姓名、年龄2项核对患者身份，确保对正确的患者实施正确的操作。

（三）实施有创（包括介入）诊疗活动前，实施医师必须亲自向患者或其家属告知。

（四）完善关键流程（急诊、病房、手术室、ICU、产房、新生儿室之间流程）的患者识别措施，健全转科交接登记制度。

（五）使用"腕带"作为识别患者身份的标识，重点是ICU、新生儿科（室）、手术室、急诊室等部门，以及意识不清、抢救、输血、不同语种语言交流障碍的患者等；对传染病、药物过敏等特殊患者有识别标志（腕带与床头卡）。

（六）职能部门要落实其督导职能，并有记录。

二、确立在特殊情况下医务人员之间有效沟通的程序、步骤

（二）在实施紧急抢救的情况下，必要时可口头下达临时医嘱；护士应当对口头临时医嘱完整重述确认，在执行时双人核查；事后及时补记。

四、执行手卫生规范，落实医院感染控制的基本要求

（一）按照手卫生规范，正确配置有效、便捷的手卫生设备和设施，为执行手卫生提供必需的保障与有效的监管措施。

（二）医护人员在临床诊疗活动中应当严格遵循手卫生相关要求（手清洁、手消毒、外科洗手操作规程等）。

五、特殊药物的管理，提高用药安全

（一）高浓度电解质、易混淆（听似、看似）药品有严格的贮存与使用要求，并严格执行麻醉药品、精神药品、放射性药品、医疗用毒性药品及药品类易制毒化学品等特殊管理药品的使用与管理规章制度。

（二）处方或用药医嘱在转抄和执行时有严格的核对程序，并由转抄和执行者签名确认。

六、临床"危急值"报告制度

（一）根据医院实际情况确定"危急值"项目，建立"危急值"评价制度。

（二）有临床"危急值"报告制度与流程。

七、防范与减少患者跌倒、坠床等意外事件发生

（一）评估有跌倒、坠床风险的高危患者，要主动告知跌倒、坠床危险，采取措施防止意外事件的发生。

（二）有跌倒、坠床等意外事件报告制度、处理预案与工作流程。

八、防范与减少患者压疮发生

（一）有压疮风险评估与报告制度，有压疮诊疗及护理规范。

（二）实施预防压疮的护理措施。

九、妥善处理医疗安全（不良）事件

（一）有报告医疗安全（不良）事件与隐患缺陷的制度与可执行的工作流程，并让医务人员充分了解。

（二）有激励措施，鼓励不良事件呈报。

（三）将安全信息与医院实际情况相结合，从医院管理体系、运行机制与规章制度上进行有针对性的持续改进。对重大不安全事件要有根本原因分析。

十、患者参与医疗安全

（一）针对患者疾病诊疗，为患者及其家属提供相关的健康知识教育，协助患方对诊疗方案作出正确理解与选择。

（二）主动邀请患者参与医疗安全活动，如身份识别、手术部位确认、药物使用等。

第五章　护理管理与质量持续改进

一、确立护理管理组织体系

（一）院领导履行对护理工作领导责任，对护理工作实施目标管理，协调与落实全院各部门对护理工作的支持，具体措施落实到位。

（二）执行三级（医院—科室—病区）护理管理组织体系，逐步建立护理垂直管理体系，按照《护士条例》的规定，实施护理管理工作。

（三）根据分级护理的原则和要求，落实责任制，明确临床护理内涵及工作规范，对患者提供全面、全程的责任制护理措施。

（四）实行护理目标管理责任制、岗位职责明确，落实护理常规、操作规程等，有相应的监督与协调机制。

二、护理人力资源管理

（一）有护士管理规定、岗位职责、岗位技术能力要求和工作标准，同工同酬。

（二）护士人力资源配备与医院的功能和任务一致，有护理单元护士的配置原则，有紧急状态下调配护理人力资源的预案。

（三）以临床护理工作量为基础，根据收住患者特点、护理等级比例、床位使用率对护理人力资源实行弹性调配。

（四）建立基于护理工作量、质量、患者满意度并结合护理难度、技术要求等要素的绩效考核制度，并将考核结果与护士的评优、晋升、薪酬分配相结合，实现优劳优得，多劳多得，调动护士积极性。

（五）有护士在职继续教育计划、保障措施到位，并有实施记录。

三、临床护理质量管理与改进

（一）根据分级护理的原则和要求，实施护理措施，有护理质量评价标准，有质量可追溯机制。

（二）依据《护士条例》、《护士守则》、《综合医院分级护理指导原则》、《基础护理服务工作规范》与《常用临床护理技术服务规范》规范护理行为，优质护理服务试点病房按照《住院患者基础护理服务项目》要求落实到位。

（三）临床护士护理患者实行责任制，与患者沟通交流，为患者提供连续、全程的基础护理和专业技术服务。

（四）有危重患者护理常规，密切观察患者的生命体征和病情变化，护理措施到位，患者安全措施有效，记录规范。

（五）遵照医嘱为围手术期患者提供符合规范的术前和术后护理。

（六）遵照医嘱为患者提供符合规范的治疗、用药等护理措施，及时观察、了解患者用药和治疗服务的反应。

（七）遵照医嘱为患者提供符合规范的输血治疗服务。

（八）保障仪器、设备和抢救物品的有效使用。

（九）为患者提供心理与健康指导服务和出院指导。

（十）用临床路径与6个单病种质量的监控标准，按照流程提供符合规范的护理服务。

（十一）按照《病历书写基本规范》书写护理文件。

（十二）建立护理查房、护理会诊和护理病例讨论制度。

四、护理安全管理

（一）有护理质量（安全）管理组织，相关安全职责明确，有监管措施。

（二）有主动报告护理安全（不良）事件与隐患信息的制度，改进措施到位。

（三）有护理不良事件的成因分析及改进机制。

（四）有护理风险防范措施，如跌倒/坠床、压疮、管路滑脱、用药错误等。

（五）临床护理技术操作常见并发症的预防与处理规范。

（六）有紧急意外情况的应急预案和处理流程，有培训与演练。

五、特殊护理单元质量管理与监测

（一）有手术部（室）护理质量管理与监测的有关规定及措施，护理部有监测改进效果的记录。

（二）有消毒供应中心（室）护理质量管理与监测的有关规定及措施，护理部有监测改进效果的记录。

（三）有新生儿室护理质量管理与监测的有关规定及措施，护理部有监测改进效果的记录。

（四）护理部有介入诊疗室、重症监护室、血液透析室、急诊科（室）护理质量指标监测与改进效果评价的记录。

第六章　医院管理

七、医德医风管理

（一）执行《关于建立医务人员医德考评制度的指导意见（试行）》，尊重、关爱患者，主动、热情、周到、文明为患者服务，严禁推诿、拒诊患者。

（二）有医德医风建设的制度、奖惩措施并认真落实。

（三）有制度与相关措施对医院及其工作人员不得通过职务便利谋取不正当利益的情况进行监控与约束。

（四）医院文化建设。逐步建立起以病人需求为导向的、根植于本院理念并不断物化的特色价值趋向、行为标准。

十一、医院社会评价

（一）医院定期收集院内、外对医院服务的意见和建议、并以此为动力，改进工作，持续提高医院服务质量。

（二）按照患者的服务流程，社会对其要求满足程度的感受，设计与确定医院社会满意度测评指标体系，实施社会评价活动。

（三）建立社会评价的质量控制体系与数据库，以确保社会评价结果的客观公正。

附录五

卫生部关于实施医院护士岗位管理的指导意见
卫医政发〔2012〕30号

各省、自治区、直辖市卫生厅局，新疆生产建设兵团卫生局：

在医院护士队伍中实施岗位管理，是提升护理科学管理水平、调动护士积极性的关键举措，是稳定和发展临床护士队伍的有效途径，是深入贯彻落实《护士条例》的具体措施，也是公立医院改革关于完善人事和收入分配制度的任务要求。为进一步加强医院护士队伍的科学管理，提高护理质量和服务水平，更好地为人民群众健康服务，现就实施医院护士岗位管理提出以下意见：

一、指导思想

贯彻落实公立医院改革关于充分调动医务人员积极性、完善人事和收入分配制度的任务要求，在改革临床护理模式、落实责任制整体护理的基础上，以实施护士岗位管理为切入点，从护理岗位设置、护士配置、绩效考核、职称晋升、岗位培训等方面制定和完善制度框架，建立和完善调动护士积极性，激励护士服务临床一线，有利于护理职业生涯发展的制度安排，努力为人民群众提供更加安全、优质、满意的护理服务。

二、基本原则

（一）以改革护理服务模式为基础。医院要实行"以病人为中心"的责任制整体护理工作模式，在责任护士全面履行专业照顾、病情观察、治疗处置、心理护理、健康教育和康复指导等职责的基础上，开展岗位管理的相关工作。

（二）以建立岗位管理制度为核心。医院根据功能任务、医院规模和服务量，将护士从按身份管理逐步转变为按岗位管理，科学设置护理岗位，实行按需设岗、按岗聘用、竞聘上岗，逐步建立激励性的用人机制。通过实施岗位管理，实现同工同酬、多劳多得、优绩优酬。

（三）以促进护士队伍健康发展为目标。遵循公平、公正、公开的原则，建立和完善护理岗位管理制度，稳定临床一线护士队伍，使医院护士得到充分的待遇保障、晋升空间、培训支持和职业发展，促进护士队伍健康发展。

三、工作任务

（一）科学设置护理岗位

1. 按照科学管理、按需设岗、保障患者安全和临床护理质量的原则合理设置护理岗位，明确岗位职责和任职条件，建立岗位责任制度，提高管理效率。

2. 医院护理岗位设置分为护理管理岗位、临床护理岗位和其他护理岗位。护理管理岗位是从事医院护理管理工作的岗位，临床护理岗位是护士为患者提供直接护理服务的岗位，其他护理岗位是护士为患者提供非直接护理服务的岗位。护理管理岗位和临床护理岗位的护士应当占全院护士总数的 95% 以上。

3. 根据岗位职责，结合工作性质、工作任务、责任轻重和技术难度等要素，明确岗位所需护士的任职条件。护士的经验能力、技术水平、学历、专业技术职称应当与岗位的任职条件相匹配，实现护士从身份管理向岗位管理的转变。

（二）合理配置护士数量

1. 按照护理岗位的职责要求合理配置护士，不同岗位的护士数量和能力素质应当满足工作需要，特别是临床护理岗位要结合岗位的工作量、技术难度、专业要求和工作风险等，合理配置、动态调整，以保障护理质量和患者安全。

2. 病房护士的配备应当遵循责任制整体护理工作模式的要求，普通病房实际护床比不低于 0.4:1，每名护士平均负责的患者不超过 8 个，重症监护病房护患比为（2.5～3):1，新生儿监护病房护患比为（1.5～1.8):1。门（急）诊、手术室等部门应当根据门（急）诊量、治疗量、手术量等综合因素合理配置护士。

3. 根据不同专科特点、护理工作量实行科学的排班制度。需要 24 小时持续性工作的临床护理岗位应当科学安排人员班次；护理工作量较大、危重患者较多时，应当增加护士的数量；护士排班兼顾临床需要和护士意愿，体现对患者的连续、全程、人性化护理。

4. 医院应当制定护士人力紧急调配预案，建立机动护士人力资源库，及时补充临床护理岗位护士的缺失，确保突发事件以及特殊情况下临床护理人力的应急调配。

（三）完善绩效考核制度

1. 医院应当建立并实施护士定期考核制度，以岗位职责为基础，以日常工作和表现为重点，包括护士的工作业绩考核、职业道德评定和业务水平测试。考核结果与护士的收入分配、奖励、评先评优、职称评聘和职务晋升挂钩。

2. 工作业绩考核主要包括护士完成岗位工作的质量、数量、技术水平以及患者满意度等情况；职业道德评定主要包括护士尊重关心爱护患者，保护患者隐私，注重沟通，体现人文关怀，维护患者权益的情况，其中护理管理岗位还应当包括掌握相关政策理论、管理能力、德才兼备的情况；业务水平测试主要包括护士规范执业，正确执行临床护理实践指南和护理技术规范，为患者提供整体护理服务和解决实际问题的能力。

3. 实行岗位绩效工资制度，护士的个人收入与绩效考核结果挂钩，以护理服务质量、数量、技术风险和患者满意度为主要依据，注重临床表现和工作业绩，并向工作量大、技术性难度高的临床护理岗位倾斜，形成有激励、有约束的内部竞争机制，体现同工同酬、多劳多得、优绩优酬。

4. 完善护士专业技术资格评价标准，更加注重工作业绩、技术能力，更加注重医德医风，更加注重群众满意度。可以根据国家有关规定放宽职称晋升的外语要求，不对论文、科研作硬性规定。

（四）加强护士岗位培训

1. 建立并完善护士培训制度。根据本医院护士的实际业务水平、岗位工作需要以及职业生涯发展，制定、实施本医院护士在职培训计划，加强护士的继续教育，注重新知识、新技术的培训和应用。护士培训要以岗位需求为导向、岗位胜任力为核心，突出专业内涵，注重实践能力，提高人文素养，适应临床护理发展的需要。

2. 加强新护士培训。实行岗前培训和岗位规范化培训制度。岗前培训应当包括相关法律法规、医院规章制度、服务理念、医德医风以及医患沟通等内容；岗位规范化培训应当包括岗位职责与素质要求、诊疗护理规范和标准、责任制整体护理的要求及临床护理技术等，以临床科室带教式为主，在医院内科、外科等大科系进行轮转培训，提高护士为患者提供整体护理服务的意识和能力。

3. 加强专科护理培训。根据临床专科护理发展和专科护理岗位的需要，按照卫生部和省级卫生行政部门要求，开展对护士的专科护理培训，重点加强重症监护、急诊急救、血液净化、肿瘤等专业领域的骨干培养，提高专业技术水平。

4. 加强护理管理培训。从事护理管理岗位的人员，应当按照要求参加管理培训，包括现代管理理论在护理工作中的应用、护士人力资源管理、人员绩效考核、护理质量控制与持续改进、护理业务技术管理等，提高护理管理者的理论水平、业务能力和管理素质。

（五）保障合同制护士权益

1. 医院应当根据核定的人员编制标准，落实护士编制。医院不得随意减少编制内护士职数，不得随意增加编外聘用合同制护士。

2. 医院落实国家有关工资、奖金、岗位津贴、福利待遇及职称晋升等规定，保证聘用的合同制护士与编制内护士享有同等待遇；合同制护士同样享有参加继续教育权利。

3. 医院应当根据服务规模、床位数量和床位使用率等因素，动态调整护士配置数量并落实护士编制，保证医疗护理质量。

四、有关工作要求

（一）提高思想认识，强化组织领导。各级卫生行政部门和医院要充分认识实施护士岗位管理的重要性、必要性和紧迫性，切实加强组织领导，做好调查研究，逐步推进岗位管理工作。各省级卫生行政部门要结合本地实际情况制定医院护士岗位管理实施细则，对所辖区域内医院的护理岗位设置、护士配置等内容进行细化。医院领导层面要高度重视岗位管理工作，强化领导职责，制定切实可行的实施方案，落实人员，健全机制，为推动医院人事和收入分配制度改革奠定坚实基础。

（二）密切部门合作，推动顺利实施。各省级卫生行政部门要积极与编制、财政、人力资源社会保障等部门密切协作，积极争取有利于推进护士岗位管理的制度和政策措施，努力营造各有关部门支持医院实施岗位设置管理的政策环境。医院内部加强财务、人事、护理管理等部门之间协调，明确职责分工，加强团结合作，推动护士岗位管理工作顺利实施。

（三）加强指导检查，不断总结提高。各级卫生行政部门要加强对医院实施护士岗位管理的指导检查，主要包括建立岗位管理规章制度及落实情况、护士的配置、护士履行岗位职责、护士的绩效考核、职称晋升和待遇、在职培训等情况。工作过程中要及时研究解决遇到的问题和困难，掌握和分析实施情况和实际效果，总结有益经验，促进护士科学化管理水平的提高。

（四）坚持典型引路，发挥示范作用。实施岗位设置管理需要各级卫生行政部门和医院的共同探索与实践。工作中要及时总结各地取得的新进展新经验，培养和树立一批典型，予以宣传推广，发挥示范引领作用，激发各医院的改革和创新活力，争取以点带面、推动全局，确保医院护士岗位管理工作扎实推进。

二〇一二年四月二十八日

参考文献

1. Barbara J. Stevens. The Delicate art of nursing supervision and leadership. Nursing Digest，1977.

2. Barbara J. Stevens. The nurse as executive. Aspen Publication，1985.

3. 宾锋，陈旭毅，顾耀芳. 信息系统. 上海：上海科学技术文献出版社，2001.

4. 陈传明，周小虎. 管理学原理. 北京：机械工业出版社，2007.

5. 成翼娟. 护理管理学. 北京：人民卫生出版社，2006.

6. 程晓明，罗五金. 卫生经济学. 第2版. 北京：人民卫生出版社，2003.

7. 达庆东，徐青松. 护理法导论. 上海：复旦大学出版社，2009.

8. 高广颖. 卫生经济学典型案例分析. 北京：人民卫生出版社，2011.

9. 宫玉花. 护理管理学. 第4版. 北京：北京大学医学出版社，2008.

10. 哈德罗·孔茨，海因茨·韦里克. 管理学. 郝国华，金慰祖，葛昌权，等译. 第9版. 北京：经济科学出版社，1993.

11. 胡彬. 中国领导科学概论. 天津：天津人民出版社，1987.

12. 姜小鹰. 护理管理理论与实践. 北京：人民卫生出版社，2011.

13. 加雷思·琼斯，珍妮弗·乔治，查尔斯·希尔. 当代管理学. 第2版. 李建伟，译. 北京：人民邮电出版社，2003.

14. 肯·吐纳. 团队建设与员工管理. 张羽，译. 北京：机械工业出版社，2009.

15. 李包罗，傅征. 信息管理分册. 第2版. 北京：人民卫生出版社，2011.

16. 李继平. 护理管理学. 第3版. 北京：人民卫生出版社，2012.

17. 李小妹. 护理学导论. 第3版. 北京：人民卫生出版社，2012.

18. 李秋洁. 护理管理. 北京：人民卫生出版社，2007.

19. 李丽转. 护理行政与病室管理. 北京：科学技术文献出版社，2000.

20. 李庆功. 临床风险管理. 北京：人民卫生出版社，2009.

21. 李建光. 卫生法律法规. 第2版. 北京：人民卫生出版社，2011.

22. 理查德·L·达夫特. 管理学. 范海滨，王青，译. 北京：清华大学出版社，2009.

23. 刘鑫，张宝珠. 护理执业风险防范指南. 北京：人民军医出版社，2010.

24. 刘则杨. 护理经济学概论. 北京：中国科学科技出版社，2002.

25. 卢锋. 经济学原理（中国版）. 北京：北京大学出版社，2004.

26. 吕文格. 护理管理学. 北京：科技出版社，2010.

27. 罗伯特·西斯. 危机管理. 北京：中信出版社，2001.

28. 马全福，王发强，黄茂辉. 现代医院门诊管理. 北京：化学工业出版社，2006.

29. 潘绍山. 现代护理管理学. 北京：科学技术文献出版社，2007.

30. 舍曼·富兰德，艾伦·C·古德曼. 卫生经济学. 第6版. 北京：中国人民大学出版社，2011.

31. 斯蒂芬·P·罗宾斯著. 管理学. 张羽，译. 第7版. 北京：中国人民大学出版社，2004.

32. 苏兰若. 护理管理学. 第2版. 北京：人民卫生出版社，2007.

33. 王波涛. 管理学概论. 北京：对外经济贸易大学出版社，2011.

34. 王庆林，向应月，张卫兵. 现代医院整体医疗管理. 北京：人民军医出版社，2005.

35. 吴明. 卫生经济学. 北京：北京医科大学出版社，2007.

36. 邢以辉. 管理学. 第2版. 北京：高等教育出版社，2011.

37. 徐二明. 管理学教学案例精选. 上海：复旦大学出版社，2009.

38. 徐国栋. 绿色民法典草案. 北京：社会科学文献出版社，2004.

39. 薛澜. 危机管理. 北京：清华大学出版社，2003.

40. 轩志东，罗五金. 宏观卫生经济学. 北京：人民卫生出版社，2008.

41. 鄢敦望，刘江峰，李有富. 管理学原理与应用. 长沙：湖南人民出版社，2008.

42. 叶文琴，朱建英. 现代医院护理管理学. 上海：复旦大学出版社，2005.

43. 杨顺秋，吴殿源. 现代实用护理管理. 北京：军事医学科学出版社，2003.

44. 杨敬宇. 卫生经济学. 第2版. 兰州：兰州大学出版社，2009.

45. 杨春玲，张瑞敏. 临床护理路径. 北京：军事医学科学出版社，2009.

46. 应玉龙，施庆平. 管理信息系统教程. 北京：中国水利水电出版社，2006.

47. 张瑞敏，杨春玲. 护理风险管理与患者安全. 北京：军事医学科学出版社，2009.

48. 张公绪，孙静. 新编质量管理学. 北京：高等教育出版社，2003.

49. 张亮，王明旭. 管理学基础. 北京：人民卫生出版社，2006.

50. 赵群，孙宝志. 住院医师综合能力建设. 北京：人民卫生出版社，2011.

51. 中国医院协会. 三级综合医院评审标准实施指南（2011年版）. 北京：人民卫生出版社，2011.

52. 甄诚. 医学与护理学发展史. 北京：北京大学医学出版社，2008.

53. 郑键壮. 管理学原理. 北京：清华大学出版社，2007.

54. 周三多. 管理学. 第3版. 北京：高等教育出版社，2010.

55. 周三多. 管理学-原理与方法. 上海：复旦大学出版社，1995.

56. 朱士俊. 医院管理学质量管理分册. 北京：人民卫生出版社，2011.

57. 左月燃. 护理管理学. 北京：人民卫生出版社，1999.

58. 陈红，李继平，尹曦. 护理岗位评价研究进展. 中华护理杂志，2007，42（7）：603-605.

59. 黄天雯，张小燕，苏永静，等. 授权领导在我院护理质量管理中的应用. 中国护理管理，2007，7（12）：56-58.

60. 李伟. 建立我国护理网络的意义及发展趋势. 中华护理杂志，2002，37（3）：206-208.

61. 吴欣娟. 护理团队文化建设与管理实践. 中国护理管理，2012，12（6）：7-9.

40检